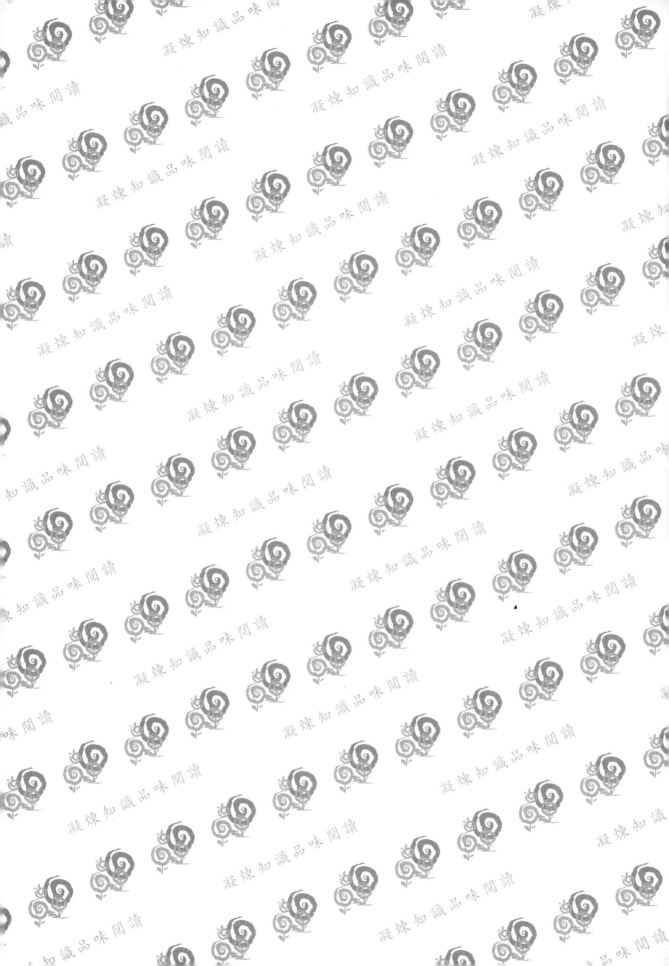

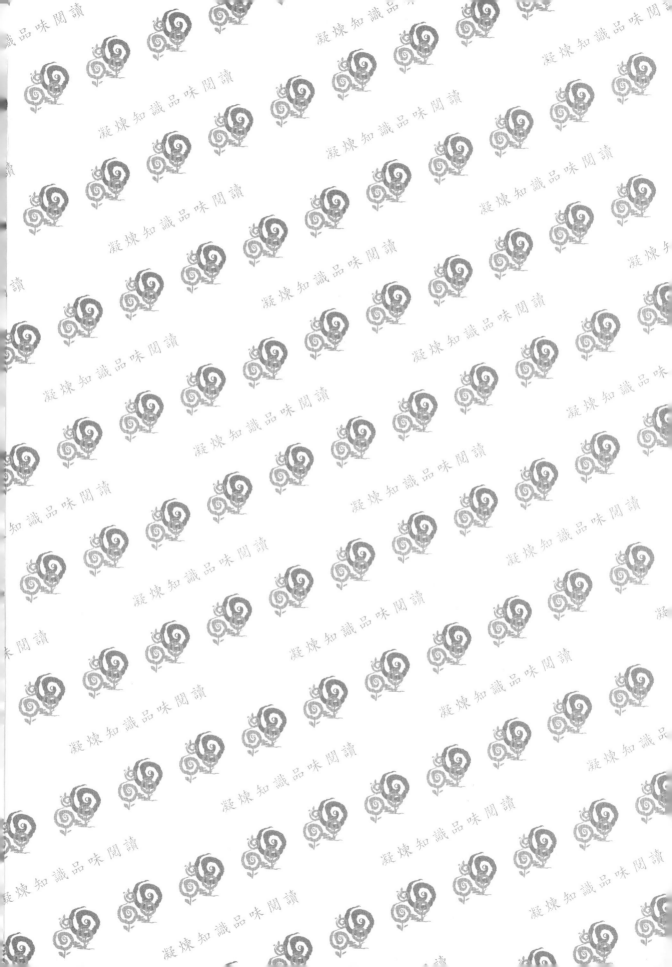

Laboratory
Developed Tests

實驗室
開發檢測

五南圖書出版公司 印行

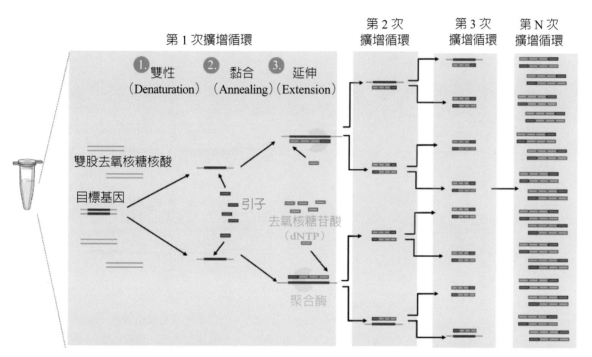

圖 5-1 聚合酶連鎖反應之基因擴增原理：在試管內將目標基因擴增，以三個步驟（變性、黏合和延伸）的連鎖反應，將目標基因以 2 的倍數擴增。

正常型基因 　　　　　　　　　　　　　突變型基因

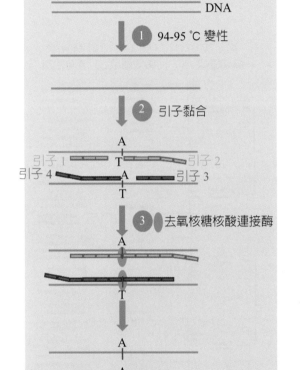
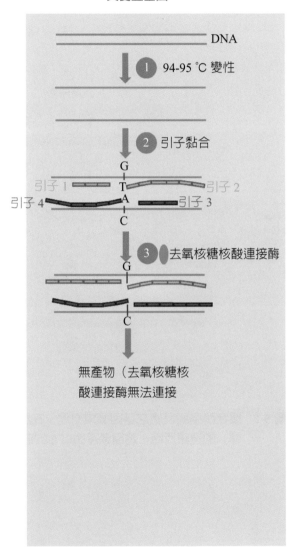

圖 5-2　連接酶連鎖反應之基因擴增原理：透過去氧核糖核酸連接酶將引子（或探針）連結，進行連鎖循環擴增，將目標基因放大。

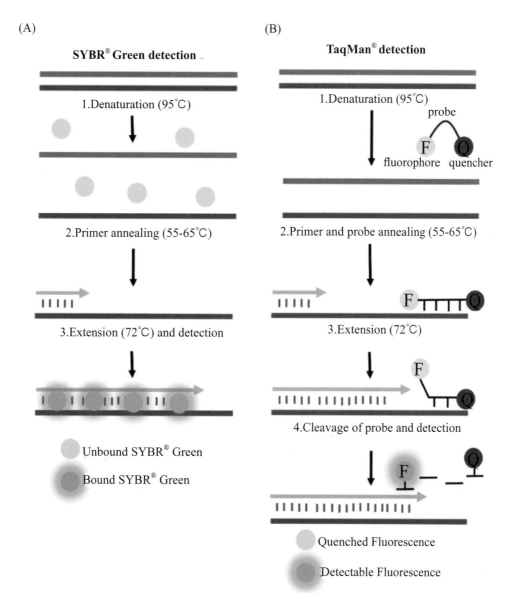

圖 5-4　**Real-time PCR 的螢光訊號檢測原理：(A)SYBR Green I 和 (B)TaqMan probe** [13]。

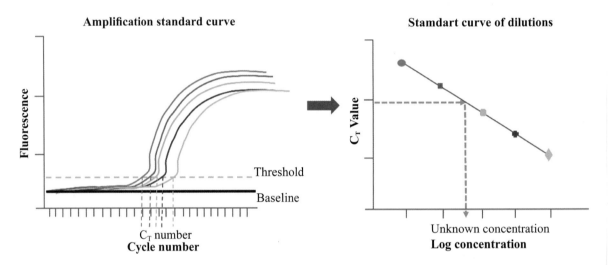

圖 5-6　絕對定量：已知濃度的標準品進行連續稀釋，以生成擴增曲線，當 **Ct** 值與它們的對數濃度作圖時，會生成標準曲線。然後，可以使用未知濃度之目標序列的 **Ct** 值來準確地定量，如虛線青色線所示 [13]。

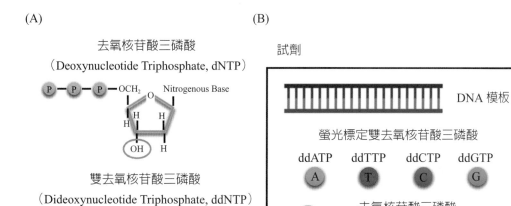

(A)

去氧核苷酸三磷酸
（Deoxynucleotide Triphosphate, dNTP）

P — P — P — OCH₂ — Nitrogenous Base

雙去氧核苷酸三磷酸
（Dideoxynucleotide Triphosphate, ddNTP）

P — P — P — OCH₂ — Nitrogenous Base

(B)

試劑

DNA 模板

螢光標定雙去氧核苷酸三磷酸

ddATP　ddTTP　ddCTP　ddGTP

A　T　C　G

去氧核苷酸三磷酸
dNTPs

A　T
C　G

DNA 聚合酶　　　　　　　引子

(C)

雙去氧核苷酸三磷酸造成 DNA 合成終止

A
T
C
G
T
A
⋮

毛細管電泳

雷射 ━━▶ 偵測器

序列圖譜

5'

3'

圖 6-1　桑格氏定序原理：**(A)** 去氧核甘酸三磷酸和雙去氧核苷酸三磷酸結構式。**(B)** 桑格氏定序的試劑成分。**(C)** 雙去氧核苷酸三磷酸導致 DNA 合成終止，形成不同長度帶有螢光標定的 DNA 片段，經由毛細管電泳分離並搭配雷射和偵測器蒐集螢光訊號後，轉化成核苷酸序列以圖譜形式呈現。

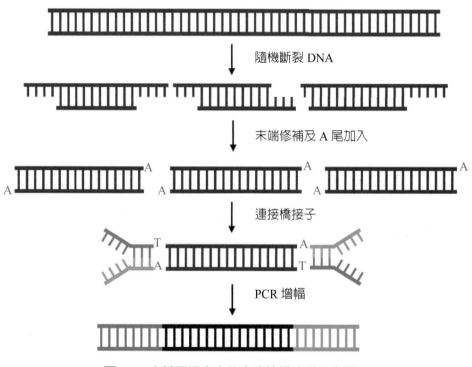

隨機斷裂 DNA

末端修補及 A 尾加入

連接橋接子

PCR 增幅

圖 6-2　全基因組定序的文庫建構流程示意圖。

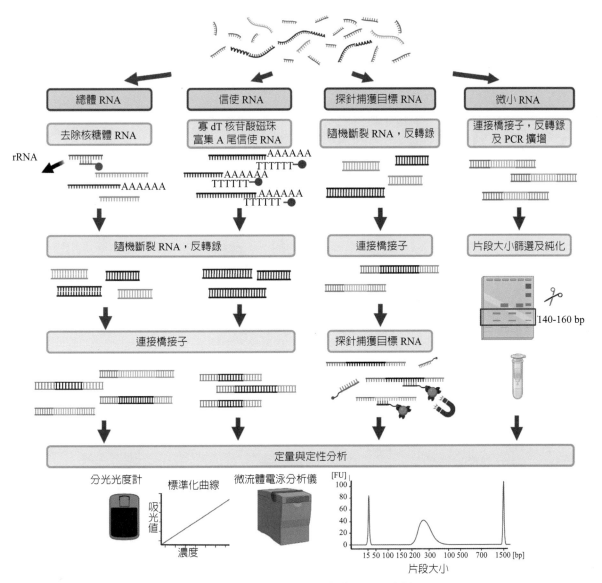

圖 6-3　轉錄組定序之文庫建構方法示意圖。

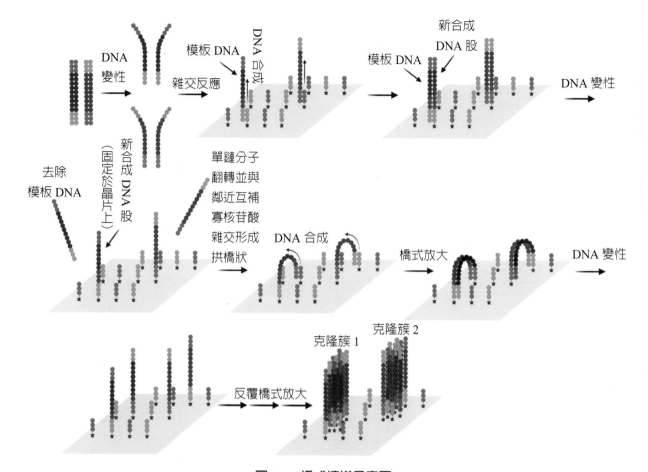

圖 6-4　橋式擴增示意圖。

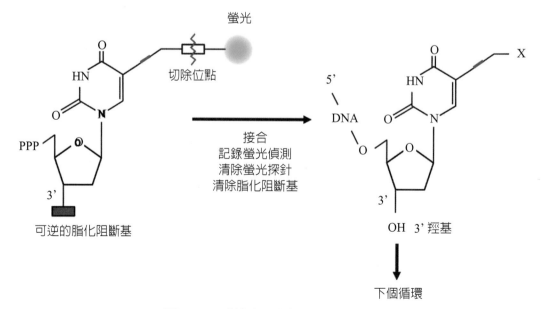

圖 6-5　可逆終止子化學反應示意圖。

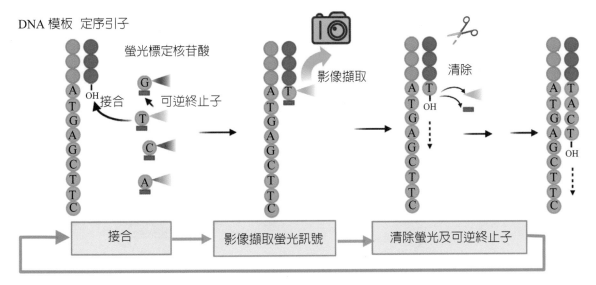

圖 6-6　Illumina 平台合成定序法示意圖。

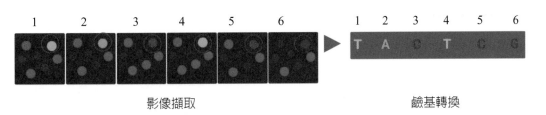

圖 6-7　影像轉換為鹼基序列示意圖。

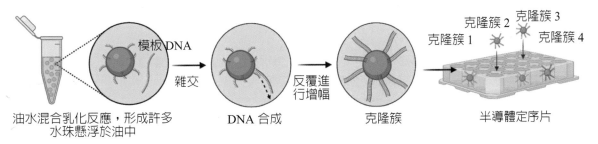

圖 6-8　乳化 PCR 擴增反應示意圖。

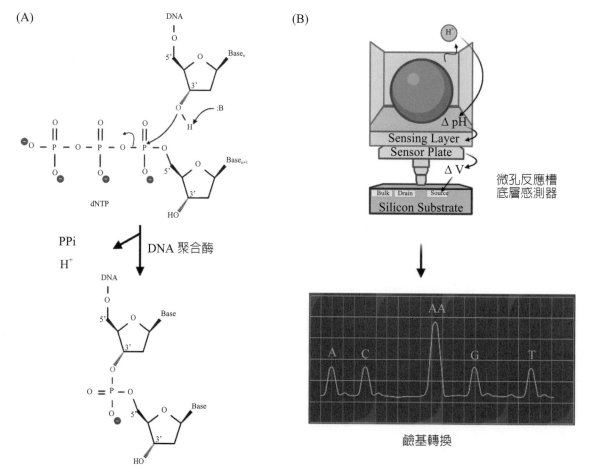

圖 6-9 Ion Torrent 半導體測序法：(A) DNA 聚合的化學反應式，反應過程中釋放氫離子。(B) 半導體晶片之微孔反應槽底層感測器及鹼基轉換示意圖。

(A)

髮夾型橋接子（Hairpin adapter）

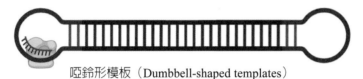

啞鈴形模板（Dumbbell-shaped templates）

(B)

螢光標記核苷酸

引子

零模波導微孔
（Zero-mode waveguide）

DNA 聚合酶

圖 6-11　單分子即時定序技術：**(A) PacBio** 的單分子即時定序技術，其樣本進行文庫建構時，於序列兩端接合上一段可與 **DNA** 聚合酶和引子黏合的髮夾形橋接子（**Hairpin adapter**），使其形成啞鈴形模板（**Dumbbell-shaped Templates**，也稱為 **SMRTbells**）。**(B) PacBio** 定序平台於零模波導微孔（**ZMW**）微孔中執行，**DNA** 聚合酶合成 **DNA** 時，只有相對應的螢光標記核苷酸能進入 **ZMW** 偵測區域。

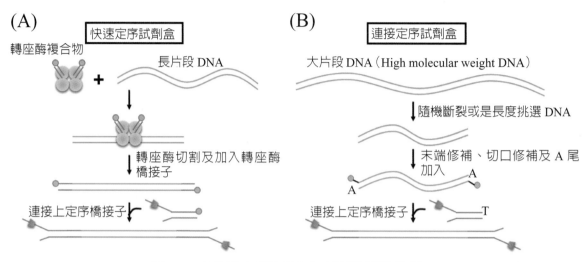

圖 6-12 奈米孔定序技術之文庫建構流程示意圖。

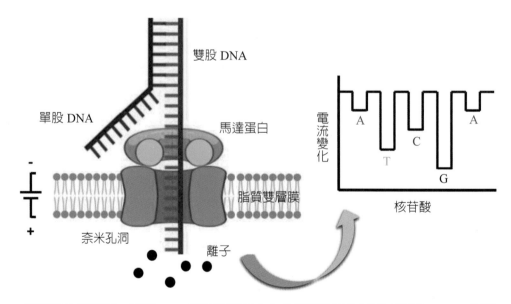

圖 6-13 奈米孔定序技術：雙股 DNA 經由馬達蛋白上的解螺旋酶作用形成單股 DNA，單股 DNA 通過奈米孔洞，使得電流發生特定變化，經由演算法解碼出核苷酸序列訊息。

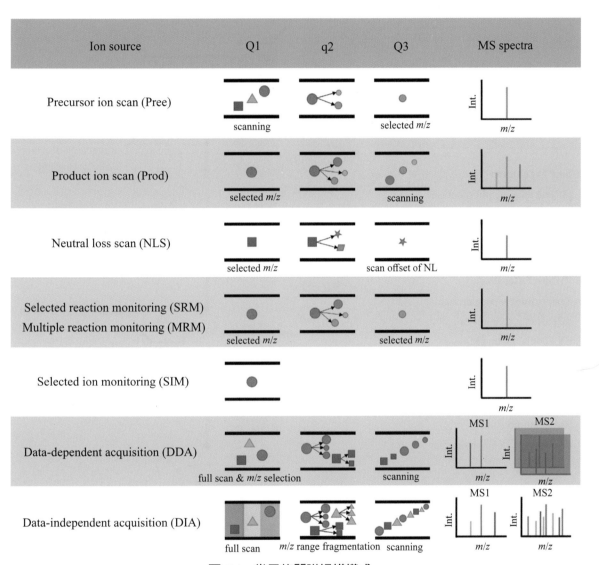

圖 7-1　常見的質譜掃描模式。

1. **PCR Amplification**

   PCR amplification by
   specific primers.

2. **SAP Incubation**

   Shrimp alkaline phosphatase
   (SAP) treatment to inactive
   non-incorporated dNTPs.

3. **Primer Extension**

   Perform single base primer
   extension reaction wity
   iPLEX chemistry (Mass-
   modified ddNTP terminators).

4. **Chip Dispensing**

   Resin addition and
   dispensing extension product
   on chip.

5. **MALDI-TOF MS Detection**

   Data acquisition, automated
   genotype calling and duster
   analysis.

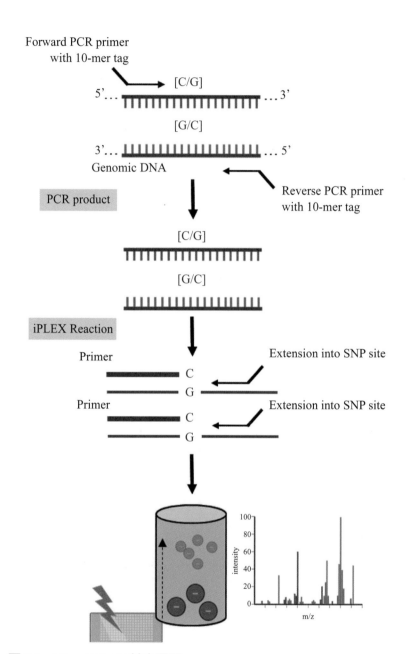

圖 7-2　**MassARRAY** 基本原理。

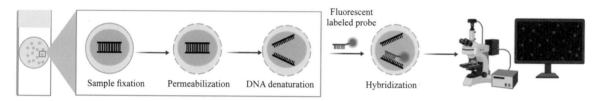

圖 8-9　簡述螢光原位雜交（FISH）實驗步驟：於玻片上置放染色體的目標 DNA，用熱或化學物質使 DNA 序列變性，再加入螢光探針。然後將探針和目標序列進行雜交混合，產生特異性雜交並形成新的氫鍵。可以使用螢光顯微鏡進行檢測。

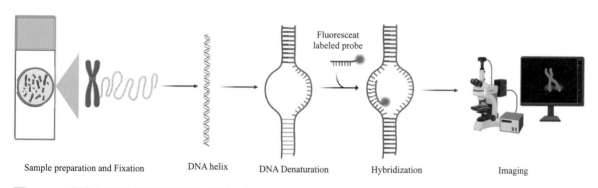

圖 8-10　簡述中期染色體螢光原位雜交（Metaphase FISH）實驗步驟：製作中期染色體置於玻片上，用熱或化學物質使目標序列和探針序列變性，再加入螢光探針；然後將探針和目標序列進行雜交混合。可以使用螢光顯微鏡進行檢測，檢測螢光探針的雜交位點。雜交的兩個位點為兩姊妹染色分體（Sister chromatids）的標記。

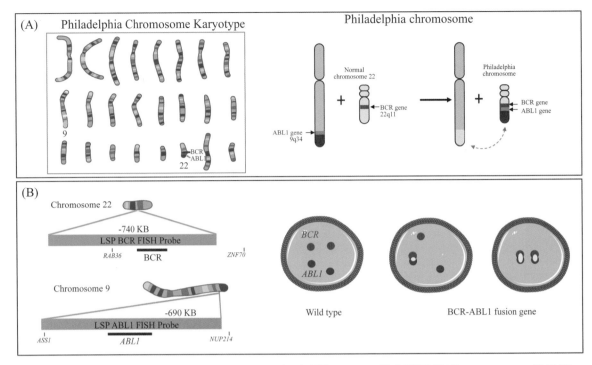

圖 8-11 費城染色體（Philadelphia chromosome）也稱為 **t(9; 22)** 染色體異常或 **Philadelphia** 染色體。由 *BCR* 及 *ABL1* 基因的染色體轉位重組而形成 *BCR-ABL1* 融合基因。

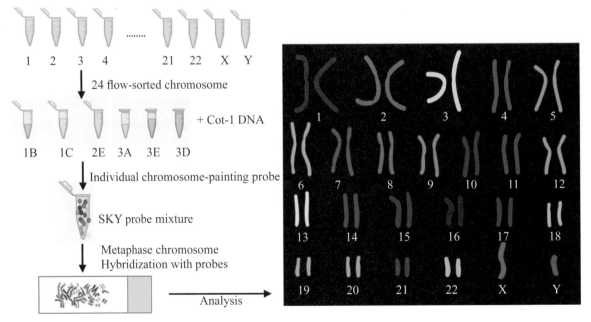

圖 8-12 多彩色螢光原位雜交技術或頻譜式染色體核型分析（**Multifluor FISH 或 SKY**）的實驗流程。

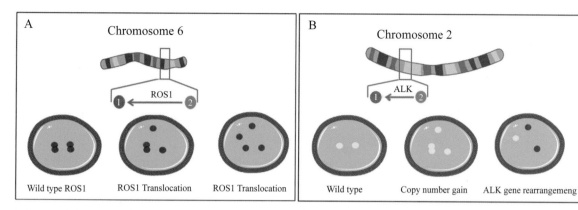

圖 8-13 以 **FISH** 分析 *ROS1* 基因重組或 *ALK* 的基因重組：**A.** *ROS1* 基因重組，當以相近的綠色螢光探針及紅色螢光探針標記定位 *ROS1*，正常的 *ROS1* 顯示為相鄰的綠色─紅色位點，而發生基因重組的 *ROS1* 則產生分隔的綠色─紅色位點。**B.** *ALK* 的基因重組，*ALK* 基因由非常靠近的綠色螢光探針及紅色螢光探針標記定位，正常的 *ALK* 顯示黃色位點，當增加基因拷貝數則為增加黃色位點數量，若 *ALK* 基因重組或斷裂則產生分隔的綠色─紅色位點。

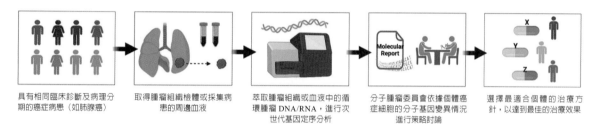

圖 10-1 次世代基因定序在癌症個人化醫療的應用。

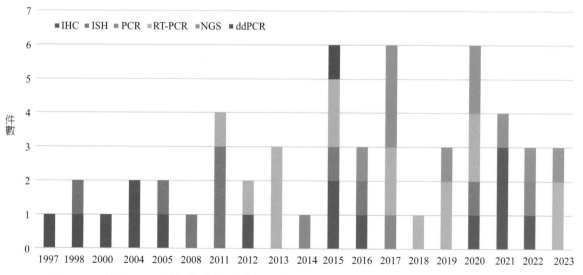

圖 10-2 美國 **FDA** 歷年批准的癌症相關伴隨式診斷數量（按不同檢測方法分類）。

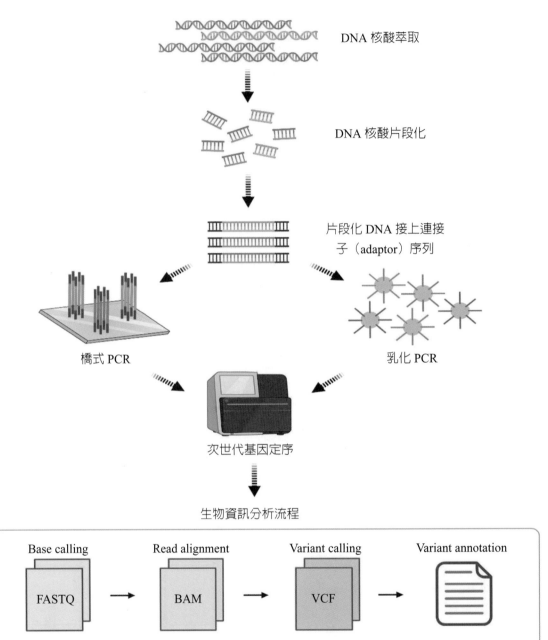

DNA 核酸萃取

DNA 核酸片段化

片段化 DNA 接上連接子（adaptor）序列

橋式 PCR

乳化 PCR

次世代基因定序

生物資訊分析流程

Base calling	Read alignment	Variant calling	Variant annotation
FASTQ	BAM	VCF	
鹼基偵測	定序片段比對	變異確認	變異詮釋與判讀
將定序的訊號轉換成核酸序列	將所得到的片段序列與參考序列比對	與參考序列比對後，找出不一致的位點	找出與疾病相關的有意義變異

圖 10-3　次世代基因定序流程。

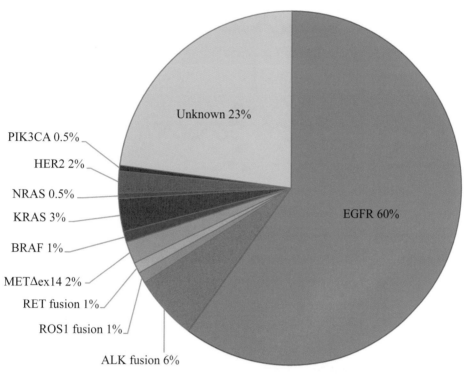

圖 **10-4** 亞洲非小細胞肺癌致癌驅動突變之分布比例。

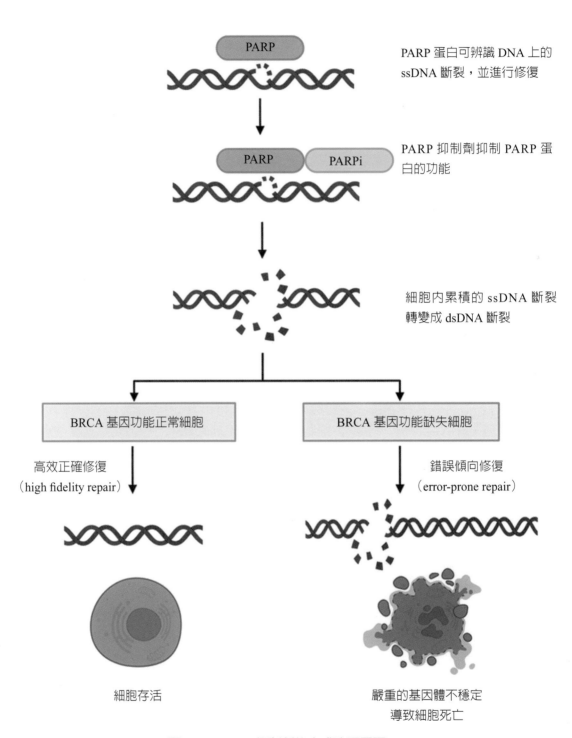

PARP 蛋白可辨識 DNA 上的 ssDNA 斷裂，並進行修復

PARP 抑制劑抑制 PARP 蛋白的功能

細胞內累積的 ssDNA 斷裂轉變成 dsDNA 斷裂

BRCA 基因功能正常細胞

BRCA 基因功能缺失細胞

高效正確修復
（high fidelity repair）

錯誤傾向修復
（error-prone repair）

細胞存活

嚴重的基因體不穩定
導致細胞死亡

圖 10-5　PARP 抑制劑的合成致死原理。

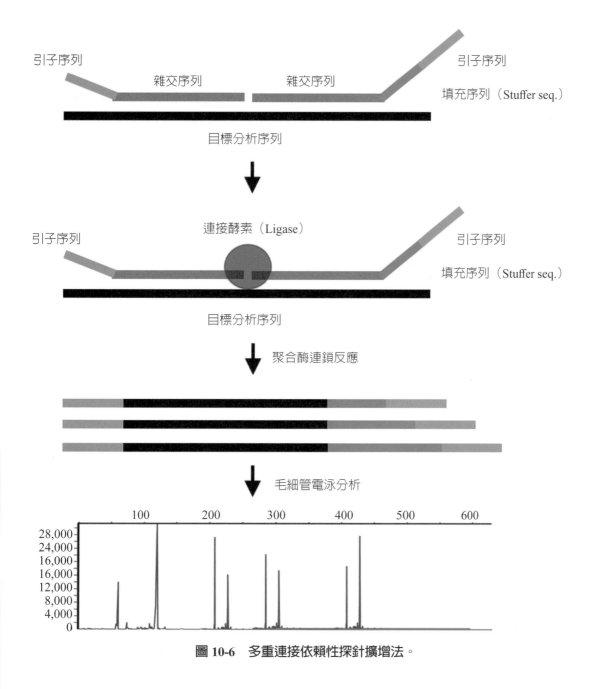

圖 10-6　多重連接依賴性探針擴增法。

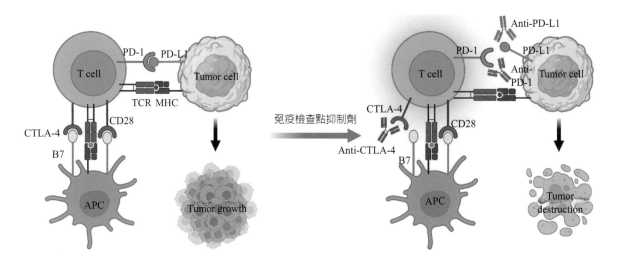

腫瘤細胞利用共抑制受體或其配體（如 PD-1、
PD-L1、CTLA-4）來抑制 T 細胞的活化，進而
促進癌細胞的生長，逃避免疫監視的機制

免疫檢查點抑制劑（Anti-PD-1/PD-L1、Anti-
CTLA-4）破壞共抑制受體與其配體的結合，進
而活化 T 細胞功能，毒殺癌細胞

圖 10-7　免疫檢查點抑制劑的作用。

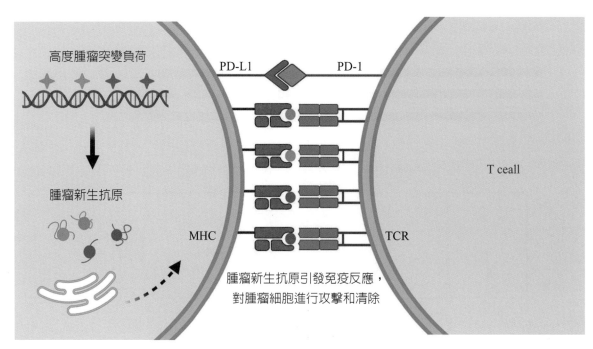

圖 10-8　高度腫瘤突變荷負與免疫系統之關係。

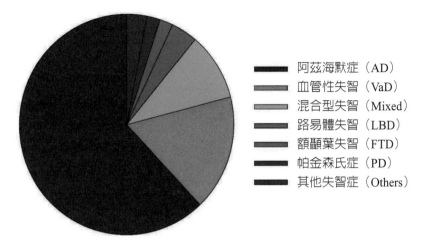

阿茲海默症（AD）

血管性失智（VaD）

混合型失智（Mixed）

路易體失智（LBD）

額顳葉失智（FTD）

帕金森氏症（PD）

其他失智症（Others）

圖 13-2　導致失智的常見疾病及其相對占比 [4]。

總校閱簡介

吳俊忠

現職
亞洲大學醫學暨健康學院院長
亞洲大學醫學檢驗暨生物技術學系講座教授
美國微生物學院院士

學歷
美國賓州費城天普大學微生物暨免疫研究所博士
美國賓州費城湯姆斯傑佛遜大學臨床微生物研究所碩士
美國賓州費城湯姆斯傑佛遜大學醫事技術系學士

經歷
陽明交通大學生物醫學暨工程學院院長
陽明大學生物醫學暨工程學院院長
陽明大學生物醫學暨工程科技產業博士學位學程主任
陽明大學醫學生物技術暨檢驗學系講座教授
成功大學醫學院行政副院長、醫學檢驗生物技術學系特聘教授
教育部生物技術科技教育改進計畫醫衛分子檢驗類組召集人
財團法人高等教育評鑑中心評鑑委員
成功大學醫學院醫學檢驗生物技術學系副教授、教授兼系主任
成功大學醫學院分子醫學研究所教授兼所長
成功大學傳染性疾病及訊息研究中心主任
成功大學醫學院附設醫院病理部技正、總醫檢師、醫檢師
科技部「人體微生物相專案研究計畫」召集人
衛生署疾病管制局顧問
衛生福利部傳染病防治諮詢委員會生物安全組諮詢委員
社團法人中華民國醫事檢驗師公會全國聯合會理事長
台灣微生物學會理事長、常務理事、監事
亞洲醫學實驗科學會理事兼財務長
全球華人臨床微生物暨感染症學會常務理事
美國加州聖地牙哥司貴寶研究機構分子生物醫學部博士後研究員
美國賓州費城湯姆斯傑佛遜大學附設醫院臨床微生物醫檢師
馬偕醫院臺北院區檢驗室醫檢師

作者簡介

依姓名筆畫排序

王美嘉

現職

高雄長庚醫院檢驗醫學部醫檢副主任

長庚大學醫學生物技術暨檢驗學系兼任助理教授

學歷

長庚大學生物醫學研究所博士

經歷

林口長庚醫院檢驗醫學部分子檢驗組醫檢組長

沈家瑞

現職

長庚大學醫學生物技術暨檢驗學系教授兼系主任

長庚大學生技產業碩博士學位學程教授

林口長庚醫院眼科部合聘研究員

學歷

英國布里斯托大學病理與微生物學系博士

經歷

長庚大學醫學生物技術暨檢驗學系助理教授、副教授

中華民國免疫學會理事

人工智慧應用協會理事、常務監事

國立成功大學醫學檢驗生物技術學系助教

阮振維

現職

國立成功大學醫學檢驗生物技術學系助理教授

學歷

慈濟大學醫學科學研究所博士

何祥齡

現職

臺北榮民總醫院病理檢驗部核心檢驗科主任

國立陽明交通大學醫學生物技術暨檢驗學系兼任副教授

學歷

國立陽明大學生化暨分子生物研究所博士

經歷

臺北榮民總醫院病理檢驗部分子病理科組長

林怡慧

現職

臺北市立萬芳醫院婦產部兼任醫師

學歷

長庚大學醫學系醫學博士

林詠峯

現職

臺北醫學大學醫學檢驗暨生物技術學系副教授兼系主任

學歷

美國韋恩州立大學生化暨分生學系博士

經歷

美國 Emory 大學人類遺傳學系博士後研究員

台灣醫學實驗室管理學會理事

台灣檢驗醫學發展協會理事

邱清旗

現職

長庚大學醫學生物技術暨檢驗學系副教授

長庚醫院神經科學研究中心合聘副研究員

學歷

長庚大學生物醫學研究所博士

經歷

長庚大學醫學生物技術暨檢驗學系助理教授

長庚醫院神經科學研究中心助理研究員、副研究員

俞松良

現職

國立臺灣大學醫學院醫學檢驗暨生物技術學系教授兼系主任

國立臺灣大學重點科技研究學院合聘教授

國立臺灣大學醫學院病理學研究所合聘教授

國立臺灣大學醫學院醫療器材與醫學影像研究所合聘教授

國立臺灣大學醫學院基因體暨精準醫學研究中心教授

台灣基因體暨遺傳學會理事長

學歷

國立陽明大學微生物及免疫學研究所博士

經歷

國立臺灣大學醫學院醫學檢驗暨生物技術學系副教授

國立臺灣大學醫學院醫學檢驗暨生物技術學系助理教授

孫孝芳

現職

國立成功大學分子醫學研究所教授

國立成功大學基因體醫學中心主任

學歷

美國威斯康辛大學遺傳學博士

經歷

國立成功大學醫學院分子醫學研究所所長

台灣基因醫學暨生物標記學會理事長

台灣生物資訊與系統生物學會理事長

衛福部精準醫療分子檢測實驗室認證（LDTs）委員

高淑慧

現職

臺北醫學大學醫學檢驗暨生物技術學系教授

臺北醫學大學醫學科技學院副院長

學歷

國立陽明大學生化暨分子生物研究所博士

經歷

臺北醫學大學醫學檢驗暨生物技術學系助理教授、副教授

臺灣粒線體醫學暨研究學會監事

台灣自由基學會理事

張仕政

現職

長庚紀念醫院行政中心醫檢部研發主任

長庚大學醫學生物技術暨檢驗學系兼任副教授

學歷

長庚大學基礎醫學研究所博士

經歷

林口長庚醫院檢驗醫學部分子檢驗組研發主任

長庚大學新興病毒感染研究中心助理研究員

張家禎

現職

長庚大學醫學生物技術暨檢驗學系副教授

長庚醫院腎臟醫學中心合聘副研究員

學歷

國立臺灣大學醫學工程學研究所博士

經歷

工研院生醫所研究員

張淑媛

現職

國立臺灣大學醫學檢驗生物技術學系教授

國立臺灣大學醫學院附設醫院檢驗醫學部副主任

學歷

美國哈佛大學公共衛生學院免疫暨傳染性疾病學系博士

張璧月

現職

長庚紀念醫院行政中心醫檢部副部主任

長庚大學醫學生物技術暨檢驗學系兼任助理教授

桃園醫檢師公會理事長

台灣醫事檢驗學會常務理事及教育推動委員會召集人

中華民國醫事檢驗師公會全國聯合會理事及國際事務委員會副召集人

工業局生醫條例「精準醫療產品」審定會專家委員
衛福部精準醫療分子檢測實驗室認證審議委員／查核員

學歷

長庚大學生醫所生技組博士
國立臺灣大學醫事技術系碩士

經歷

高雄長庚紀念醫院檢驗醫學部醫檢主任
林口長庚紀念醫院檢驗醫學部醫檢主任

陳怡伶

現職

國立成功大學醫學院附設醫院病理部分子診斷組醫檢師兼組長
國立成功大學醫學檢驗生物技術學系兼任副教授

學歷

國立成功大學分子醫學研究所碩士

曹國倩

現職

長庚紀念醫院行政中心醫檢部副執行長
長庚大學醫學生物技術暨檢驗學系兼任教授
國立陽明大學醫學生物技術暨檢驗學系兼任教授
臺灣醫檢學會常務理事及學術暨編委會召集人
臺灣醫檢學會能力試驗委員會免疫分生組召集人
中華民國醫事檢驗師公會全國聯合會顧問
衛福部精準醫療分子檢測實驗室認證審議委員／認證查核員

學歷

國立臺灣大學醫事技術系學士

經歷

長庚紀念醫院行政中心醫檢部部主任
長庚大學醫學生物技術暨檢驗學系兼任副教授

郭靜穎

現職

國立臺灣大學醫學檢驗暨生物技術學系副教授
國立臺灣大學醫學院附設醫院檢驗醫學部兼任醫事檢驗師

中華民國臨床生化學會祕書長
衛福部精準醫療分子檢測實驗室認證查核員

學歷

國立臺灣大學醫學檢驗暨生物技術學系學士
美國希望之城國家醫學中心 Irell & Manella 生物科學研究所博士

經歷

國立臺灣大學醫學檢驗暨生物技術學系助理教授
美國希望之城國家醫學中心病理部臨床分子診斷實驗室醫檢師及臨床基因變異解析師
美國希望之城糖尿病與代謝研究中心博士後研究員

黃品欽

現職

大願法律事務所律師
臺北榮民總醫院人體試驗委員會（三）委員
臺北榮民總醫院利益衝突審議小組審查委員

學歷

銘傳大學法律學系研究所碩士

經歷

臺灣醫事檢驗學會法律顧問
中華民國放射醫學會醫療與法律諮詢委員會顧問
澎湖縣醫師公會法律顧問
中華民國基層醫師協會法律顧問
中山醫療社團法人中山醫院法律顧問
臺灣長期照護專業協會法律顧問

黃柏榕

現職

長庚大學生物醫學系副教授
長庚醫院基因醫學核心實驗室合聘副研究員

學歷

國立清華大學生物資訊與結構生物研究所博士

經歷

臺灣生物資訊與系統生物學會理事
長庚大學生物醫學系助理教授
衛福部精準醫療分子檢測實驗室認證（LDTs）委員

黃溫雅

現職

國立成功大學醫學檢驗生物技術學系特聘教授

國立成功大學醫學院附設醫院病理部分子診斷組顧問醫檢師

學歷

美國韋恩州立大學細胞與分子生物學博士

游雅言

現職

衛生福利部彰化醫院醫事檢驗科主任

學歷

中山醫學大學醫學研究所博士

經歷

彰化基督教醫院檢驗醫學科總醫檢師 / 主任醫檢師 / 醫檢師

曾嵩斌

現職

高雄醫學大學醫學檢驗生物技術學系教授

學歷

國立臺灣大學醫學檢驗暨生物技術學系博士

曾慶平

現職

長庚大學醫學生物技術暨檢驗學系教授

林口長庚醫院檢驗醫學科合聘研究員

學歷

美國威斯康辛大學麥迪城分校人類腫瘤生物學博士

經歷

長庚大學醫學生物技術暨檢驗學系助理教授、副教授

長庚大學研發處執行祕書

台灣血栓暨止血學會監事

楊淑理

現職

林口長庚紀念醫院檢驗醫學部 / 精準醫學檢驗中心醫檢組長

學歷

國立清華大學分子生物所碩士

經歷

林口長庚紀念醫院檢驗醫學部病毒組醫檢組長

楊雅倩

現職

國立臺灣大學醫學院醫學檢驗暨生物技術學系教授

學歷

國立臺灣大學醫學院微生物學研究所博士

經歷

國立臺灣大學醫學院醫學檢驗暨生物技術學系副教授

國立臺灣大學醫學院醫學檢驗暨生物技術學系助理教授

趙采鈴

現職

高雄長庚醫院檢驗醫學部分子檢驗組醫檢組長

學歷

國立中山大學生物科學研究所碩士

經歷

高雄長庚醫院檢驗醫學部分子檢驗組醫檢組長

鄭如茜

現職

中國醫藥大學醫學檢驗生物技術學系教授

學歷

國立臺灣大學醫學院微生物學研究所博士

經歷

中國醫藥大學醫學檢驗生物技術學系主任

中國醫藥大學研究發展處學術組組長

鄭宜鳳

現職

國立中興大學分子生物學研究所博士後研究員

學歷

國立中興大學分子生物學研究所博士

潘玟伃

現職

臺北醫學大學醫學檢驗暨生物技術學系助理教授

臺北醫學大學醫學生物科技博士學位學程助理教授

學歷

國立陽明大學生化暨分子生物研究所博士

國立臺灣大學醫事技術學系碩士

國立臺灣大學醫事技術學系學士

經歷

國立清華大學化學工程學系 / 生物醫學工程研究所博士後研究員

中央研究院生物醫學科學研究所博士後研究員

劉軒

現職

長庚大學生化暨分子生物學科教授

林口長庚醫院腫瘤科合聘研究員

學歷

國立臺灣大學醫學院分子醫學研究所博士

經歷

長庚大學生化暨分子生物學科助理教授、副教授

長庚大學分子醫學研究中心 / 次世代核心實驗室 / 助理研究員

劉鼎元

現職

中國醫藥大學附設醫院醫學研究部百萬人精準醫療計畫助理研究員

學歷

高雄醫學大學醫學研究所博士

經歷

中國醫藥大學數位健康創新碩士學位學程兼任助理教授

財團法人醫院評鑑暨醫療品質策進會實驗室開發檢測作業審查委員

中國醫藥大學附設醫院精準醫學中心博士後研究員

蔡雅雯

現職

奇美醫療財團法人奇美醫院預防醫學科專員

學歷

國立中山大學生物醫學研究所博士

經歷

奇美醫療財團法人奇美醫院臨床病理部高階醫檢師

奇美醫療財團法人奇美醫院整合中心專員

蔡蕙如

現職

長庚大學醫學生物技術暨檢驗學系博士後研究員

學歷

長庚大學生物醫學研究所博士

經歷

長庚大學醫學生物技術暨檢驗學系博士後研究員

賴建成

現職

國立中興大學分子生物學研究所特聘教授兼所長

學歷

國立臺灣大學化學系博士

經歷

國立中興大學分子生物學研究所所長

臺灣質譜學會理事長

鍾明怡

現職

國立陽明交通大學生命科學系暨基因體科學研究所副教授

臺北榮民總醫院醫學研究部兼任副研究員

學歷

美國明尼蘇達大學病理生物學博士

總校閱序

　　由於生醫科技的進步，精準基因檢測對於病患在疾病的檢測、預防及治療扮演相當重要的角色，衛福部在 2021 年修正「特定醫療技術檢查檢驗醫療儀器施行或使用管理辦法（特管法）」，針對實驗室自行開發的基因檢測項目納入正面表列，健保署也陸續將基因檢測納入給付，因此各個醫療院所、生技公司，為了取得我國基因檢測實驗室的認證，都卯足全力來改善，以符合法規需求。

　　雖然國外已有少數「實驗室開發檢測」的書籍，但因國情不同、制度不同，國外實驗室開發檢測的書籍也未必適用於國內。經與多位專家討論後，有必要在國內撰寫一本適合國人「實驗室開發檢測」的書籍提供生醫領域及學生的參考。

　　由於實驗室開發檢測的領域相當廣，目前本書只針對我國衛福部公告之項目，邀請具實務經驗的 35 位專家學者共同撰寫。本書涵蓋三個單元共 16 章，第一單元三章，由俞松良教授主編「法規及品質系統」；第二單元六章，由沈家瑞教授主編「實驗室開發的檢測技術」；第三單元七章，由黃溫雅教授主編「實驗室開發的臨床應用」等。

　　本書的特點，除以淺顯易懂的文字表達外，所採用的圖片及實例，都是作者多年經驗的累積，相當珍貴，也讓讀者能了解實驗室開發檢測的整體概念、法規、流程技術及臺灣的現狀。這本書除適合醫院分子檢驗人員、生技公司從業人員及醫檢師參考外，也適合所有醫技系及生科系學生的使用。

　　本書能如期出版，首先要感謝作者們的大力支持，他們在忙碌的工作中，抽空撰寫章節，對於相關工作經驗的傳承十分重要。五南圖書出版公司王俐文主編及金明芬小姐的鼎力支持，在此也一併感謝。本書雖經再三修正，但唯恐仍有疏漏之處，煩請各位先進給予指正。

亞洲大學醫學暨健康學院
醫學檢驗暨生物技術學系講座教授

吳俊忠

中華民國一百一十三年七月二十三日

目錄

第一單元　法規及品質系統

俞松良

隨著精準醫學的興起，宣示疾病分子時代的來臨，分子檢測開啟精準醫療的新紀元，尤其提供病患適時適量適地適人的治療（delivering the right treatments at the right time, every time to the right person），由歐美興起的精準醫學產業整合熱潮已從谷歌、臉書、微軟等科技巨擘，延燒至亞洲國家。精準醫療發展已掀起全球生技產業一股風潮，為了能在這波精準醫療風潮中取得主導權，包括美國、英國、中國等各國政府均陸續宣布，將在未來的十年內斥資百億美元投入精準醫療領域的研究與發展。臺灣政府於 2016 年亦提出「5+2 產業創新研發計畫──生技醫藥」政策。行政院經全國生技產業策略諮議委員會議（Bio Taiwan Committee, BTC）取得共識，將「發展利基精準醫學」列為我國「生醫產業創新推動方案」之重要策略，在產業之價值鏈上，含括尖端之基因檢測平台、分子檢測實驗室規範、伴同式藥物開發、銜接至價值鏈後端之監測服務等。為促進國內生技醫療產業發展，2017 年 4 月行政院核定「生醫產業創新推動方案」，包含四大行動主軸，其中「發展利基精準醫學」為我國重要推動策略，同時並列於「完善生態體系」與「推動特色重點產業」兩大主軸要項。其中，衛福部食藥署於 2017 年的初步研究中，已與新興之精準醫療生技產業及公學會建立初步共識，我國應發展實驗室開發檢測（Laboratory Developed Test, LDT）服務規範，促進並輔導產業模式創新。為建立產業創新模式所需與國際接軌的分子檢測實驗室規範指引，以及為我國發展精準醫療價值鏈後端之診斷、治療與追蹤監控等面向，創造連結國際、連結產業、促進產業模式創新等利基，食藥署於 2016 年 11 月提出「推動臺灣精準醫療先期計畫」，後於 2018 年 12 月 17 日發行「精準醫療分子檢測實驗室檢測與服務（Laboratory Developed Service, LDTS）指引」，供相關實驗室參考，並於 2021 年 2 月 9 日公布「特定醫療技術檢查檢驗醫療儀器施行或使用管理辦法（特管法）」納入 LDTS。為使讀者對實驗室開發檢測有一個全面的了解，本單元從臺灣實驗室開發檢測法規開始切入，了解目前實驗室開發檢測相關的規範與沿革，進而延伸至歐美亞洲等醫療先進國家對實驗室開發檢測的監管與未來的趨勢。隨後對於臺灣實驗室開發檢測品質管理系統的人員及設備、管理、品質、服務、技術等五項要求，逐項一一詳細說明，期使讀者對品質管理系統全盤了解，進而可以活用，最後，針對如何達成實驗室檢測技術品質確保和實施的方式進行介紹，包括確效計畫書、確效報告、內部品管和外部品管的要求與執行方法，以確保檢測結果符合臨床需求，希望讀者經由本單元的學習，對於臺灣實驗室開發檢測的法規與品質系統有全面了解。

第一章　實驗室開發檢測相關法規

黃品欽、蔡雅雯

學習目標

1. 了解實驗室開發檢測（Laboratory Developed Tests, LDTs）法規框架。

2. 了解醫療機構進行 LDTs 的條件和程序。

3. 了解醫學實驗室認證規範。

4. 掌握檢測同意書的法律及倫理要求。

5. 掌握 LDTs 國際監管趨勢。

一、我國 LDTs 相關規範

依據醫療法第 62 條第 2 項規定，爲提升醫療服務品質，中央主管機關得訂定辦法，就特定醫療技術、檢查、檢驗或醫療儀器，規定其適應症、操作人員資格、條件及其他應遵行事項。因此，在民國 92 年 12 月 24 日行政院衛生署衛署醫字第 0920217906 號令訂定發布「特定醫療技術檢查檢驗醫療儀器施行或使用管理辦法」（以下簡稱特管辦法），期間歷經多次修訂，然爲因應醫學檢測技術的發展，於民國 110 年 2 月 9 日衛生福利部衛部醫字第 1101660674 號令修正發布，將特定項目之實驗室開發檢測納入特管辦法規範，增訂特定檢查、檢驗之實驗室開發檢測一節，並將醫療機構、人員資格、特定檢測項目等納入規範。所謂特定檢查、檢驗之定義，在特管辦法中是指實驗室開發檢測或其他應限制操作機構及人員資格，始得施行之檢查、檢驗，其中特管辦法所欲規範者，即爲附表四所列七大項之檢測項目，即抗癌瘤藥物之伴隨檢測、癌症篩檢、診斷、治療及預後之基因檢測、產前及新生兒染色體與基因變異檢測、藥物不良反應或藥物代謝之基因檢測、遺傳代謝與罕見疾病之基因檢測、病原體鑑定、毒力及抗藥性基因檢測、其他藥物伴隨基因檢測。因此，醫療機構如欲施行上開特定檢測項目，須按特管辦法相關規定，檢具相關文件資料，向中央主管機關申請核准後，經直轄市、縣（市）主管機關登記，始能爲之。故本章將說明我國關於 LDTs 之規範及國際監管現況與趨勢。

(一) 醫療機構須經核准及登記始得施行

依特管辦法第 7 條第 1 項規定：醫療機構施行第三章第二節所定特定檢查、檢驗之實驗室開發檢測項目，應檢具下列文件、資料，向中央主管機關申請核准後，經直轄市、縣（市）主管機關登記，始得爲之：

1. 專任品質主管、專任技術人員及核發檢測報告人員之醫事人員證書及專業訓練證明。
2. 專任檢測開發、分析、校正、生物資訊處理及其他相關人員之專業訓練證明。
3. 第 36 條所定施行計畫。
4. 第 37 條認證實驗室合格證明。

由上開規定可知，醫療機構爲施行特定檢查、檢驗之實驗室開發檢測項目之主體，須符合一定資格，其中包括相關人員資格及專業訓練證明、施行計畫與認證實驗室合格證明，經申請核准及登記後，始能爲之。

(二) 相關人員資格

依特管辦法第 38 條第 1 項規定，對於醫療機構委託認證實驗室施行實驗室開發檢測者，該受託實驗室的人員資格有相關規定，並將相關人員分爲四個部分，包括：

1. 專任品質主管一人，具醫事檢驗師或專科醫師資格，且有臨床檢驗品質管理及相關實驗室開發檢測經驗二年以上。
2. 專任技術人員一人以上，且具醫事檢驗師資格，並完成中央主管機關公告之訓練課程及時數，取得訓練單位發給之證明。
3. 專任檢測開發、分析、校正、生物資訊處理及其他相關人員一人以上，完成中央主管機關公告之訓練課程及時數，取得訓練單位發給之證明。
4. 核發檢測報告人員一人以上，經相關訓練之醫事檢驗師或專科醫師，並得由第一款、第二款人員擔任。

由上開規定可知，受託實驗室的人員資格，除了專任檢測開發、分析、校正、生物資訊處理及其他相關人員需完成相關訓練即可，不需有醫事檢驗師或專科醫師資格以外，專任

品質主管、專任技術人員、核發檢測報告人員因具有一定檢測品質管控、安全性、操作專業性等要求，而需要具備一定醫事人員資格始得擔任。

(三)須有認證實驗室資格

醫療機構施行實驗室開發檢測須檢具認證實驗室合格證明，可由醫療機構自行設置或委託認證實驗室為之；所謂認證實驗室是指經中央主管機關認證，或取得經中央主管機關公告相關認證資格之實驗室或醫事檢驗所為之，其中認證實驗室得由醫療機構或機關、機構、學校、法人設置，此為特管辦法第 37 條第 1 項、第 2 項及第 38 條第 1 項前段定有明文。而目前通過認證實驗室名單，均會由衛生福利部食品藥物管理署列冊公告。

另根據衛生福利部民國 113 年 1 月 19 日衛部醫字第 1131660296 號公告，其公告事項：醫療機構施行實驗室開發檢測，執行該檢測之實驗室，應通過中央主管機關所辦理之認證，或取得以下認證資格：

1. 本部食品藥物管理署精準醫療分子檢驗實驗室列冊登錄。
2. 本部國民健康署遺傳性及罕見疾病指定檢驗機構。
3. 美國病理學會（College of American Pathologists, CAP）實驗室認證。
4. ISO15189 醫學實驗室認證。
5. 台灣病理學會分子病理實驗室認證。

因此實驗室如欲取得認證，可經由中央主管機關所辦理之認證，亦可由上開單位所辦理之認證而取得認證資格。此外，中央主管機關對於認證實驗室，得進行不定期查核，並得調閱相關文件、資料及紀錄；認證實驗室及其人員不得規避、妨礙或拒絕。

如果施行實驗室開發檢測之實驗室設於境外者，該實驗室應符合前三項，包括認證實驗室由醫療機構或機關、機構、學校、法人設置，取得認證實驗室資格，以及中央主管機關得進行不定期查核與調閱文件，並符合實驗室所在國家、地區之規定者，則可向中央主管機關申請專案許可。

另應注意者，特管辦法第 37 條第 4 項規定，對於施行實驗室開發檢測之認證實驗室為特定實驗室（指由非醫療機構設立，經中央主管機關許可，提供實驗室開發檢測之實驗室），施行附表四檢測項目者，自民國 115 年 1 月 1 日起，以經中央主管機關認證者為限，始得施行實驗室開發檢測；該實驗室之作業場所樓地板面積擴充、認證事項新增或變更時，應檢具文件、資料，向中央主管機關申請變更。

(四)擬訂施行計畫

醫療機構施行特定檢查、檢驗之實驗室開發檢測項目需擬訂施行計畫，依據特管辦法第 36 條第 2 項規定：醫療機構施行前項附表四之實驗室開發檢測項目，應擬訂施行計畫，載明下列事項：

1. 醫療機構名稱。
2. 第 37 條認證實驗室及施行地點。
3. 認證實驗室負責人及品質主管。
4. 檢測項目及報告範本。
5. 醫療機構之報告簽署醫師。
6. 費用及其收取方式。
7. 同意書範本。
8. 檢測結果於臨床應用之評估方式。

施行計畫之醫療機構、認證實驗室、同意書、檢測項目及報告等相關內容均應詳細明確，因附表四之特定檢測項目涉及大眾健康重要權益，進行檢測須控管該過程、結果之品質，以減少及避免因檢測結果錯誤或偏差，而影響受測者的醫療決策或延誤治療。

目前僅有醫療機構始能提交施行計畫以施行特定檢測項目（即特管辦法之附表四），而醫事檢驗所或生技公司因非醫療機構，故不得作為申請提交實驗室開發檢測施行計畫之主體。再者，醫療機構施行實驗室開發檢測項目計畫經通過審查後，將由衛生福利部發給醫療機構一定年限效期之施行計畫核准函。

(五) 特管辦法之附表四檢測項目

依特管辦法第 36 條第 1 項規定，第 7 條第 1 項實驗室開發檢測項目，規定如附表四。因此，並非所有實驗室開發檢測項目均受特管辦法之規範，而是該辦法所列附表四之特定檢測項目，始受特管辦法之規範。附表四內列出七大項目，包含：

1. 抗癌瘤藥物之伴隨檢測；
2. 癌症篩檢、診斷、治療及預後之基因檢測；
3. 產前及新生兒染色體與基因變異檢測；
4. 藥物不良反應或藥物代謝之基因檢測；
5. 遺傳代謝與罕見疾病之基因檢測；
6. 病原體鑑定、毒力及抗藥性基因檢測；
7. 其他藥物伴隨基因檢測（於藥物仿單中，明載於用藥前應執行檢測）。

因此，對於癌症篩檢及治療、孕產婦及新生兒檢測、病原體檢測、藥物相關檢測，均屬受特管辦法規範之檢測項目。例如：在癌症基因檢測中，對於癌症篩檢與標靶用藥、抗癌瘤藥物檢測，即屬附表四之項目，其他如了解新生兒是否有遺傳疾病、罕見疾病等，或了解是否有藥物不良反應、藥物代謝、抗藥性、其他藥物檢測等均屬之。

此外，施行實驗室開發檢測之認證實驗室，不得自行對民眾進行檢測，而是應依醫師開立之醫囑及其通過認證之檢測項目，始能提供相關檢測。換言之，附表四所列的檢測項目是基於有相關醫療需求而進行特定檢測項目，且屬高風險、有實證的基因檢測項目，因此需依醫師開立醫囑為之，實驗室不得在無醫囑的情況下逕行對民眾進行附表四之檢測，且其所進行之檢測項目亦須在施行計畫內，此均為確保實驗室開發檢測品質及安全性，而有納入規範之必要。

(六) 檢測同意書及說明義務

檢測同意書對於受測者來說至關重要，關於受測者的權利義務、檢測的項目及必要性、應知悉的風險與檢測極限等重要資訊，均應在檢測同意書內敘明，使受測者得以了解其內容，因此同意書應以通順、口語化之中文方式敘述，避免直接翻譯，以國中程度者能理解內容為原則，且必要時得加註英文名詞。

檢測同意書內容應包含以下重要項目，以確保受測者之權益，其內容包括：

1. 個人資料。
2. 聯絡資訊。
3. 檢驗詳情：如檢體類型（如血液、DNA、羊水等）、採集和送檢日期。
4. 申請檢驗具體項目名稱和相關疾病。
5. 檢測目的及原因：包括檢測之必要性及重要性，以及檢測對於診斷、治療或預防疾病的重要性。
6. 檢測過程及限制說明：檢測技術和步驟與預計需要的時間來完成檢測和提供結果，以及檢測有其相關限制性。
7. 風險和潛在副作用：如檢測可能帶來的風險和不適（如採血引起的不適）或檢測結果的可能影響（心理影響、遺傳諮詢的需要等）。
8. 結果解釋和隱私：檢測結果的解讀、意義和後續步驟，以及數據保護措施和個人資料的使用範圍。
9. 替代選擇和拒絕權：包括其他可用的檢測或治療選擇，且病人有權拒絕檢測並理解拒絕的後果。

10. 同意撤回：受測者可以在任何時候撤回同意，不會影響其接受其他醫療服務的權利。
11. 研究使用：若檢體或數據會被用於未來的研究，需明確獲得受測者的另行同意。
12. 簽名：受測者或法定代理人簽名確認已了解並同意上述所有條款。
13. 檢驗日期和地點。

　　除簽署檢測同意書外，進行檢測應屬於醫師法第 12 條之 1 的「治療方針」，醫師負有說明義務，而目前實務判決對於說明義務的內涵係採「實質說明義務」，亦即說明之義務，以實質上已予說明為必要，縱令病人或其家屬在印有說明事項之同意書上簽名，亦難認已盡說明之義務，醫師若未盡上開說明之義務，除有正當理由外，難謂已盡注意之義務[1,2]。且醫師應以「病人得以理解之語言」，詳細告知病人病情、可能治療方案、各方案治癒率、併發症、副作用及不治療之後果等重要資訊，以利病人做出合乎其生活型態之醫療選擇，若僅令病人或其家屬在印有說明事項之同意書簽名，尚難認已盡告知說明之義務[3,4]。醫療機構就手術醫療契約負有告知說明義務，該義務非僅醫療機構須就手術之風險、替代方案暨其利弊等項分析、講解，且須使病患或其家屬因該「告訴、說理」，而「知悉、明白」將進行手術之風險、有無替代方案暨各方案利弊[5,6]。

(七) 檢測報告

　　施行實驗室開發檢測之認證實驗室，應依醫師開立之醫囑及其通過認證之檢測項目提供服務，並製作相關紀錄及出具檢測報告；其紀錄及報告，至少保存七年。檢測報告應由核發報告人員簽名或蓋章；報告內容應包括受檢者資料、日期、場所、檢測項目、檢測結果、檢測限制及其他中央主管機關指定之事項。此外，受醫療機構委託施行實驗室開發檢測之認證實驗室，應依醫療機構之要求，提供原始檢測紀錄及結果報告，不得拒絕，醫療機構應將結果報告併入病歷保存。特管辦法第 39 條、第 40 條第 1 項及第 3 項分別定有明文。

　　因檢測報告性質上是醫療法第 67 條第 2 項「各項檢查、檢驗報告資料」之廣義病歷，因此其紀錄及檢測報告之保存年限亦與醫療法第 70 條第 1 項規定相同，應至少保存七年。

　　關於檢測報告結果的判讀及解釋，應由醫師向病人（受測者）說明，不應由非醫師進行。因醫師負有告知病情的說明義務，且對於報告結果的判讀亦屬於診斷之醫療行為[7]（注解：衛署醫字第 8156514 號函釋：「按醫療行為，係指凡以治療、矯正或預防人體疾病、傷害、殘缺為目的，所為之診察、診斷及治療；或基於診察、診斷之結果，以治療目的所為之處方、用藥、施術或處置等行為之全部或一部之總稱。」）

　　綜上所述，醫師自檢測前至獲得檢測報告結果後，應向病人依下列步驟進行，始符合醫療法及醫師法相關規定：

1. 檢測前醫師應向病人告知、說明該檢測目的、必要性及檢測的極限、限制等相關重要資訊，病人了解後簽署檢測同意書。
2. 病歷應記載已向病人說明上開重要資訊。
3. 檢測報告應記載檢測的結果、方法及誤差率等重要資訊。
4. 醫師應當面向病人解釋說明檢測報告結果的數據意義。
5. 病歷應記載已向病人解釋說明檢測報告結果。

(八) 保密義務

　　依特管辦法第 40 條第 2 項規定，檢測紀錄及報告，不得提供或洩露予委託之醫療機構以外之第三人。但法律另有規定者，不在此

限。此與醫療法第 72 條規定相仿，即醫療機構及其人員因業務而知悉或持有病人病情或健康資訊，不得無故洩漏。此因檢測報告結果對於個人而言具有高度隱私性質，屬於特種個人資料，正如個人資料保護法第 6 條第 1 項前段規定，有關病歷、醫療、基因、性生活、健康檢查及犯罪前科之個人資料，不得蒐集、處理或利用。因此，對於在檢測過程中會接觸到檢測紀錄及報告之人員，自負有保密義務。

　　而特管辦法第 40 條第 2 項但書所稱「法律另有規定者，不在此限」，可參照個人資料保護法第 6 條第 1 項但書規定，有下列情形之一者，不在此限：

1. 法律明文規定。
2. 公務機關執行法定職務或非公務機關履行法定義務必要範圍內，且事前或事後有適當安全維護措施。
3. 當事人自行公開或其他已合法公開之個人資料。
4. 公務機關或學術研究機構基於醫療、衛生或犯罪預防之目的，爲統計或學術研究而有必要，且資料經過提供者處理後或經蒐集者依其揭露方式無從識別特定之當事人。
5. 爲協助公務機關執行法定職務或非公務機關履行法定義務必要範圍內，且事前或事後有適當安全維護措施。
6. 經當事人書面同意。但逾越特定目的之必要範圍或其他法律另有限制不得僅依當事人書面同意蒐集、處理或利用，或其同意違反其意願者，不在此限。

(九) 落日條款

　　因特管辦法是爲因應醫學檢測技術的發展，於民國 110 年 2 月 9 日衛生福利部衛部醫字第 1101660674 號令修正發布，將特定項目之實驗室開發檢測納入規範。然而在上開特管辦法修正施行前，已有許多醫療機構基於醫療需求而施行附表四所列檢測項目，爲配合特管辦法之規範，因此，特管辦法第 43 條規定在 2021 年 2 月 9 日修正施行前，已施行附表四檢測項目之醫療機構，有不符合第 36 條至第 38 條規定者，應自修正施行之日起三年內補正並依第 7 條規定申請核准、登記。亦即上開醫療機構如有未擬訂施行計畫、未取得認證實驗室資格及實驗室相關人員資格不符之情事，需在修正施行之日起三年內完成申請核准及登記。

(十) 相關罰則

　　特管辦法對於醫療機構與認證實驗室有違反相關規定者，設有罰則，其中特管辦法第 41 條規定，醫療機構在施行其計畫時，如有未依核准之計畫施行、委託認證實驗室違反第 37 條第 1 項至第 5 項情形之一，以及違反其他法規，嚴重影響病人權益、安全之情事者，中央主管機關得停止或終止施行實驗室開發檢測，並通知直轄市、縣（市）主管機關，而停止檢測期間爲六個月以上一年以下；經終止檢測者，應自終止日起二年後，始得重新申請施行檢測。

　　另外，認證實驗室如有違反特管辦法第 42 條所列相關情形，中央主管機關得停止或終止施行或受託施行實驗室開發檢測項目之一部；情節重大者，得停止或終止實驗室開發檢測項目之全部。停止檢測期間，爲六個月以上一年以下；經終止檢測者，應自終止日起二年後，始得重新申請施行檢測。其違反態樣有以下情形：

1. 未依認證之檢測項目提供服務。
2. 無醫囑或未依醫囑施行檢測。
3. 未依第 39 條規定製作紀錄、出具報告，或簽名、蓋章。

4. 製作不實紀錄，或出具不實報告。
5. 違反第 37 條第 3 項規定，未取得中央主管機關認證或變更許可。
6. 違反第 37 條第 4 項規定，規避、妨礙或拒絕中央主管機關查核。
7. 未依第 40 條第 1 項或第 2 項規定，提供紀錄或報告予醫療機構；或提供、洩露予委託之醫療機構以外之第三人。
8. 違反其他法規嚴重影響受檢者權益、安全之情事。

二、國際監管現況與趨勢

(一)日本

日本於 2017 年 6 月修訂「醫療保健法」，於 2018 年 12 月起頒布施行（厚生勞動省令第 93 號），以建立基因檢驗之檢體品質和檢驗品質。其中，明定染色體檢驗人員資格（第 9-7-2 條），需具有經驗的人員負責品質管理流程（具 6 年以上檢測工作相關經驗和 3 年以上品質管理工作經驗），以確保基因和染色體相關檢測的準確性。此外，該法第 9-7-3、9-7-4、9-7-5 條規範儀器設備管理要求、實驗室環境設施、採撿品質、內部品管、外部品管及相關紀錄維持等影響檢驗結果之重要流程訂有標準作業程序。本次修法除原先的微生物檢驗、血清學檢驗、血液學檢驗、病理學檢驗、寄生蟲學和生化學檢驗類別外，增加「基因相關、染色體檢驗」，次分類包含：病原體核酸檢驗、體細胞染色體檢驗、生殖細胞染色體檢驗、染色體檢驗、體細胞染色體檢驗、生殖細胞染色體檢驗、染色體檢驗[8]。隨後於 2023 年 6 月通過「基因體醫學促進法」，該法案的立法意旨為以國家層級推動基因體醫學，制定實施基因體醫療推動政策，同時為了讓公眾能夠安心接受基因檢測、基因體醫學，期能透過本法預防可能產生的平等、歧視等倫理議題。該法明定政府應提供必要的資訊及監管措施，以確保提供基因體醫學服務的醫療機構及其委託機構的檢驗品質，並建立完善流程，以進行基因組醫學措施時的個體細胞核酸檢測。此外，應提供諮詢服務，建立提供必要的資訊、建議和其他支援系統，並確保具有與諮詢支援相關專業知識和技能的人員等，讓國民能安心接受高品質及合適的基因體醫療[9]。

(二)美國

在 2024 年 LDT 技術蓬勃發展的時刻，美國對於「實驗室自行開發檢驗方法」（Laboratory Developed Tests，下依我國特定醫療技術檢查檢驗醫療儀器施行或使用管理辦法，簡稱 LDTs）的監管概況，仍處在轉變和討論的階段，美國的 LDTs 實驗室應依該國「臨床實驗室改進修正案（Clinical Laboratory Improvement Amendments, CLIA）」規範運作。因應實驗室試劑、檢驗發展日益複雜，且應用範圍從基礎診斷到治療威脅生命的疾病，美國美國食品暨藥物管理署（Food and Drug Administration, FDA）主張 LDTs 為其監管範疇，於是提出以風險等級分類 LDTs 的監管架構，高風險等級的檢測須經過 FDA 的上市前審查，而對於低風險測試則允許在通過技術認證後進入市場，然而，實驗室相關團體對此監管架構仍有歧異，認為新規定可能會阻礙檢測開發及提供服務的速度。然而，FDA 宣布為確保檢驗品質，經過多年討論後，於 2024 年 5 月發布了一項最終規則（89 FR 37286），該規則確認當「體外診斷產品」（In vitro diagnostic products）的製造商為實驗室的情況下，仍屬醫療器材，意即歸屬 FDA 監管範疇；FDA 預計在 2025-2028 的四年內分成五個階段，逐步讓多數 LDTs 將需要符合與 IVDs 相同的監管

要求，顯示美國對於過去採自由裁量權 LDT 的監管模式正在逐步退場。未來的監管政策將針對檢測的風險等級分類，審核其「分析有效性」（Analytical validity）和「臨床有效性」（Clinical validity），使其與傳統體外診斷試劑的監管體系更加一致，其中，建立合規的品質系統（Quality management system）、產品標示規定（Labeling requirements）、註冊和設備列表（Registration and listing requirements）、上市前審查（Premarket review）、不良事件報告（Adverse event reporting）等機制將分階段施行[10,11]。此外，在給付決策（Coverage determination）之前，需要評估臨床實用性（Clinical utility）[12]。

目前，紐約州爲美國少數監管嚴格的州之一，根據紐約州立公共衛生實驗室沃茲沃思中心（Department of Health, Wadsworth Center）在 2019 年 6 月的公告中，將 LDTs 依據檢測目的和潛在錯誤對病人可能造成的危害程度，分爲高風險（High risk）、中風險（Moderate risk）、低風險（Low risk）、臨床試驗（Clinical trial）及生活型態（Lifestyle）等五大類，要求申請實驗室必須爲檢測方法建立完善的分析及臨床性能特性評估，並有相對應須填報的數據、文件、證明等需填報審核。該中心公開資料庫顯示，至 2024 年 4 月底，有超過 10,000 種經審核後可提供該州居民服務的檢測，其中分子遺傳檢測（Molecular genetic testing）、細胞遺傳學檢測（Cytogenetic testing）、分子和細胞腫瘤標誌物（Molecular and cellular tumor marker）檢測爲常見的項目[11]。

(三) 德國

德國的醫學實驗室在「德國醫學會實驗室檢測品保指引」（Rili-BÄK）的規範下運作，大多數實驗室採用 ISO 15189 認證，自行確

認 LDT 類產品的性能特徵[12]。隨著 2022 年全面實施的歐盟體外診斷醫療器材法規〔IVDR Regulation (EU) 2017/746〕，所有體外診斷器械（包括 LDT）被分爲四個風險等級，從 A 至 D 類，風險等級越高，監管要求越嚴格。依據 IVDR 附錄 I 的安全與性能要求，開發和使用 LDT 必須在完善的品質管理系統下進行，並需符合 ISO 15189 或其他國家相關的醫學實驗室認證標準。使用時需證明市場上無等同的歐盟認證（Conformité Européenne, CE）產品或現有產品不能滿足特定的臨床需求，且只限於在開發它的醫療機構內部使用，不能轉移到其他機構。此外，醫療機構在主管機關的要求下，必須提供包括開發、變更及使用的完整信息，所有的安全性和性能基本要求，如風險管理、檢測效能和操作步驟等，都應公開透明[13]。

分子遺傳類的檢測在國際上已引發多起因檢驗異常或報告判讀錯誤而衍生的訴訟案件[16]。國際知名媒體於 2017 年 10 月報導一位在美國奧勒岡州（Oregon）具癌症家族史的 36 歲女性，在 2016 年進行基因檢測後，被醫師告知有 50% 罹患乳癌及 80% 罹患子宮體癌的發生機率，該名女性遵從醫師建議，選擇雙乳與子宮切除手術。隨後卻被另一位醫師告知，其基因檢驗結果爲陰性，但先前接受的預防性子宮切除手術已使她提早進入更年期，接受了後續相關治療，除導致她在手術後患有創傷後壓力症候群，更造成其身體永久不可逆的損害，於是提起訴訟求償[17]。另一起訴訟案爲 Amy Williams 起訴 Quest Diagnostics 及子公司 Athena Diagnostics，指控基因檢驗公司將其兒子 SCN1A 基因中的一個變異（1237T>A; Y413N）歸類爲意義不明確的變異（Variant of uncertain significance），但在先前已有研究顯示已知與癲癇發作有關；然而，原始測試報告將該變異的影響列爲尚不明

確，不能歸類爲導致患病的因素，原告認爲這一分類錯誤導致了對兒子的誤診和不當治療[18]。

這些事件可觀察到實驗室端應留意的風險如下：

1. 變異（Variants）分類和解釋報告的責任風險

實驗室在分類或解釋基因變異時的失誤，可能會造成錯誤診斷和治療，對患者造成潛在傷害，並使實驗室面臨訴訟風險。這突顯了建立統一變異分類標準和流程的必要性。

2. 重新分類（Variants Reclassification）和結果更新的責任

基因檢測報告僅能代表受測當時各項臨床醫學或疾病資料庫最新證據，然而隨著研究快速發展，更多基因變異與疾病相關性經實證後，某些基因變異的解釋可能會改變（例如從良性變爲患病性），目前缺乏明確的機制來規範實驗室或醫生如何主動重新解釋變異、更新分類並通知患者，因此，後續的資料庫更新及持續追蹤相當重要，建議應建立即時告知受測者或代理人機制。

3. 與醫生和病人的溝通責任

實驗室發出檢測報告傳遞至醫師，再由醫師告知患者檢測報告內容的訊息傳遞過程中，可能出現溝通中斷或錯誤的狀況，若實驗室未能清楚傳達報告內容或醫生未能妥善解釋結果，可能導致嚴重後果。此情況也可能發生在實驗室委外檢測的情況，對於受託實驗室因資料庫更新致檢測結果有不同解釋時，需確保更新報告即時、正確層級傳遞，以確保受測者權益。

三、結論

基因檢測技術的進步和應用在全球之範圍迅速擴展，這對於醫療品質和公共健康產生深遠的影響，實驗室在變異解釋、結果溝通中，將可能面臨越來越多的法律挑戰和責任風險。因此各國政府和監管機構正致力於制訂和改進相對應的法律規範，以確保這些新技術在應用過程中的準確性、安全性和有效性，從而保護病人權益。

本節介紹日本、美國及德國在基因檢測監督管理方面的現狀和趨勢，總體而言，可歸納出在基因檢測的監管上，都朝著更嚴格、更系統化的方向發展，以應對技術進步帶來的挑戰和風險。這些措施旨在提高基因檢測的準確性和可靠性，防止錯誤診斷和治療，並保護病人的健康權益。隨著基因檢測技術的進一步發展和普及，各國的監管框架也必將不斷完善，以適應醫學發展的新形勢和新需求。

學習評估

1. 在臺灣，醫療機構執行 LDTs 項目前，必須遵循哪個程序？
   A. 取得國際認證
   B. 獲得中央主管機關的核准和登記
   C. 直接進行檢測
   D. 僅需醫院認可
2. 根據特管辦法，實驗室開發檢測的施行計畫應包括哪些內容？
   A. 醫療機構名稱
   B. 費用及其收取方式
   C. 檢測結果的臨床應用評估方式
   D. 所有以上
3. LDTs 的檢測同意書應該怎麼撰寫？
   A. 高度專業化的術語

B. 口語化且易於理解的中文

C. 僅用英文

D. 使用法律專業術語

4. 哪一項檢測不是特管辦法附表四中的檢測項目？

A. 抗癌瘤藥物的伴隨檢測

B. 高血壓基因檢測

C. 癌症治療的基因檢測

D. 罕見疾病的基因檢測

5. 根據特管辦法，專任品質主管應具備哪些條件？

A. 臨床檢驗品質管理經驗一年以上

B. 醫事檢驗師或專科醫師資格，並有臨床檢驗品質管理經驗二年以上

C. 完成相關的專業訓練課程

D. 具有高級技術員資格

答案

1. B；2. D；3. B；4. B；5.B

參考文獻

1. 臺灣高等法院 98 年度醫上字第 32 號民事判決。

2. 臺灣桃園地方法院 102 年度醫字第 17 號民事判決。

3. 臺灣高等法院臺中分院 108 年度醫上易字第 2 號民事判決。

4. 臺灣高等法院臺中分院 107 年度醫上字第 7 號民事判決。

5. 最高法院 102 年度台上字第 192 號民事判決。

6. 103 年度台上字第 774 號民事判決。

7. 衛署醫字第 8156514 號函釋（1992）。

8. 部分醫療法等修正法的實施，對應厚生勞動省相關省令的整備省令實施【臨床檢驗技師等相關法律】的通知。https://www.mhlw. go.jp/web/t_doc?dataId=00tc3586&dataType =1&pageNo=1

9. 日本眾議院。一般法第 211 號國會第 18 號法案，全面有系統地推進措施，確保人民能夠安心地接受高品質和適當的基因組醫學。Accessed 2024/04/02, https://www. shugiin.go.jp/internet/itdb_gian.nsf/html/gian/ honbun/youkou/g21105018.htm

10. Medical Devices; Laboratory Developed Tests (Food and Drug Administration) (2024).

11. Laboratory Developed Tests. Food and Drug Administration. Accessed 2024/07/29, 2024. https://www.fda.gov/medical-devices/in-vitro-diagnostics/laboratory-developed-tests

12. Discussion Paper on Laboratory Developed Tests (Food and Drug Administration) (2017).

13. Application Procedures for Test Approval in New York. Department of Health, Wadsworth Center.

14. Richtlinie der Bundesärztekammer zur Qualitätssicherung laboratoriumsmedizinischer Untersuchungen (Rili-BÄK). . Deutsche Akkreditierungsstelle GmbH; 2016.

15. Regulation (EU) 2017/746 of the European Parliament and of the Council of 5 April 2017 on in vitro diagnostic medical devices and repealing Directive 98/79/EC and Commission Decision 2010/227/EU 2017.

16. Applying Genetic Algorithms and Interpreting Results in the Courtroom-Determining Variant Pathogenicity: Williams v. Quest. Accessed 2024/04/30. https://www.fjc.gov/content/361269/applying-genetic-algorithms-and-interpreting-results-courtroom

17. I'm Permanently Damaged. Woman Sues After She Says Doctors Unnecessarily Removed Her Breasts and Uterus. Accessed 2024/04/30.

http://time.com/4994961/breast-cancer-uter-us-surgery/

18. Williams v. Quest Diagnostics, Inc., 353 F. Supp. 3d 432 (D.S.C. 2018). 2018.

第二章　臺灣實驗室開發檢測的品質管理系統

楊雅倩、游雅言

內容大綱

學習目標

1. 人員及設備要求：了解 4M1E 管理要素針對人員（Man）和設備（Machine, material and environments）的要求。

2. 管理要求：了解實驗室架構、管轄權，以及建置管理系統的要求事項。

3. 品質要求：了解管理系統有關品質的要素，包括文件與紀錄管制、不符合工作與矯正措施、風險與改進、內部稽核以及管理階層審查。

4. 服務要求：了解關於公正性和保密、服務協議、委託檢測、外部的服務與供應、諮詢服務以及抱怨的解決等方面的品質管理。

5. 技術要求：了解 ISO 15189 對於檢測前、檢測、檢測後流程的品質管理。

前言

臺灣的實驗室開發檢測（Laboratory Developed Tests, LDTs）一詞於「特定醫療技術檢查檢驗醫療儀器施行或使用管理辦法」（簡稱特管辦法）有明確的定義：指為診察、診斷或治療特定病人或疾病之目的，由認證實驗室自行建立及使用之檢測。

而上述定義特別提及此檢測是由認證實驗室所建立與使用，可見依據特管辦法，執行LDTs的先決條件是實驗室必須取得認證，而且此認證是經中央主管機關認證，或取得經中央主管機關公告相關認證資格。

目前可執行LDTs的認證實驗室，又可區分為醫療機構與非醫療機構設立之實驗室，後者於特管辦法稱為特定實驗室。因應實驗室的多元型態，認證資格也採取多元認證，包括中央主管機關所辦理之認證，亦即食品藥物管理署（簡稱食藥署）精準醫療分子檢驗實驗室認證，以及中央主管機關公告相關認證，依民國113年1月19日公告包括：食藥署精準醫療分子檢驗實驗室列冊登錄、國民健康署遺傳性及罕見疾病指定檢驗機構、美國病理學會（CAP）實驗室認證、ISO15189醫學實驗室認證及台灣病理學會分子病理實驗室認證。一般來說，生技公司等產業界之檢測實驗室，大多採用ISO17025之認證規範；LDTs檢測結果的最終使用者為病人或接受篩檢的受檢者，故其須符合ISO15189醫學實驗室認證基準，且因其不具醫療機構資格，不得接觸受檢者與取得姓名等相關個資，檢體識別需以其他方式標示與追溯。建立一套適用的品質管理系統（Quality Management System, QMS）是所有認證體系共同的要求，用以支持並展現持續滿足實驗室認證規範的要求事項。實驗室為了確認「說、寫、做」具一致性，需建立各項標準作業程序（Standard Operating Procedure, SOP）並予以文件化。本章重點即在介紹實驗室品質管理系統所應涵蓋的各項要素。

一、人員及設備要求

品質管理系統有4M1E之五大品質要素，包括人（Man）、機（Machine）、料（Material）、法（Method）、環（Environments）。本節重點為實驗室的基本架構、人員要素（Man）和設備要素（Machine, material and environments）。方法要素（Method）則於技術要求章節說明。

（一）人員要求

人員是實驗室品質保證之最重要的資源要求事項。實驗室必須有足夠數量的適任人員，方能在規範的時間內精準執行檢測業務。而實驗室應建置以下各項人員相關的管理程序，並留下紀錄。

1. 職務建置與召募

實驗室針對會影響檢測效能的重要職務，應有其適任性條件，包括學歷、資格、訓練、知識、技能及經驗等，作為人員召募的條件，或是人員訓練須達成的目標。

特管辦法第38條明確規範執行LDTs的實驗室必須設置下列人員，並規定其資格與訓練資歷，實驗室以其規定為基礎，設定實驗室的適任性條件。

(1) **專任品質主管**：一人，具醫事檢驗師或專科醫師資格，且有臨床檢驗品質管理及相關實驗室開發檢測經驗二年以上。

(2) **專任技術人員**：一人以上，且具醫事檢驗師資格，並完成中央主管機關公告之訓練課程及時數，取得訓練單位發給之證明。

(3) **專任檢測開發、分析、校正、生物資訊處理及其他相關人員**：一人以上，完成中央主管機關公告之訓練課程及時數，取得訓練單位發給之證明。

(4) **核發檢測報告人員**：一人以上，經相關訓練之醫事檢驗師或專科醫師，並得由專任品質主管、專任技術人員擔任。

2. 新進人員訓練

對於新進人員應有其工作相關條件的說明，包括組織架構、職務、環安衛與職業健康要求等，以加速其對環境與制度的認知和降低新人的實驗室安全風險。

訓練方案包括工作可能面臨的風險與處理方式，可促使新進人員全面性了解整個工作的流程。

3. 適任性評估與授權

實驗室主管最重要的任務是確保有足夠數量的適任人員，故必須建立定期適任性評估的程序，包括方法和頻率等，並留下人員的適任性證明。

適任性評估的方法，可以為多元組合。檢測人員著重知識與技能，可透過直接觀察作業過程、審查實驗紀錄與檢測結果以及評鑑問題解決技能等不同方式評估；其他行政、管理人員則可以利用學經歷與表現等資格審查方式進行。

有關檢測項目與關鍵檢測儀器的操作，於通過評估後，實驗室應有適當的授權機制與紀錄，可清楚識別可以執行實驗室檢測相關活動的人員。

其他須有被授權的實驗室活動，包括：

(1) 檢測方法的選擇、開發、修訂、確效與查證。

(2) 檢測結果的審查、釋出與報告。

(3) 使用實驗室資訊系統，特別是輸入、更改和存取受檢者之資訊或檢測結果。

此外，授權方式與紀錄須根據評估頻率與評估結果，定期更新。

4. 持續教育方案

對於所有參與實驗室管理、技術相關過程的人員，實驗室依據需求建立持續的教育方案，以及專業發展或交流的活動，並設立預期達成目標和定期審查其合適性。

5. 人員管理程序與紀錄留存

人員管理程序須包括如何確定人員符合其適任性的要求、職務說明、實驗室訓練機制、重要職務的授權機制等。

實驗室可明訂人員的相關紀錄管理方式和保存年限，例如：個人資料夾的內容包括畢業證書、訓練與持續教育參與紀錄、定期適任性評估紀錄、服務表現審查紀錄、健康相關紀錄、職業危害報告等。

(二) 設備要求

針對設施與環境條件、實驗室設備以及試劑耗材之要求如下所述。

1. 設施與環境條件

實驗室應有適當的文書行政和檢測作業空間設計，以確保人員安全，以及檢測品質及效能。此外，因產業實驗室依照法規，不得執行與受檢者直接接觸之採檢作業，故不需設置採檢空間。

(1) 辦公空間與員工設施

執行文書行政作業之辦公空間須與執行檢測之實驗空間有明顯的區隔，以避免病原體或化學品的汙染；並有顧及員工方便性的相關設施，如會議和休息室等。

(2) 實驗室空間

須考量對檢測造成影響的條件：

(A)核酸汙染

目前 LDTs 以基因檢測為主，實驗室宜有核酸放大前以及核酸放大／放大後分析空間的區隔。此外，設施和設備亦須考量核酸汙染的風險，於不同作業區宜分開使用或獨立設置。

(B)微生物汙染／感染與有害物質的使用

各類檢體應視為具感染性，當涉及危險群（Risk Group, RG）第二等級以上的病原體，應於生物安全操作櫃內處理。化學藥品的操作、儲存與棄置亦須依照實驗室安全相關規定執行。人員宜接受優良微生物操作規範與技術訓練，並落實遵循。

(C)儲存設施

- 實驗室針對存放儀器設備、試劑、耗材、樣本、文件與紀錄等不同用途，設計其所適用的條件與空間。
- 當儀器設備有溫度、溼度等特定規範，須預先進行環境條件的確認，並於安裝與運行後，持續監控環境條件的適當性。
- 對於試劑、耗材須考量其未開封、開封後的儲存條件，並於無遭受樣本汙染風險的空間儲存，且有持續溫度監控紀錄。
- 樣本保存同試劑、耗材之考量，並須確認檢測前暫存、檢測後長久保存的條件，確保樣本在暫存與長久儲存後仍可被重複檢測。
- 針對文件與紀錄可以紙本或電子方式儲存，儲存空間須有進出權限管制，以及天然災害的防範。

(D)設施管制與監控

實驗室對於設施須有適當管制與監控機制，並有紀錄留存與定期審查，可包括但不限於：

- 實驗室進出管制：考量實驗室安全、樣本與相關紀錄的保密等設計，針對非實驗室人員有權限管控和進出紀錄。

- 照明、通風、噪音等因素可能影響檢測效能者，應有預防機制。
- 具有暴露風險或可能因減少區隔而受影響時，須有防範汙染之措施。
- 針對相關安全設施與裝置定期查證其功能並留下紀錄，如淋浴器、沖眼器、對講機、警報系統、急救設施等。

2. 實驗室設備要求

檢測業務相關的設備涵蓋儀器的硬體與軟體、實驗室資訊系統、樣本運送系統，以及會直接或間接影響檢測結果的任何設備，皆應適當地予以配置、維持和更換，以維持檢測結果品質。

針對設備的選擇、採購、安裝、驗收測試、處理、運輸、儲存、使用、維護及除役等過程，都應建立相關程序管理，給予設備唯一的標籤或識別方式，並建立與保存設備清單。即使以借用方式之設備，亦應依循實驗室管理設備之規範。

(1) 設備允收程序

當設備新安裝或因維修等因素回復使用前，都應先查證其符合所設定的允收準則，確保其能達到檢測結果所需的準確度或量測不確定度。

(2) 設備使用說明

實驗室設備應由經訓練、授權及適任的人員操作，且其說明應易於取閱。

(3) 設備校正

實驗室應有對直接或間接影響檢測結果設備的校正程序，用以明定校正的使用條件與計量追溯的記錄方式、校正的週期以及查證量測準確度等；當有校正結果不符合預期時，須有對檢測結果產生風險降至最低的處理。

(4) 計量追溯

為使實驗室量測結果與適當的參考基準相關聯，應透過文件化不間斷的校正鏈，建立量測結果的計量追溯性。

多數 LDTs 項目涉及基因檢測，實驗室應建立基因參考序列的追溯性。定性方法可藉由檢測已知物質或先前樣本，以結果一致性或反應強度展現其追溯性。

(5) 設備維護保養與維修

擬定設備的預防性維護保養方案，當排程或方案內容未能符合製造商說明時，須予以記錄。

設備出現缺失，在尚未查證其可正常運作前，需停用且清楚標示暫停使用，並納入實驗室的不符合工作程序處理，且應分析該事件所產生的影響，啟動對應的措施。

(6) 設備不良事件通報

當設備發生可歸咎於廠商的不良事件或意外事件時，實驗室需通報製造商／代理商，以及有要求時，通知權責機關。

(7) 設備紀錄

依據 ISO 15189:2022 規範，適用的紀錄包括以下：

(A) 製造商與供應商的詳細資訊，以及足夠的資訊對每項設備可唯一識別，包括軟體與韌體。

(B) 設備接收、允收測試與開始服務之日期。

(C) 設備符合規定允收標準的證據。

(D) 目前位置。

(E) 接收時的狀態（例如：新品、舊品或整修品）。

(F) 製造商的說明。

(G) 預防性維護保養的方案。

(H) 由實驗室或核准的外部服務提供者所執行的任何維護保養活動。

(I) 設備的毀損、故障、修改或維修。

(J) 設備性能紀錄，如查證或校正的報告或證書等。

(K) 設備狀態，例如：已啟用或可供使用、停用、隔離、除役或報廢。

3. 試劑耗材的要求

針對試劑與耗材應建立選擇、採購、接收、儲存、允收測試及庫存管理的程序。

(1) 接收與儲存

實驗室應該根據製造商規格儲存試劑與耗材，並如同儲存設施處所提，如有相關，需監控環境條件的適當性。

(2) 允收測試

當有變更試劑或程序的新配方試劑組、新批號或新進貨的試劑，應該在檢測前或釋出結果前查證其性能。

會影響檢測品質的耗材，亦須在使用前查證其性能。

有關查證的方式，可使用內部品管物質比較，但為避免內部品管物質可能存在可互換性問題，最好使用病人樣本比較不同批號試劑。

試劑的分析證明（Certificate of Analysis, CoA）有時亦可為查證依據。

(3) 庫存管理

實驗室應有試劑與耗材的庫存管理系統，且此系統需可區隔已允收、尚未查驗或未允收的試劑與耗材。

(4) 使用說明

試劑與耗材的使用說明應於實驗室內易於取閱，且實驗室應依據其規定使用，如果有超出其規定範圍者，應先經過確效（Validation）。

(5) 不良事件通報

當試劑與耗材發生可歸咎於廠商的不良事件或意外事件時，實驗室需通報製造商／代理商，以及有要求時須通知權責機關。

(6) 紀錄

對於影響檢測結果的試劑與耗材，實驗室應維持其紀錄。依據 ISO 15189:2022 規範，適用的紀錄包括：試劑或耗材的識別、製造商資訊，包括使用說明、批號、接收日期、效期、第一次使用日期、允收可使用的紀錄。

若使用實驗室自行設計、準備的試劑時，紀錄應另包含溯及配製的人員，以及配製日期與有效期限。

二、管理要求

實驗室的管理要求係指有關架構與管轄權要求事項，以及建置管理系統的要求事項。

(一)架構與管轄權要求事項

1. 法律主體

實驗室或其所屬機構為擔負法律責任的實體，對實驗室的活動負責。

2. 實驗室主管

實施管理系統者，應由具備資格、適任性，且被授權者擔任，可以是一人或多人共同擔任。

3. 實驗室活動

以文件化方式指明實驗室的活動範圍，並應滿足法規主管機關、使用者、認證組織等相關要求。

4. 架構與職權

(1)組織管理架構須說明其於母體組織的位階，以及其與管理、技術運作、支援服務之間的關係。
(2)明定所有人員之責任、權限及相互關係。
(3)有一人或多人被授權負責執行品質之管理，確保實驗室活動的有效性。

5. 目標與政策

實驗室管理階層應建立與實施各項政策、目標與品質指標。目標需可量測，品質指標的表現需與目標具關聯性；品質指標監控須能涵蓋檢測前、檢測及檢測後各關鍵構面表現。

6. 風險管理

實驗室主管有責任應用風險管理至實驗室運作的所有層面，用以鑑別與檢測活動相關的風險，並發展措施處理風險與改進機會。

(二)管理系統要求事項

1. 實驗室應建立、文件化、實施與維持管理系統，包括職責、目標與政策及下一節所提之品質要求等。
2. 管理階層須提供承諾發展與實施管理系統，且持續改進其有效性的證據。
3. 相關文件、過程、系統及紀錄都應可連結至管理系統，意即管理系統的面向與內容須能涵蓋實驗室整體活動。

三、品質要求

管理系統的品質要求，包括文件與紀錄管制、不符合工作與矯正措施、處理風險與改進機會的相關措施、改進、內部稽核及管理階層審查。

(一) 文件與紀錄管制

1. 文件管制

實驗室管理須落實「說、寫、做一致」，即實驗室很多過程都藉由文件化達到標準化的目的。與實驗室運作相關的文件，包括內部文件與外來文件，都必須納入管制。

實驗室文件的管理需依據 ISO 15189:2022 規範，確保以下事項：

(1) 文件有唯一的識別；
(2) 文件在發行前，由具有決定文件適切性的專業與適任的已授權人員核准；
(3) 定期審查文件與必要時的更新；
(4) 在使用地點可取得適用文件的相關版本；
(5) 文件的變更與最新修訂狀態予以識別；
(6) 保護文件防止未經授權變更及任何刪除或移動；
(7) 保護文件防止未經授權存取；
(8) 防止失效文件被誤用，故應有適當識別；且應至少保留一份紙本或電子複本。其保存時間可由實驗室自行訂定，但須以相關法規或認證規範為最低標準，例如：特管辦法對於相關紀錄保存年限要求為七年，失效文件的留存一般也會建議保留七年。

2. 紀錄管制

實驗室所產生的紀錄可為紙本或電子紀錄，須符合以下所提原則。

(1) 紀錄產生

執行影響檢測活動品質的每項活動，都應產生紀錄，且應有程序管制紀錄的產生與後續的管理。

(2) 紀錄修改

實驗室應確保紀錄的修改可被追蹤至前一版本或原始觀測，修改前後的數據及檔案均應予維持，包括更改的日期時間、指出被更改的內容與做此等更改的人員。

(3) 紀錄保存

(A) 實驗室對於紀錄管理，包括識別、儲存、保護防止未經授權存取與變更、備份、歸檔、檢索取閱、保存期限及棄置等，都需有因應之紀錄型態，如紙本或電子紀錄，另電子紀錄建議有異地備援的機制，避免紀錄的毀損。
(B) 紀錄保存年限可由實驗室自行訂定，但須以相關法規或認證規範為最低標準，例如：特管辦法對於相關紀錄保存年限要求為七年。

(二) 不符合工作與矯正措施

1. 不符合工作

實驗室管理階層須界定不符合工作的範圍，包括實驗室活動或檢測結果不符合其程序、品質規格或使用者要求事項，並落實不符合工作的分析與矯正措施的管理程序，將處理紀錄依紀錄保存規範留存。

以將負面個案轉換成具有正面價值的事件。

實驗室可藉由風險分析手法，評估不符合的風險度，以決定後續處置方式。此管理程序之實質做法：

(1) 明定不符合工作的管理責任與授權。
(2) 以實驗室已建立的風險分析過程為基礎，明定立即與長期的措施。
(3) 當存在對病人傷害的風險，應暫停檢測，並留置報告。
(4) 評估不符合工作的臨床重要意義，包括對鑑別不符合之前的檢測結果，或可能已釋出的檢測結果之衝擊影響分析。
(5) 對不符合工作的可接受性做決定。

(6) 必要時，修改檢測結果，並通知使用者。

(7) 明訂授權恢復工作的責任。

　　不符合工作發生後，實驗室要在短時間內評估此事件對病人產生的影響。若有影響者，即使矯正措施尚待討論，都應儘速針對病人產生的影響先行處理，並就事件的嚴重度，逐級通報至適當人員。

2. 矯正措施

　　當不符合工作發生，需先著手立即措施以管制與改正此不符合。之後藉由審查與分析該不符合，確認發生的原因。藉由風險分析，決定矯正措施的必要性，並於執行後進行有效性的審查與評估，於必要時變更管理系統。相關紀錄則依紀錄管理規範歸檔保存。

(三) 處理風險與改進機會的相關措施

　　針對經由風險評估，鑑別出的潛在不符合工作，可導入降低風險的措施；若是鑑別出可以發展得更好的正面機會，則是導入改進機會的措施。此與針對已發生的不符合工作所擬定的矯正措施不同。

　　實驗室制定系統性鑑別與實驗室活動有關的風險與改進機會之時機，將鑑別的風險與機會排定優先次序並採取行動。其鑑別紀錄連同後續處理相關措施之成效，在管理階層審查會議中報告。

(四) 改進

　　改進的方式可分為透過實驗室活動尋求持續改進，及透過相關人員的意見回饋所採取的改進措施。

1. 持續改進（Continuous Quality Improvement, CQI）

　　可包括：

(1) 持續改進管理系統的有效性，針對檢測前、檢測、檢測後過程相關的目標與政策。

(2) 鑑別與選擇改進的機會，並發展、文件化及實施任何必要的措施。

(3) 評估所採取措施的有效性。

(4) 實驗室管理階層應確保持續改進活動，並傳達給人員其改進計畫與相關目標。

2. 實驗室使用者與人員回饋

　　實驗室主動求取使用者與人員的回饋，且加以分析與運用，將所採取的措施傳達給提供之人員。包含所採取的措施在內之相關紀錄應予以保存。

(五) 內部稽核

　　實驗室需在規劃的期間內執行內部稽核，並明定改善期間，以確認實驗室活動等是否符合實驗室管理系統的自我要求事項、認證規範或主管機關規範的要求、實驗室管理系統是否被有效的實施與維持。依照 ISO 15189:2022 要求，內部稽核方案須包括：

1. 對病人產生風險的優先順序。

2. 將已鑑別風險、外部評估與前次內部稽核的結果、不符合、不良事件及抱怨的發生、影響實驗室活動的變更等事項納入考量的排程表。

3. 明定稽核目標、準則及範圍。

4. 選擇經過訓練、符合資格及經授權的稽核員。

5. 確保稽核過程的客觀性與公正性。

6. 確保稽核結果已向相關人員報告。

7. 無不正當延遲改正與矯正措施之實施。

8. 保存紀錄作為實施稽核方案與稽核結果的

證據。

(六) 管理階層審查

實驗室管理階層應在規劃期間審查其管理系統，審查活動包括事先準備資料，以變化趨勢等方式找出需降低的風險或改進機會，其結論與措施應傳達給實驗室人員，並訂出追蹤的方式與時間，確保其能在時限內完成改善。

1. 審查投入

依照 ISO 15189:2022 要求，審查資料須包括以下事項的評估：
(1) 前次管理階層審查所採取相關措施的狀況、管理系統內部與外部的變更、實驗室活動工作量與類型的變更。
(2) 目標的達成與政策及程序的適合性。
(3) 近期評估的結果、運用品質指標監控的過程、內部稽核、不符合的分析、矯正措施、外部機構的評鑑。
(4) 使用者及人員的回饋與抱怨。
(5) 結果效力的品質保證。
(6) 為處理風險與改進機會所實施的任何改進與所採取的措施之有效性。
(7) 外部提供者的實施成效。
(8) 參與實驗室間比對方案的結果。
(9) 其他相關因素，諸如監控活動與訓練。

2. 審查產出

依照 ISO 15189:2022 要求，審查產出至少需包括以下相關之決策與措施紀錄：
(1) 管理系統與其過程的有效性。
(2) 為達成與本文件要求事項相關的實驗室活動之改進。
(3) 所要求的資源之提供。
(4) 對病人與使用者服務的改進。
(5) 對於變更的任何需求。

四、服務要求

實驗室對於其服務的品質管理乃涵蓋以下要項，應制定文件化之品質管理程序，並定期審查。

(一) 公正性和保密

1. 公正性

服務相關的程序及參與人員應具備公正性，並由管理者負責監控和鑑別可能影響公正性的因素，包括實驗室的活動、實驗室的關係，以及人員的關係。

2. 保密

(1) 具有文件化的政策與程序，以遵守對病人資訊的保密原則。
(2) 資訊的管理
　(A) 提供給公務機構（如中央健康保險署）之資訊，應事先獲得使用者及／或受檢者的知情同意或達成協議。
　(B) 除了使用者及／或受檢者公開提供或雙方已達成協議外，其他所有病人資訊皆須予以保密。
(3) 資訊的揭露
　(A) 實驗室依法或合約授權而揭露受檢者資訊時，應告知其所揭露的內容。
　(B) 對於非取自使用者之相關資訊，實驗室具保密之責。
(4) 人員職責
　參與服務的所有人員，對所獲得和產出的受檢者資訊皆負有保密責任。

(二) 服務協議

實驗室與使用者間應制定文件化之服務協議並定期審查。

1. 服務協議的制定

(1) 實驗室所接受的每份檢測申請，皆應視為與使用者間的一種協議。

(2) 服務協議應涵蓋申請項目、檢測、檢測結果單以及所需之資訊。

(3) 實驗室應符合下列要項：

　(A) 實驗室具有能力和資源以達成協議的要求。

　(B) 人員具備執行檢測之專業技能與知識。

　(C) 檢測程序適當且符合使用者的需求。

　(D) 當執行檢測與協議有差異且會影響結果時，應通知使用者。

　(E) 實驗室應註明委外實驗室或顧問的工作內容。

2. 服務協議的審查

(1) 定期審查服務協議，其紀錄應包括任何變更與相關的討論。

(2) 當修改協議時，亦應執行審查流程，並與相關單位和人員溝通。

(三) 委託檢測

　　實驗室如有委外需求，受委託實驗室須具備 LDTs 認證和相同之列冊檢測項目，並對委外實驗室的檢測結果負責。其中，檢測的重要技術及流程則不可以委外執行。

1. 選擇與評估委外實驗室和諮詢顧問

(1) 應評估與選擇具能力的受委託實驗室，與提供結果解釋的諮詢顧問。

(2) 評估程序應符合以下要項：

　(A) 選擇委外實驗室和諮詢顧問，並確保其執行的品質。

　(B) 定期審查與評估委外實驗室和諮詢顧問的協議。

　(C) 記錄並保存所有委外實驗室和諮詢顧問名冊，並依規定保存委外檢測的申請與結果。

2. 檢測結果的提供

(1) 由實驗室提供源自委外實驗室之檢測結果給予使用者。

(2) 檢測結果單應載明委外實驗室或諮詢顧問執行的項目，且包括其提供之重要資訊，不可因修改而影響臨床結果解釋。

(3) 發放結果之方式應考量檢測完成時間、量測準確性、轉錄流程以及注釋的要求等。

(四) 外部的服務與供應

　　選擇與評估外來服務及供應商，以確保相關品質以及檢測結果。

1. 供應商的選擇

(1) 選擇與審查符合實驗室需求的外部服務、設備、試劑和耗材供應商。

(2) 制定及保存供應商之清單。

2. 供應商的監控

　　持續監控供應商的服務表現，以確保其產品或服務的品質。

(五) 諮詢服務

　　制定與醫療機構溝通之管道與程序，並提供使用者相關諮詢，包括檢測的選擇與使用，以及檢測技術與實務相關的諮詢。

(六) 抱怨的解決

　　制定顧客抱怨處理標準作業程序，以處理使用者、實驗室人員等內外顧客的抱怨與回饋；並管理和保存所有抱怨、調查紀錄以及解決之措施。

五、技術要求

產業實驗室開發檢測的技術應符合 ISO 15189 以及對於檢測前、檢測、檢測後流程的要求。

(一)檢測前流程

實驗室應針對下列要項制定標準作業流程，並提供給使用者。

1. 實驗室服務之資訊

(1) 實驗室地點和服務時間。
(2) 檢測項目，包括檢體類型、注意事項、報告完成時間等。
(3) 檢體運送注意事項。
(4) 實驗室接受與拒收檢體的準則。
(5) 已知影響檢測性能的因素。
(6) 實驗室保護病人資訊的政策。
(7) 實驗室接受抱怨的程序。

2. 檢測申請單（紙本或電子式）

(1) 檢體的唯一識別碼。
(2) 使用者之姓名或唯一識別，以及結果報告單收件地址和聯絡人資訊。
(3) 檢體類型與來源。
(4) 檢測項目。
(5) 採檢的日期和時間。
(6) 接收檢體的日期和時間。

3. 原始檢體的處理

當使用者的要求與標準作業程序有所差異時，相關內容應予以記錄並納入該檢測相關的所有文件，包括結果報告單。

4. 檢體的運送

(1) 制定監控檢體運送的程序，包括包裝、溫度、時間限制以及運送方式等，以確保檢體的完整性。
(2) 當檢體之完整性或運送方式有疑慮時，應立即告知寄送人，避免重複發生。

5. 檢體的接收

(1) 接收程序應符合下列要項：
　(A) 檢體的唯一識別可追溯至檢測申請，且非醫療機構設立之特定實驗室不得有病人姓名、身分證字號等個資。
　(B) 依接收或拒絕檢體的準則評估檢體。
　(C) 記錄接收的日期和時間，以及接收人員的識別。
　(D) 檢體不符合接收準則，但因具特殊原因須接受及處理檢體，其不符合內容應予以記錄，並納入最終檢測結果單。
(2) 針對急件檢體之程序，內容包含：
　(A) 檢測申請單與檢體的特別標示。
　(B) 檢體的運送機制。
　(C) 快速處理的模式。
　(D) 發放檢測結果單之準則。
(3) 分裝的檢體應能追溯至最初原始檢體

6. 檢測前處理、準備及儲存

(1) 針對檢測前作業的處理、準備和儲存應有程序與適當設施，以避免檢體遺失、變質或損壞。
(2) 對於原始檢體，訂定申請附加或進一步檢測的時間限制。

(二)檢測流程

實驗室對於每一服務項目應經確效後，制定標準作業流程。

1. 檢測程序的選擇

(1) 採用符合檢測項目之性能規格的檢測程

序，並由符合專業法規規定的檢測人員執行。

(2) 若採用製造商／方法開發者的檢測程序，應先驗證其檢測結果符合所宣稱的臨床應用效能。

(3) 制定驗證程序和記錄結果，且由具權責的人員審查並記錄過程。

2. 檢測程序的確效

(1) 實驗室採用自行開發的方法應先進行確效，當修改已通過確效之方法時，亦應再次進行確效。

(2) 檢測程序的性能特徵，包含敏感度、偵測極限、特異性、干擾物質、準確度、精密度（重複性和再現性），當適當時，亦包括量測區間和量測不確定度。

(3) 所有確效程序皆記錄其結果，由具權責的人員審查並記錄過程。

3. 定量檢測的量測不確定度

(1) 實驗室應計算量測不確定度，並作為解釋定量數據之考量。

(2) 明訂量測不確定度的性能要求，並定期審查其估計值。

4. 生物參考區間或閾值

(1) 當適當時，實驗室應明訂檢測項目的生物參考區間或閾值，並將其依據予以文件化，且提供予使用者。

(2) 當改變檢測前或檢測程序，即應審查其參考區間與閾值之適當性。

5. 檢測程序的文件化

(1) 使用人員理解的語言編寫檢測程序，並置放於容易取得之處。

(2) 檢測程序文件內容包含：

(A) 檢測目的。
(B) 檢測原理與方法。
(C) 性能特徵。
(D) 檢體類型。
(E) 採檢容器和添加劑。
(F) 設備與試劑。
(G) 校正程序。
(H) 檢測步驟。
(I) 品質管制程序。
(J) 干擾和交叉反應。
(K) 計算結果的原理和程序。
(L) 生物參考區間或閾值。
(M) 可報告區間（如適用）。
(N) 警告／危急值（如適用）。
(O) 變異的潛在來源。
(P) 環境與安全管制。
(Q) 參考文獻。
(R) 檢體允收標準及不良檢體處理之標準作業程序。

(三)品質管制程序

具備內部品質管制程序，並參與外部品管之能力試驗，以確保檢測結果的品質和正確性。

1. 內部品質管制

(1) 品管物質應接近檢體型式，並選擇接近臨床決策值的濃度。

(2) 依檢測程序的穩定度與風險度訂定使用品管物的頻率。

(3) 檢視品管數據，避免在品管失效時釋出結果。

(4) 當品管失效，應先排除錯誤因素及查證性能後，再次複驗相關檢體，也應評估最後一次成功品管事件之後，已檢測之檢體的結果。

(5) 定期審查品管數據，當趨勢發生異常，應立即執行預防措施並記錄之。

2. 外部品質管制

(1) 實驗室間比對

(A) 針對每項檢測項目擬訂外部品質管制或能力試驗計畫。

(B) 制定參與實驗室間比對的文件化程序，每年至少執行一次。

(C) 將品管檢體由日常檢測人員以例行工作流程執行檢測，並盡可能包括檢測前與檢測後的流程。

(D) 當結果未符合設定的表現準則時，即應實施矯正措施。

(2) 替代方案

當沒有實驗室間比對方案可使用時，實驗室應發展其他方案作為檢測結果可接受的客觀依據。使用之品管物質可包括：

(A) 市售已驗證之參考物質。

(B) 取自細胞或組織庫的物質。

(C) 實驗室間交換的檢體。

(D) 實驗室先前已完成檢測的檢體。

(3) 實驗室表現的評估

(A) 由品質人員審查與評估外部品管的表現，當潛在不符合事件之趨勢，即應採取預防措施。

(B) 當不符合事件發生，實驗室人員應參與矯正措施，並持續觀察其有效性。

3. 檢測結果的可比較性

(1) 針對相同或不同程序、設備、不同地點等，制定檢測結果的可比較性。

(2) 當檢測系統對於相同分析物提供不同量測區間，或者檢測方法有改變時，實驗室應就其結果的差異通知使用者，並討論對臨床的影響。

(3) 實驗室應文件化比對的結果，當鑑別出問題或缺失，應立即行動，並保留行動的紀錄。

(四) 檢測後流程

針對檢測結果應具審查機制及流程，另對於剩餘檢體儲存、保留及棄置，亦應有相關規定。

1. 檢測結果的審查

檢測結果釋出前，皆應經過授權人員的審查。

2. 檢體的儲存、保留及丟棄

(1) 建立程序執行檢體的鑑別、收集、保存、取用以及維護。

(2) 明訂臨床檢體的保留時間。

(3) 依照廢棄物管理的相關法規，安全地丟棄檢體。

(五) 檢測結果的確認

實驗室應確認檢測結果的呈現符合使用者之要求。

1. 檢測結果的報告

(1) 設計格式和欄位，以準確呈現檢測結果。

(2) 制定檢測結果轉錄的程序，以確保其正確性。

(3) 訂定檢測結果單的報告方式（例如：紙本或電子式），以及從實驗室傳送至使用者的方式。

(4) 當檢測被延誤時，實驗室訂有通知使用者的流程。

2. 檢測結果單

(1) 內容應包含：

(A) 實驗室的識別。

(B) 檢測項目，當適當時，亦包括檢測方法。

(C) 識別由委外實驗室執行的檢測項目。

(D) 每頁均有檢體的識別，非醫療機構設立之特定實驗室不得有病人姓名、身分證字號等個資。

(E) 申請人的識別，以及其詳細聯絡資料。

(F) 檢體採檢日期。

(G) 檢體的種類，如適當時，應包含其來源。

(H) 生物參考區間、閾值（如適用）。

(I) 審查與發放檢測結果單之人員的識別。

(J) 發放的日期和時間。

(K) 頁碼與總頁數。

(2) 檢測結果單的備註，可包含：

(A) 可能影響檢測結果的檢體品質之備註。

(B) 檢體關於接受／拒收準則適用性方面的備註。

(C) 危急值結果（如適用）。

(D) 結果的注釋。

(六) 檢測結果的發放

　　制定相關的文件化程序，並對於修改檢測結果亦應制定程序與管理機制。

1. 發放程序應符合以下要項

(1) 當原始檢體不適合檢測或可能影響結果時，應註明於檢測結果單。

(2) 以電子方式傳送結果，應確保僅傳達至已授權人員。

(3) 應記錄以口頭方式提供之結果，之後仍應提供文字化的檢測結果單。

(4) 當傳送結果爲臨時性結果，仍需發送最終檢測結果單。

2. 檢測結果單的修改

(1) 說明修改之原始檢測結果單之內容包含：

(A) 明確識別修改版，並可追溯至原始檢測結果單的日期與識別。

(B) 明確的修改提醒，以及修改時間、日期和負責人員姓名。

(C) 修改後，原始的檢測結果單仍保留在紀錄內。

(2) 已提供臨床決策的結果經修改後，皆應保留在後續累積檢測結果，並清楚辨識檢測結果單已經修改。

(七) 實驗室資訊管理

　　實驗室應具有及重視資訊管理的機制。

1. 制定程序維護檢體資訊的機密性

(1)「資訊系統」包括電腦化和未電腦化之數據與資訊的管理。

(2) 電腦化系統包括整合實驗室設備運行的系統，以及採用一般軟體的獨立系統，例如：檢測結果單之文書處理、試算表和資料庫應用程式等。

2. 職權與職責

　　明訂所有使用資訊系統人員之職權與職責，包括：

(1) 取得檢體的數據與資訊。

(2) 輸入檢體數據與檢測結果。

(3) 更改數據或檢測結果。

(4) 授權釋出檢測結果單。

3. 資訊系統的管理

(1) 用於檢測相關之資訊系統應符合以下要項：

(A) 導入前完成確效，且查證其運行正確性。

(B) 防止未經授權取得、竄改或遺失。

(C) 針對未電腦化的系統，訂定保護人工記錄與轉錄準確性的程序。

(D) 持續維護以確保數據與資訊完整性，並記錄系統故障與矯正措施。

(E) 遵照資訊安全相關的要求。

(2) 當有新檢測項目或實施自動化備註時，應從外部查證該項變更的正確性。

(3) 因應發生資訊系統故障事件，應有維持服務之文件化應變計畫。

(4) 當資訊系統於外部場所或由提供者加以管理與維護時，實驗室管理階層有職責確保其符合所有要求。

學習評估

1. 下列何者為人員之適任性評估的做法？
   A. 學歷審查。
   B. 訓練資格審查。
   C. 筆試。
   D. 實作考核。
   E. 新進人員自評。

2. 下列何種重要職務需要經過被授權才能執行？
   A. 實驗室開發檢測的確效。
   B. 資訊系統中輸入報告。
   C. 資訊系統中修改報告。
   D. 實驗室開發檢測報告的審查。
   E. 檢測方法的選擇。

3. 實驗室設備的管理，下列何者錯誤？
   A. 軟體與韌體歸屬資訊管理，不屬於設備管理的一環。
   B. 實驗室需要建立設備清單。
   C. 實驗室需要管理設備所使用韌體的版本。
   D. 以計量追溯而言，使用符合 ISO 15194 要求事項的驗證參考物質，其追溯等級高於直接找符合 ISO 17025 校正實驗室進行校正。
   E. LDTs 設備紀錄的保存期限為 7 年。

4. 在試劑管理上，下列何者正確？
   A. 試劑的分析證明（Certificate of Analysis, CoA）可以是新批號試劑品質佐證資料的一種。
   B. 新進貨的試劑但批號沒有改變，可以不需要再重新查證其品質。
   C. 當市售試劑經過實驗室人員重新混合組成後，仍需要追溯混合處理之人員。
   D. 當試劑接收單位不是實驗室時，儲存品質的監控責任須由接收單位負全責。
   E. 新批號耗材的啟用攸關品質，必須使用品管檢體與病人樣本進行新舊批號比對。

5. 有關實驗室品質管理，下列何者正確？
   A. 實驗室主管須負起管理全責，可以設置一人或多人。
   B. 處理風險與改進機會的相關措施屬預防措施，是針對潛在發生的不符合工作擬定，因原本就還沒發生過，故無法評估其有效性。
   C. 內部稽核的基準最好就是實驗室認證條文，不需要再將已經完成改善的不符合工作納入稽核。
   D. 管理階層審查產出的決策與措施通常都是很困難的任務，故最好在隔年度管理階層審查會議時再追蹤措施是否完成。
   E. 當不符合工作發生時，一定要做完整的評估至矯正措施執行後，再決定是否通知受影響者，避免誤報。

6. 下列何者屬於服務要求的範圍？
   A. 服務協議。
   B. 選擇品管物質供應商。
   C. 參加能力試驗。
   D. 遵守國家資訊安全的要求。
   E. 解決顧客抱怨。

F. 訂定檢體允收標準。

G. 制定檢測結果審查程序。

H. 評估諮詢顧問。

7. 下列何者屬於檢測前流程的品質要求？

A. 提供服務資訊。

B. 檢測程序的確效。

C. 訂定保護病人資訊的政策。

D. 訂定檢測結果的審查機制。

E. 訂定檢體允收標準。

F. 原始檢體的處理。

G. 剩餘檢體的丟棄。

8. 檢測程序的性能特徵包括下列何者？

A. 敏感度。

B. 偵測極限。

C. 特異性。

D. 能力試驗。

E. 干擾物質。

F. 實驗室間比對。

G. 準確度。

H. 精密度。

I. 自動發放結果。

J. 臨床診斷。

9. 下列何者屬於檢測後流程的品質要求？

A. 選擇試劑供應商。

B. 核酸的萃取。

C. 剩餘檢體的丟棄。

D. 檢測結果的審查。

E. 制定內部品管執行頻率。

F. 制定自動發放結果的程序。

G. 檢測結果單包含檢體異常的註明。

答案

1. A, B, C, D；2. A, B, C, D, E；3. A, D, E；4. A, C；5. A；6. A, B, E, H；7. A, C, E, F；8. A, B, C, E, G, H；9. C, D, F, G

參考文獻

1. CLSI QSRLDT. Quality System Regulations for Laboratory Developed Tests: A Practical Guide for the Laboratory.

2. 衛生福利部食品藥物管理署。精準醫療分子檢測實驗室檢測與服務指引符合性查核基準。

3. 財團法人全國認證基金會。ISO15189 醫學實驗室品質與能力要求 [TAF-CNLA-R02(4)]。

第三章　實驗室開發檢測的品質確保

曹國倩、張璧月、張仕政、楊淑理

學習目標

1. 熟悉實驗室檢測的品質確保和實施方式,包括確效計畫書和報告內容、檢測方法性能評估的重點及其九大項細節與方法。

2. 了解內部品管的重要性和具體執行方法。

3. 外部能力測試的選擇與評估流程。

透過本章節所提列的品保執行之範例,能掌握常見問題之解決方法,並確保檢測結果符合臨床需求。

前言

隨著醫學檢測技術的迅速進步和基因組學的發展，IVD（In Vitro Diagnostic）檢測試劑申請查驗商品化的速度已無法符合快速基因發展的步調。為滿足臨床需求，實驗室開發檢測 LDTs，已成為全球各國的趨勢，這些檢測從單基因、多基因到全基因定序，應用在生殖醫學、抗癌瘤藥物之伴隨檢測、癌症篩檢、遺傳性疾病、罕見疾病等。檢測技術包括即時檢測基因擴增、次世代定序、微陣列晶片、桑格氏定序、螢光原位雜交技術、染色體核型分析法等。各國對檢測項目的品質保證要求均有規範及管理，如 CLIA'88、CAP、ISO 15189 以及國內衛福部的特定醫療技術檢查檢驗醫療儀器施行或使用管理辦法（以下稱特管法）等。由於是自行開發的檢測，實驗室對於檢測的品質確保內容要審慎執行，掌握關鍵的品保要素與步驟，才能確保檢測結果的準確及一致性、符合法規要求和持續精進。本章節參考最新文獻及常見實驗室認證規範，並將 LDTs 分析方法學區分為定性檢測、定量檢測、次世代定序（Next Generation Sequencing, NGS）及螢光原位雜交（Fluorescent *in situ* Hybridization, FISH）四大類，依序說明相關的品質保證內容和方法，包括品保內容、確效計畫書、內部及外部品管要求，並提供範例及常見問題說明與建議解決方法。

定性檢測通常是用於確認樣本中是否存在某些目標物質或特徵，其檢測結果以陽性和陰性表示，陽性代表含有要檢出的物質，陰性則表示不含檢出的物質。例如：基因擴增（PCR）、桑格氏定序（Sanger sequencing）、即時檢測基因擴增（Real-time PCR）、多重即時檢測基因擴增（Multiplex Real-time PCR）及微陣列晶片技術（Microarray）等方法主要是用於定性檢測。定量檢測直接以數值來表示待檢測的物質含量，例如：即時定量檢測基因擴增（Quantitative Real-time PCR）、數位基因擴增（Digital PCR）等技術檢測，但上述部分定性檢測也可用於定量檢測。次世代定序流程可分為檢測實驗（Wet Lab）和生物資訊分析（Dry Lab）；Wet Lab 包含樣本處理、核酸萃取、基因庫建構及定序，Dry Lab 則包括鹼基偵測、定序片段比對或組裝、變異偵測、變異注釋，以及利用演算法和軟體進行變異分析和臨床解釋。次世代定序常用於遺傳疾病及腫瘤疾病基因檢測，其確效要求依分析標的不同而異，例如：遺傳疾病染色體異常檢測，分析標的可包括染色體數目異常（如唐氏綜合症）和結構異常（易位、倒位、缺失和重複）；腫瘤疾病基因檢測分析標的可包括單核苷酸變異、大或小片段缺失／插入、融合基因、拷貝數變異、腫瘤突變負荷量與微衛星不穩定等。螢光原位雜交技術是利用螢光標記的核酸探針和具有高度相似性的樣本核酸雜交，可用於染色體上基因的檢測及定位，在腫瘤疾病可分析染色體基因重組、擴增或缺失等。

一、實驗室開發檢測品保內容

實驗室開發檢測包括研發、條件最適化和臨床導入，程序複雜且耗時，每階段需確保最佳條件以保證檢測品質。品保內容分為確效計畫及報告、內部品管、外部品管三部分。首先是確效 LDTs 的開發首要程序是依檢測項目進行方法驗證確效，透過系統性的評估確保該方法在預期用途下的檢測性能，能識別檢測方法的潛在問題和局限，再據此進行程序步驟之優化和改進。確效計畫書是在實際執行確效實驗前制定的文件，須說明整

個確效流程，涵蓋檢測名稱、檢測目的、檢測方法、樣本種類和數量、試劑與儀器、資料處理、性能評估內容和允收閾值，並記錄所有流程。確效需要選擇合適的檢體，如遺傳疾病基因檢測用血液、羊水、絨毛膜採樣等。腫瘤基因檢測用石蠟包埋組織、液態切片等。性能評估包括準確度（Accuracy）、分析靈敏度（Sensitivity）、分析特異性（Specificity）、精密度（Precision）、可報告範圍（Reportable Range）、閾值確認（Cut-off Value）、追溯性（Traceability）、干擾性研究（Interference Study）及安定性（Stability）[1]等九大項。

內部品管是監控整體檢測程序和結果，在檢測過程中扮演極重要角色，能確保實驗室在日常操作中保持一致性和高質量標準，使實驗室可以及時鑑別和糾正錯誤。品管物質應與病人檢體相似且穩定，確保檢測一致性和準確性。品管物質包括高、低濃度陽性品管物、陰性品管物、空白品管物、品管菌株及核酸對照樣品。由於次世代定序是個高複雜度的技術，其內部品管措施必須監控所有的程序品質，包括檢體與核酸品質、基因庫建構、定序深度與覆蓋均一度、變異注解、生物資訊分析品管等。外部品管是指實驗室定期參與能力測試或與其他實驗室比較檢測結果，應選擇通過認證且最合宜的外部品管提供機構，以驗證其在特定檢測領域的準確性和可靠性，每次的結果應有適當檢討及預防矯正措施程序，透過和同儕的評比，以揭示實驗室檢測的能力。

二、確效計畫書與確效報告

確效計畫書是在實際確效之前制定的文件，描述整個確效的流程，包括檢測名稱、檢測的目的、樣本的類型、選擇分析的目標基因之依據、檢測方法和步驟、試劑及儀器的種類與來源、資料處理或生物資訊分析的流程。應針對每個待檢測的標的建立檢測效能和允收閾值，並訂定確保效能指標的最低樣本數。此外，必須詳細紀錄所有確效的方法性能規格，如果使用多個相同的儀器或設備，則需要記錄每個儀器或設備分別確效的性能規格。修改檢測方法時，所有樣本都需要重新確效[2]。在確效計畫書執行前和確效報告完成時，實驗室主管需要逐一審查和簽署，這些要求有助於確保確效所得結果的可信度。

確效性能評估需涵蓋準確度、分析靈敏度、分析特異性、精密度、可報告範圍、閾值確認、追溯性、干擾性研究以及安定性等九大項[2]。確效性能評估需要使用足夠數量的樣本，根據定性、定量檢測及各檢測技術的不同，所需樣本類型及要求也不一樣，次世代定序確效內容亦須涵蓋實驗流程與生物資訊。當程序內容有修改變動時應執行重新確效，較小的修改如使用新探針試劑商之產品，可以透過對先前測試的樣品進行定序，並比較所有相關的性能指標和參數來建立等效性；對於較大的改變，如更改定序平台或目標富集方法（Target enrichment），需要更大範圍的確效。重新確效的程度由實驗室主管決定，實驗室必須詳細記錄結果，以證明進行修改時滿足確效或可接受的性能指標。

(一) 確效樣本數量與類型

確效所需的樣本類型和數量應根據檢測目的來決定，並利用已知基因變異檢測結果的樣本，考慮所有可能的變因，使確效結果能夠全面反應檢測效能。樣本數是確效評估中的關鍵因素，樣本數量越多，評估結果的信賴度越高，信賴區間也越窄，能提高結果的準確性[2]。然而，隨著檢測目標數量的增加，尤其是當目標變異稀少或不常見時，會面臨更多挑戰，包括實驗複雜性的提升和樣本獲取的困難

度。表 3-1 提供了各種檢測技術所需的樣本數目的參考資訊，將有助於確保確效過程的有效性和可靠性。

　　不同的樣本類型可能對檢測產生不同的影響，對於癌症組織樣本，必須選擇代表性的組織來源（如手術切除之癌組織或骨髓），以及考量潛在之干擾物質，如石蠟包埋樣本之處理（如脫鈣）和福馬林固定條件，腫瘤細胞百分比也會影響檢測的靈敏度，必須選擇合適的方法評估，以確定檢體是否含有足夠的腫瘤細胞，例如：組織學染色、流式細胞儀法，並採用合適的核酸萃取方法，以提高核酸的品質、濃度和完整性。在遺傳疾病檢測部分，可能的檢體類型多樣，包括血液、組織、羊水細胞、絨毛膜採樣、口腔拭子；另外須考慮樣本的族群及基因變異的分布。在感染症檢測部分，應考慮可能有 DNA 及 RNA 病毒同時感染的狀況，或培養後可能會出現的其他微生物[2-4]，因此通常需要同時針對 DNA 及 RNA 進行放大及偵測。

(二) 確效性能評估

1. 準確度

　　準確度為測量值與真值之間的一致程度，可以使用參考材料進行評估，或與另一種有效的檢測方法進行比較[5]。由於致病原、生殖系變異和體細胞變異各不相同，因此準確度的需求也不同，可以建立不同的準確度指標[2]。實驗室應盡可能蒐集足以代表所有目標基因的陽性病人檢體，若某些基因無法找到適當檢體，可以考慮使用細胞株代替，或在陰性病人檢體中添加目標基因[2]。在評估新檢測方法的準確度時，可以使用已經參考方法確認的樣本，例

表 3-1　各項檢測技術之確效樣本數說明

檢測分析	技術	確效樣本數要求
定性	桑格氏定序、基因擴增、微陣列晶片	· 最少使用 20 個樣本，包括陽性、陰性以及濃度接近偵測極限的陽性樣本[2,5]。
定性	多重即時檢測基因擴增	· 首次確效建議使用 50 個陽性和 100 個陰性樣本[2]。
定量	即時定量檢測基因擴增	· 使用分布在分析測量區間內的樣本至少 20 個，可以使用混合比例的樣本來補足樣本數[2,5]。
次世代定序	遺傳疾病次世代定序	· 最少使用 20 個樣本，包含陽性、陰性及濃度接近偵測極限的樣本[5]。
次世代定序	腫瘤疾病次世代定序	· 至少需 59 個已知樣本用於評估基因變異，建立 95% 信賴區間[4,6]。 · 建議至少納入兩個已知基因序列的樣本（例如：HapMap、NA12878 細胞株），盡可能納入帶有臨床檢測用途熱點變異的樣本[6]。 · 未累積到足夠確效樣本的變異類型，實驗室可使用適當的品管物，若一次無法確效各種突變型，可分批累積確效但條件要相同[6]。
原位雜交	螢光原位雜交	· 最少使用 80 個樣本，包含 40 個陽性與 40 個陰性樣本[7]。

如：能力試驗的檢體、品質監控物質、人工合成樣本，或市售樣本等[2]。

檢測的準確度可由計算陽性一致率（Positive Percent Agreement, PPA）、陰性一致率（Negative Percent Agreement, NPA）、分析陽性預測值（Technical Positive Predictive value, TPPV）來表示，並設定 PPA、NPA 及 TPPV 之 95% 信賴區間，以確保檢測結果達到預期效能。

陽性一致率是該項檢測與參考方法相比，能獲得一致的陽性結果的比率，陽性一致率＝〔真陽性／（真陽性＋偽陰性）〕，為檢測是否能正確偵測到變異基因的能力，可反應偽陰性的頻率[2,8]，並應計算每種變異類型的最低允收陽性一致率。

陰性一致率是該項檢測與參考方法相比，能夠獲得一致的陰性結果之比率，陰性一致率＝〔真陰性／（真陰性＋偽陽性）〕，以次世代定序為例，可計算在分析物不存在的情況下（即無基因變異），正確偵測到野生型的能力（欲檢測檢體並不存在變異，也未偵測出變異的機率），可反應偽陽性的頻率。

計算陽性一致率與陰性一致率時，應該分別計算每個目標基因的比率，以及臨床相關基因組合的比率。分析陽性預測值＝〔真陽性／（真陽性＋偽陽性）〕，為一項變異的偵測是真陽性的可能性（likelihood），並反應每次檢測的偽陽性數目[2,8]。

2. 分析靈敏度

分析靈敏度（偵測極限）指的是在相關生物基質的背景中，能準確檢測分析物、微小等

表 3-2　各檢測技術之準確度重點說明

檢測分析	技術	說明
定性	微陣列晶片	·準確性為檢測平台和分析軟體檢測出已知異常的能力。使用該陣列代表性的異常樣本進行評估，這些異常可能會在患者群體中觀察到。異常應包括男性和女性染色體組合中的體染色體和性染色體異常[3]。
定量	即時定量檢測基因擴增、數位基因擴增	·如果使用已認證的參考物質進行確效，則其基質必須與實際檢體非常相似，並且其拷貝數濃度範圍必須與實際檢體相同[9]。
次世代定序	遺傳疾病次世代定序	·應確保能夠檢測到各種基因型[5]、基因序列結果與其他已確效方法檢測結果的一致程度，或是與經過定序具有高可信度的參考序列之間的一致程度。當無法獲得臨床檢體、細胞株或生物合成樣品時，帶有已知多種變異序列（例如：單核苷酸變異、插入／缺失變異、重複變異、重複擴增、套數變異、結構變異）的電腦模擬樣品亦可以使用，是除了生物性樣本外，另一種可以評估生物資訊分析流程效能的樣品[10]。
次世代定序	腫瘤疾病次世代定序	·建議確效樣本具有適當濃度，並包含各種變異類型及檢體類型[3]。 ·需針對每種變異類型（例如：單核苷酸變異、小片段插入／缺失、大片段插入／缺失、拷貝數變異、結構變異等）計算其陽性一致率[3]。

位基因或變異體的能力[2,5]。分析靈敏度受到基因變異的類型（如單核苷酸變異、小片段插入／缺失和拷貝數變化）以及變異所在的區域序列影響，實驗室須確定分析物的最低偵測極限（Limit of Detection, LoD），意指在 95% 的測試樣本中能夠穩定檢測到的目標分析物之最低濃度[4]，包括核酸投入量及每種變異類型最低可檢測之變異比例。此為實驗室人員用來了解分子檢測限制的主要性能指標之一[5]。

分析靈敏度可透過檢測適當數量之樣本的連續稀釋來確定，這些樣本含有已知濃度的代表性基因型分析物。對於定量檢測，除了最低偵測極限，還須包含定量極限（Limit Of Quantitation, LoQ），意即線性及測量間隔，線性是指檢測在特定範圍內提供與檢測樣本中被測量物濃度直接成比例之結果的能力。測量間隔的界限通常是最高及最低的定量極限，落在測量間隔之下或之外的數值無法被定量，但可以進行定性評估[4]。

3. 分析特異性

分析特異性，基因檢測能夠將樣本或正在分析的基因組中的目標序列、等位基因或變異體與其他序列或等位基因正確識別的能力不會有交叉反應[4,5]。所謂交叉反應，例如：同源基因、假基因與其他交叉反應物質，可能影響待

表 3-3　各檢測技術之分析靈敏度重點說明

檢測分析	技術	分析靈敏度說明
定性	微陣列晶片	· 分析靈敏度透過比較預期異常與觀察到的異常來評估[3]。
定量	即時檢測定量基因擴增、數位基因擴增	· 定量極限由重複測量線性範圍低值的樣本濃度而得，因此取決於每個濃度的重複次數與濃度間距。建議每個濃度至少重複 10 次，且濃度的間距小（高於、低於預期濃度的兩倍）[9]；並藉由稀釋法確定核酸投入量的允許範圍。尤其在多基因檢測上，核酸投入量不適當可能導致檢測結果不正確。定量 PCR 檢測對核酸投入量較為敏感，因此可以空白樣本測得的最高值（已知機率）作為空白偵測極限（Limit of Blank, LoB）[2]。 · 檢測時需要針對目標基因建立最低偵測極限，並考慮其他潛在影響因素。例如：低核酸濃度可能導致等位基因遺漏問題，多個目標基因可能相互競爭。應該針對每一目標基因與每一樣本類型確認其最低偵測極限，或至少針對族群內常見變異評估其最低偵測極限[2]。
次世代定序	遺傳疾病次世代定序	· 需訂定可接受的 DNA 加入範圍（包括不同檢體類型最適合之最低及最高 DNA 濃度），並做紀錄。DNA 加入範圍之測法，為此 DNA 濃度下 95% 的樣本皆可檢測出預期結果[8]。 · 因為不同變異類型可能有不同偵測極限，所以應計算每種變異類型以及不同序列範圍內的最高及最低偵測極限[8]。 · 若檢體為混合狀態（例如：鑲嵌型），需要訂定不同等位基因比例的最低偵測極限，並藉由序列稀釋法、臨床檢體／細胞株混合法決定之[8]。
次世代定序	腫瘤疾病次世代定序	· 應該針對每種變異類型的突變頻率、拷貝數或百分比建立最低偵測極限，並且將腫瘤異質性及腫瘤含量百分比納入考量[2]。

續表 3-3　各檢測技術之分析靈敏度重點說明

檢測分析	技術	分析靈敏度說明
原位雜交	螢光原位雜交	・探針的靈敏度，測量 FISH 探針檢測到其預期基因組目標的頻率，計算方式為定位到預期目標的信號數量除以預期目標的數量。樣本類型和樣本製備會影響此參數[7]。評估 FISH 探針的靈敏度和特異性，以及確認探針是否針對預期的染色體區域進行了定位，通常是同時進行的。探針是否能準確針對預期的染色體區域進行定位，需要使用中期染色體製備物進行評估；確保評估中使用的中期細胞來自男性，並且可以合併來自不同染色體特徵的 5 個樣本。檢查 5 個中期細胞可以確保探針正確與預期的染色體區域進行雜交，並避免與其他染色體區域的雜交。以體染色體為標的探針，應檢查大約 100 個中期細胞的；以性染色體為標的探針，應檢查約 200 個中期細胞的。探針的靈敏度應至少為 95%，特異性則應至少為 98%[7]。 ・分析的靈敏度，由正常對照樣本設定正常的閾值，計算能夠檢測到異常細胞的最低百分比，樣本條件（包括稀釋和樣本處理）可能會影響此參數[7]。

測分析物之錯誤偵測，並產生偽陽性結果[8]。

4. 精密度（重複性／再現性）

　　關於精密度的確效必須確保在不同測試條件下能有相同結果，通常以檢測多次樣本來確定[2]，在執行精密度確效時，應該評估所有變因的來源，並使用適當的統計分析方法，建議選擇具有臨床相關性的樣本濃度進行評估，並區分控制變因和操作變因。

(1) 重複性（Repeatability）指相同實驗條件及樣本經過多次重複檢測，也稱為分析內精密度（Within-run precision）。建議評估不同樣本濃度，例如：低、中、高濃度，包括接近決策點的樣本濃度，以及不同等位

表 3-4　各檢測技術之分析特異性重點說明

檢測分析	技術	說明
定性、定量	基因擴增、即時定量檢測基因擴增、數位基因擴增	・建議設計特異性引物或探針，並透過序列比對確認其特異性。在實驗過程中，可透過非目標序列模擬檢測特異性[4]。通常透過核酸序列對比以確保其特異性，尤其在多基因檢測時。特異性評估應包括確定目標標的在檢測中的獨特性，以及評估背景中的相似序列，以及不同基因間的交叉反應，以確保不會產生誤報或漏報[2]。
原位雜交	螢光原位雜交	・探針檢測到的目標是預期目標的比例，計算方式為定位到預期目標的信號數量除以定位到所有目標的信號數量[7]（參考表 3-3）。 ・FISH 檢測可用於檢測各種異常，由於干擾因素（例如：細胞核大小）將以不同的方式影響每種檢測情況，因此每種異常檢測要個別訂定正常的閾值[7]。

基因頻率和腫瘤負荷百分比的樣本。對於多重基因檢測，應該每次都納入合理的變異位點組合[8,10,11]。

(2) 再現性（Reproducibility）指透過在不同檢測條件對同一待測物進行測試，包括不同操作者、試劑批號和關鍵操作儀器，檢測物同樣要包含不同濃度，計算在不同條件下執行檢測取得一致比率的信賴區間[8,10,11]。

5. 可報告範圍

可報告範圍包括報告值的全部範圍，對於定性測試，應包括所有可報告結果（例如：同源野生型、異源或同源變異體），即為「偵測到」與「未偵測到」。對於定量測試，應報告檢測分析測量範圍[2]。

6. 閾值確認

確效需確立區分陽性和陰性結果的閾值[5]。閾值由多種變因決定，依照檢測目的、檢測變異類型，以及檢測是否使用確認試驗而不同。應根據明確證據以及以確效統計方法來決定閾值，並應列入報告中[2]。

7. 追溯性

可追溯至國際標準品、參考方法或基因序列，即樣本已經過確效、定量，檢測結果具有

表 3-5　各檢測技術之精密度重點說明

檢測分析	技術	說明
定性	即時檢測基因擴增	・應使用適當的統計分析方法，例如：以 ANOVA（one-way analysis of the variance）評估所有變因[2]。 ・若為藉由定量結果進行判讀的定性檢測，應該針對單一變因與總變異數進行變異數分析，並以平均值、標準差、變異係數百分比等參數呈現結果[2]。
定性	微陣列晶片	・至少測試 3 個獨立樣本，這些樣本廣泛的包含實驗室患者群體中預期的突變類型，並在 3 個不同時間進行測試，以評估實驗室內可能的變因，例如：不同的操作人員、儀器[3]。
定量	即時定量檢測基因擴增	・至少應有 20 個數據以確立檢測的重複性，並分成不同天測試[2]。 ・應使用校正曲線和相對定量法確定其精密度，並確定校正曲線濃度單位的標準差是否適當，以及計算重複性的循環閾值變異係數。另外也須評估偵測極限的精密度[9]（參考表 3-3）[2]。
次世代定序	遺傳疾病、腫瘤疾病次世代定序	・不同基因變異類型至少應檢測 3 個樣本確認精密度，譬如儀器、檢測人員或不同批號試劑。在每個有數據的 NGS 檢測步驟中都應量化變異，並符合 95% 信賴區間[6,8]。
原位雜交	螢光原位雜交	・在開發階段應考慮樣本帶有不同基因異常和樣本異質性可能影響測試的再現性，另外不同日期或技術人員製作的樣本、不同的操作人員、設備變化、試劑批次，在不同實驗室操作再現性評估等[7]。 ・針對特定的基因異常，可能缺乏足夠的樣本來評估測試的再現性，在開發階段應盡力包含至少一種已知的基因異常，以評估測試的再現性[7]。

表 3-6　各檢測技術之可報告範圍重點說明

檢測分析	技術	說明
定性	基因擴增	・即為每個目標基因的最低偵測極限至待測物的最高投入量 [2]。
定性	微陣列晶片	・可報告範圍的評估，應選取能夠挑戰該範圍的異常樣本，這些樣本應覆蓋基因組的廣泛區域，以全面評估微陣列的性能 [5]。
定量	即時定量檢測基因擴增	・必須記錄檢測的線性範圍，通過預期結果與實際結果進行迴歸分析，以斜率和相關係數呈現。應使用檢測的定量數值，而非分析數值（例如：循環閾值）。用於評估線性範圍的樣本必須具有代表性，可以是校正物或實際檢體的序列稀釋。若使用序列稀釋檢體，必須先定量。預期結果與實際結果繪圖的斜率預期為 1.0，截距為（0,0），建議斜率介於 0.95 和 1.05 之間。相關係數 R^2 應大於 0.99 [9]。
次世代定序	遺傳疾病、腫瘤疾病次世代定序	・可報告範圍為滿足最低品管需求的目標基因區段、已確效的變異類型，以及這些區段的偵測極限，及清楚了解此項檢測不會檢測到哪些基因區段、變異，以及等位基因負擔（Allele burden）[6]。 ・參考範圍可以依檢測的預期用途而異，實驗室可以選擇報告所有檢測到的變異，或是僅報告被認為具有臨床意義的變異 [6]。

可追溯性 [2]。

8. 干擾性研究

在確效過程中，必須評估可能對檢測產生干擾的物質（包括帶有基質效應者），干擾物質可分為內源性或外源性，可能降低序列擴增或定序的能力，導致結果失敗。可以選擇與檢體種類、DNA 萃取方式相關的物質進行干擾試驗，並盡可能在最高濃度下進行確效。例如：溶血檢體、共同感染現象（致病原檢測）、病人服用之藥物、採集檢體之抗凝劑或穩定劑、核酸萃取步驟的殘留試劑等 [2]。

9. 安定性

影響安定性的因素包含樣本類型、樣本採集、保存容器、防腐劑、運輸過程、儲存條件、需評估對檢測的影響用於設定可接受標準 [4]。

10. 次世代定序數據分析的其他考量

遺傳疾病外顯子組或全基因組定序，確效結果須呈現識別致病性遺傳變異的有效性，需證明能識別不同遺傳模式的致病變異。識別致病變異的方法包括手動或軟體策略，例如：(1) 基於族群頻率的過濾和優先排序；(2) 預測基因變異的生物意義；(3) 在發病和未發病家庭成員中的分布；(4) 基因型與表型相關性證據；(5) 變異資料庫中的紀錄；(6) 不同遺傳模式（顯性、隱性、X 連鎖等）的致病變異。若同時分析確認診斷患者與親屬的定序資料（如一家三口或四口），確效應包含來自具已知表型、基因型及遺傳模式的家庭成員樣本。使用細胞株或模擬數據資料可以作為補充，但不應取代患者樣本 [10]。

三、內部品管要求

(一)共通性內部品管說明

內部品管是使用品管物來監控整個檢測過程和檢測結果，品管物可以是樣本的成分之一，即所謂的「內建的品管物」，例如：「內生性基因（Housekeeping gene）」，可用來評估檢體核酸的品質，品管物也可以是從外部添加的，即所謂的為外源性[5]。品管物應盡可能與病人的樣本相似，並使用具有足夠基因組複雜性的合適品，譬如臨床剩餘的病人檢體。如果無法獲得剩餘之病人檢體，也可使用替代檢體的物質，例如：含有腫瘤成分的細胞株、純化的 DNA、存在保存液中之 RNA 或庫存的病原體等，或使用儲存的白血球和剩餘核酸來當作品管物[12]。當使用細胞株作為品管的時候，建議使用多項細胞株的混合物，以避免單一細胞株所造成的偏差。無論使用哪種外源性的品管物，凍存的品管物在解凍後最好只使用一次，以避免反覆冷凍和解凍過程破壞品質。

在進行檢測時，應與病人檢體在同次檢測中一起操作，以避免批次差異造成的誤判。品管物必須在樣本處理的第一步驟中添加，例如：在處理樣本加入溶解液的時候就開始納入品管物。品管物質種類包括高、低不同濃度的陽性品管物、陰性品管物、空白品管物、品管菌株以及核酸對照樣品等（參考表 3-7）[12]。在定性檢測中，低濃度陽性品管可用來監控每批次檢測結果的靈敏度；在定量檢測中，高及低濃度陽性品管用於監控結果的報告範圍。已知的陰性臨床檢體，可用於偵測交叉反應或評估其特異性。值得注意的是，任何品管物質內的待測核酸在存放時都可能被損害，此現象可能是由於核酸酶冰凍解凍或其他原因。一般來說，存放越久，所剩餘的核酸量越少。所以必須依據品管物質的穩定性，定期製備或取得新鮮的品管物質。然而，對於許多高複雜度的分子檢測，無法以常規品管監控其檢測品質，在這種情況下，必須對分析物中最不穩定的物質或步驟進行管制，例如：在 RNA 的定量檢測過程中，最不穩定的步驟就是 cDNA 的備製，因此品管就必須涵蓋這一點。除了上述提到的基本品管方式外，基因擴增應設有適當的內部對照或擴增控制，檢測是否存在抑制效應，確保 PCR 反應的正確性。內部對照可以採用多種設計方式，包括利用 DNA 樣本本身的其他基因，例如：β-globin 或 β-actin，作為內部對照組；或使用外加與待測目標物不同的 DNA，提供為 PCR 反應的模板；或將樣本分成兩份進行測試，在第二份中加入陽性對照 DNA，若有抑制物，第二份的結果將呈現陰性[4,12]。若樣本為福馬林處理後的 DNA，易斷成小片段，可能導致 DNA 品質不良而無法得到 PCR 產物。若實驗室檢測基因突變是 PCR，並採用桑格氏定序結果作為最終確認報告，應注意需完成 PCR 產物定序後才能提出報告結果，但若採內部對照組的 PCR 技術，則不需要此程序。應每月或定期進行所有品管統計分析以及統計陽性率，檢視是否有系統性誤差，並在品管會議及管理審查報告中報告及檢討改善。

(二)定性品管

定性分子檢測的品管措施，包括陽性和陰性對照品，陽性對照品要確認結果是否符合預期，例如：PCR 產物的大小等，陰性對照品必須確認沒有標的物出現。在某些情況下，如纖維性囊腫的突變情況較複雜，無法添加陽性對照品，此時可以利用各種陽性對照品輪替使用進行檢驗。最好使用低濃度陽性品管樣本，以確保能檢測到低量的目標物。定性檢測有時以閾值來區分陽性和陰性，閾值必須在確效檢

表 3-7　內部品管物質種類及製備

品管物質種類	品管物質製備
陽性品管檢體	・已知含待測標的基因的臨床檢體。 ・將不同濃度的待測物或核酸放入已知陰性的檢體內，用以模擬臨床檢體的狀況。
空白品管樣品	・水、緩衝液或其他液體（如檢體輸送培養基）。
陰性品管	・已知非待測核酸或陰性檢體，而不是僅有水或緩衝液。可依實驗項目需要選擇以下幾種形式： 已知非待測的臨床檢體或樣本，特別是有類似臨床症狀者。 來自未被感染的病人檢體。
品管菌株	・由供應商購買純培養菌株、臨床分離菌株、環境分離菌株，或實驗室庫存菌株，菌株應具有相似的基因型或表現型。
核酸對照樣品	・培養液或菌落萃取的 DNA 或 RNA。
內在對照組	・可以是 DNA 檢體本身的其他基因，與待測目標物不同的 DNA。 ・在某些情況下，PCR 內在對照組可能不是必要的，但仍應根據實際情況進行評估。

測方法時就要明確規範，並每 6 個月重新確認一次。實驗室需建立參考值和報告區間，例如：同合野生型（Homozygous wild type）、異合突變型（Heterozygous mutant）和同合突變型（Homozygous mutant）。以下針對微陣列及桑格氏定序兩項定性檢測，進一步詳述品管執行方式。

1. 微陣列品管

在執行微陣列分析前，需要對 DNA 樣本的濃度、完整性和單股與雙股 DNA 的比例進行定量，這些品質表現對微陣列檢測結果有重大影響，是避免實驗失敗和複測的關鍵因素[3]。不同廠牌有不同建議標準，要依據廠牌建議，重點說明如下。每批次檢體操作需要帶入一支已知結果的陽性對照，用一支無 DNA 的空白檢體當作陰性對照，以監控晶片狀態。已知結果的陽性對照 DNA 需具有不同變異，每批次操作輪替使用。理想的 OD 260/280 比值應大於 1.7，但由於羊水檢體取得不易，且

檢體的 DNA 濃度無法預估，若其 OD 260/280 比值不如預期，仍可先進行操作，視檢測結果加註說明。CyDye IE（Incorporation Efficiency, IE）≧ 20，此為 DNA 標幟螢光的效率值，Cy5 為樣本 DNA，Cy3 為參考樣本 DNA。DLRSD 值（Derivative of Log Ratio SD），此為晶片雜交後之背景與訊號數值所求得的 QC 值，此值最好 <0.3，若大於 0.3，表示背景值太高，會導致結果不易判讀，最好等待培養後的檢體再重新操作。

2. 桑格氏定序

檢體 PCR 結果出現非特異性條帶，須進行定序並至 GenBank 比對可能之結果[5]。如果檢體 PCR 產物皆不存在，可能表示 PCR 反應被抑制，或是抽取 DNA 量太少或定量失敗，先去除可能之抑制物，純化 DNA 後，再進行不同量之 PCR 反應，或以產物較短之引子再進行 nest-PCR。定序結果須至 GenBank 比對序列，一般突變訊號大於背景雜訊兩倍以上可

視爲基因突變陽性，若無異常訊號則爲陰性結果，如遇不易判讀之訊號，建議再進行一次定序，或改用其他確認試驗。

定序結果的品質標準包括下列五大項，單一波峰的螢光強度須大於 50 以上才可判讀；單一波峰的品質值（Quality Value, QV）大於 20 以上才可接受，QV20 的定義爲此 Base calling 錯誤之機率爲 1%。QV 值越高，表示錯誤機率越低。符合 QV>20 的核苷酸數目（指 HiSQV Base），建議占可判讀序列區域（通常是去掉前後 20-30 個核苷酸的中間區域）的 90% 以上。Mixed base 一般設定爲 40%。每一種核苷酸的訊噪比（S/N）皆須 >20，此信號才有意義。用於序列的引物序列應在設計時避開及遠離可決定某一等位基因的特定序列，標準序列模板爲夾出 DNA 長度（含引物序列）。在比對時，模板前後各約 30-40 個核苷酸的序列變異建議不納入判讀中，因爲在此引物位置，序列本身有限制，並不能完全反應正確的序列。

(三)定量品管

定量檢測至少需要包含三個適當的對照品管（高濃度、低濃度及陰性），以確保校正情況在可接受的範圍內[5]。實驗室需要定期使用統計方法計算標準差和變異係數，以分析不精密度並監視變化趨勢。對於定量檢測，腫瘤負荷、嵌合量、病原量等，要定義其參考值範圍和報告區間。參考值範圍是指正常人檢測值的範圍，而報告區間則是指報告值所涵蓋的範圍。如果檢測數值超過分析測量區間（Analytical Measurement Range, AMR），則會被視爲不正確。因此，實驗室需要決定如何處理高於或低於 AMR 範圍的陽性案例，例如：可以將檢體稀釋或濃縮後重新測試，或者在報告中加註「所測值因超過線性區間，故無法定量」。

(四)次世代定序檢測品質監控

次世代定序技術的品管要考量檢測平台和檢測範圍的複雜度，應針對所採用的特定技術方法建立相關的品管措施。這些措施包括陽性對照（如已知變異的樣本、HD789 FFPE 樣本等）、疾病特異性陽性對照（具疾病相關的基因變異序列，可爲常見或具有挑戰性的致病性變異的樣本）、低偵測極限對照（LoD）、陰性對照（生物變異陰性樣本或無模板對照）。次世代定序技術的品管物質需要與臨床樣本一樣執行所有的檢測流程，包括核酸萃取、文庫建構、定序和生物資訊分析。品管物質需涵蓋不同基因型態，如野生型、同型合子、異型合子、複合異型合子，品管須完整涵蓋從檢體處理到最後資訊分析，及產出報告結果。對於混合型基因檢體，可利用混合兩種臨床檢體或細胞株，涵蓋多種基因比例範圍進行品管[4,13]。實驗流程的品管物質包括每個樣本的內部品管、每批次操作的品管，以及其他需要維持檢測品質和可信度的情況。常用的品管物質包括：(1) 參考細胞株，如 HapMap 細胞株（例如：NA12878、NA19240、NA18507、NA19129 等），用於模擬不同變異頻率和最低偵測極限。(2) 合成 DNA 片段，插入特定變異序列並依已知頻率混合，用於評估平台效能、基因庫製備和生物資訊分析流程。(3) 已知變異序列的細胞株，由於細胞株是取之不盡的材料，並且可製備成福馬林固定的石蠟包埋樣本，是最有用的品管物質之一。NGS 的實驗流程非常複雜，每個步驟都必須仔細確認品管的要求，以產出正確且符合臨床預測的數據[4,6,13]，NGS的品質要素及標準可參考表3-8。

下列兩例 NGS 檢測的品管重點程序範例提供參考：

1. 案例一：以次世代定序檢測腫瘤組織

以 NGS 檢測腫瘤組織時，使用 FFPE（石蠟包埋組織）樣本，先觀看樣本的癌細胞含量來決定腫瘤含量（10-30%），並使用 2-10 片連續切片，每片未染色厚度為 5-10 μm。病理科醫師需要圈選癌細胞區域，圈選區域的總面積需 ≥ 125 mm^2（依據評估報告來決定）。每批次操作都應加入已知變異位點的標準品 HD789，以標準品（5% LoD）監控實驗流程。這些變異位點的結果都需要進行分析，以監控此套組的敏感度。基因變異（Variant calls）可能受到變異點是否落在高度同源區域（如假基因）、同型聚物、引物增幅區兩端、高度結

表 3-8　NGS 品質要素及品質標準

品質要素	品質標準
檢體	・檢體類型包括血液、骨髓、實體腫瘤蠟塊等，需使用適當方法評估腫瘤細胞含量。 ・血液檢體使用白血球計數，骨髓穿刺檢體可使用流式細胞儀。 ・實體腫瘤蠟塊需由專業病理醫師進行 H&E 染色，建立腫瘤細胞含量的標準。
核酸	・核酸的濃度、純度及完整度，實驗室須設定最低標準，例如：OD 260/280 nm 比值需介於 1.8-2.0 之間。
基因庫	・以適當儀器測量基因庫濃度及基因庫片段大小分布是否符合預期。
晶片	・定序片段的偵測鹼基品質分數之閾值（例如：Q 值 >20，錯誤率 1%，Q 值越大越好）。 ・實驗室自訂通過篩選後可辨識的叢密度（Cluster density）之閾值 80%。 ・根據晶片原廠建議，達到預期定序鹼基（Total bases）、定序片段的總數量（Total reads）。
定序深度	・生殖系腫瘤變異通常需要最低 30 倍的定序深度，且正向和反向平均定序就已足夠。 ・腫瘤變異的偵測由於受到組織異質性影響，至少需要 1,000 倍的平均覆蓋率，才能偵測出低腫瘤細胞組織樣本中的異型合子變異。 ・在粒線體 DNA 的偵測上，至少需要 5,000 倍的平均覆蓋率，才能夠偵測出異質變異[6]。 ・血漿游離 DNA 在個別樣本須達到預期定序片段總數量。
定序覆蓋均一度	・將定序結果所有落於標的基因的 Base 數除以標的基因本身的 Base 數，用以評估定序的覆蓋率。例如：偵測遺傳基因變異需>100X、偵測體細胞基因變異需>1,000X。
變異注解以及篩選	・根據檢測項目選擇適合的篩選邏輯運算法，並建立篩選閾值，記錄其數值、使用方式與時機、篩選標準、使用目的。例如：檢測同型大於 90%，異型合子 30-70%。 ・使用資料庫協助基因注解與篩選時〔例如：選擇變異位點頻率之閾值時，可以使用大量族群資料庫如 Exome Aggregation Consortium（ExAC）資料庫、genome Aggregation 資料庫（gnomAD）、1000 Genomes 資料庫〕，需要確認欲檢測之族群已包含在上述之資料庫中，並記錄使用的資料庫版本。 ・當外部資料來源有變更時，需要能夠辨識並加入此變異到分析流程中。

構化區域的影響，因此需要設立變異點的驗證機制（例如：Sanger 定序），並記錄驗證的結果。

2. 案例二：非侵入性產前胎兒染色體檢測（NIPT）

非侵入性產前檢測是在懷孕早期進行，透過檢測母親血漿中的胎兒游離 DNA。品管監測包括胎兒分數的接受標準（即與母親游離 DNA 相比的胎兒游離 DNA 之比例），以及從孕婦身上獲取的相關生物測量和懷孕數據（例如：孕婦的身高和體重、孕婦的年齡、懷孕週期、單胎或多胎）。NIPT 的品管監測項目及內容可參考表 3-9。

(五)螢光原位雜交品管

FISH 操作的內部品管主要為陽性對照檢體及陽性對照病理玻片，陽性檢體用於確認實驗步驟的準確性和試劑的可用性，有助於確保實驗操作的正確性。陽性對照病理玻片，由病理醫師檢視 H&E 染色玻片後，如有指定區域，需用簽字筆於 H&E 染色玻片上圈選出來當作陽性對照病理之玻片。負責細胞計數的人員應該對 FISH 探針的設計和潛在信號模式，包括正常、典型異常和潛在

變異模式都有充分了解，至少兩名有經驗的人參與 FISH 細胞的分析，或另一人可以由 AI 技術取代（AI 取代人工時，需要經過不斷的訓練及評估，直到可以達到 95% 以上一致性）。FISH 品管須注意以下幾點：(1) 實驗結果存在可能影響訊號識別的背景螢光，應重複雜交實驗。(2) 應檢查螢光探針訊號的位置。(3) 只有當所有內部品管訊號存在時，且細胞沒有與其他細胞重疊，及無明顯過多背景螢光時，才可分析標的探針細胞的型態[7]。螢光原位雜交技術常見問題、可能原因及建議解決方法如表 3-10。

四、外部品管要求

實驗室針對所執行的分子檢測項目，需選擇適合的能力試驗（Proficiency Testing, PT）品項作為外部品管，以監控量測結果正確性。能力測試是提供實驗室能力的客觀證據，對服務對象、監管機構和認證組織都具有重要意義。分子檢驗之能力試驗尤其面臨挑戰，包括陽性試驗品供應稀少、對於罕見的遺傳疾病或突變位點難以獲得實際的病人檢體，因此常使用人造材料作為能力試驗來源。此外，分子檢驗之檢測方法具多樣性且複雜，靈敏度和特異

表 3-9　非侵入性產前胎兒染色體檢測品管監控項目及內容

品管監控項目	品管內容
內部品管物質	·每批次操作需輪流使用不同變異的陽性標準品（例如：Trisomy 13、21）、陰性標準品（正常孕婦血漿 DNA）、無菌水。無菌水在 Library 品管階段無任何被擴增的產物後，即無需再操作。
核酸	·由於個體血漿 DNA 分布差異很大，定量不會太準確，因此無需檢測濃度。
基因庫	·基因庫需以 Qubit 測定濃度。
軟體對基因序列數量和胎兒游離 DNA 的品管要求	·各別樣本基因序列數量需有 0.1M。 ·胎兒游離 DNA 的比率需≥ 4%。

表 3-10　螢光原位雜交技術常見問題及可能原因

常見問題	可能原因及建議解決方法
實驗過程中組織切片剝落	・玻片附著力不夠強，需避免清洗的步驟中直接沖洗。 ・組織固定不良、固定時間過短、該檢體含有較多脂肪組織，皆會使組織在前處理作用過程容易掉片，此種檢體需減少前處理作用反應時間。
陽性對照病理玻片及待測檢體同時沒有訊號或訊號微弱	・試劑使用不當或未按順序使用。 ・脫蠟不完全（Incomplete deparaffined），組織切片仍殘留有蠟，或使用不適當的包埋物質，而使反應減弱。 ・溶液中含有疊氮化鈉（Sodium azide），干擾染色。 ・試劑溶液配製不適當或放置太久。 ・不適當的對比染色（Counterstain），或不適當之封片劑。 ・加入探針時太多的溶液留在玻片上，減低了試劑的濃度，造成不完全反應。 ・變性雜交之反應時間不夠或溫度不準確。 ・反應試劑或清洗溶液的 pH 值不適當。
陽性對照病理玻片正常，但檢體訊號微弱	・DNA 遭受變性或受掩蓋，可能是在組織固定或包埋過程中的操作不當導致 DNA 受到破壞。 ・組織自體溶解，破壞 DNA。 ・組織不含 DNA。 ・組織含有較多較難分解之纖維蛋白，使得組織消化不完全，探針難以和目標 DNA 結合或背景雜訊過高，此種檢體需提高胃蛋白酶（Pepsin）作用時間。反之若胃蛋白酶作用過久，會使得細胞核破碎，造成訊號掉失微弱。 ・多餘的黏著物質在玻片上。 ・組織固定不良，或固定時間過久，會呈現脆弱破碎的細胞型態，此種檢體需較長時間的前處理作用反應；反之當該檢體為固定時間過短，會呈現模糊失焦的細胞型態，此種檢體則需較長的前處理反應時間。
玻片背景染色過深	・玻片沒有經過過氧化氫及正常參考血清作用，可去除內源性過氧化酶及非特異性的物質。 ・組織自體溶解後，可能會存在一些多餘的核酸於組織溶液中，盡可能使用新鮮的組織來包埋實驗。 ・脫蠟不完全。 ・雜交作用後玻片未完全清洗乾淨。 ・組織消化不完全。 ・對比染色過度，影響判讀結果。

度差異很大，因此實驗室須選擇適當之能力試驗項目[14,15]。

(一)能力試驗的選擇

依據食品藥物管理署所公告之「精準醫療分子檢測實驗室間比對與替代性評估指引」，實驗室應優先選擇具有國際認證標準（ISO/IEC 17043）、且爲國內外具公信力之能力試驗提供機構，亦可選擇中央衛生主管機構及所屬機關委託辦理之能力試驗[15]，相關單位請參考下表 3-11。

另可至 EPTIS 全球能力試驗計畫資料庫（https://www.eptis.org/）查詢全球能力試驗提供機構之能力試驗辦理的即時資訊。

選擇測試品項時，必須考慮能力試驗測試條件與實驗室中使用的儀器和檢測方法是否相容；檢測項目內容和檢測區間是否與實驗室一致，如檢體種類、檢測基因及可檢測之突變種類[14,15]。針對次世代定序的多基因套組檢測，能力試驗應盡量涵蓋套組所宣稱可偵測之所有變異類型及分析報告。例如：NIPT 套組涵蓋染色體微小缺失（Microdeletion）的檢測，則需要選擇有 Microdeletion 品項的能力試驗；若實驗室將定序委外，再自行分析定序數據，亦應選擇對應之生物資訊分析能力試驗品項。可參考下表 3-12 範例。

(二)能力試驗的替代方案

實驗室若無適合的能力試驗計畫可以參與，可進行實驗室間比對或其他替代性評估方案（如實驗室內部盲測）。進行前應建立實驗室間比對計畫，內容包含辦理時機、比對實驗室選擇、檢測物件準備與去識別化、檢測頻率及允收標準設定，參與實驗室以不同機構所屬實驗室爲原則，且需有陽性與陰性之檢測物件[15]，兩家或以上的實驗室，針對相同且經驗證結果的檢測物件，進行檢測結果比對。若無法參加實驗室間比對，則需建立替代性評估方案，如 (1) 選擇經不同技術但相同標的之方法學驗證之檢測物件；(2) 購買合格廠商（如經

表 3-11　國內外可提供能力試驗之機構

國外機構	國內中央主管機關、學會
美國 College of American Pathologists (CAP)	衛福部食藥署 精準醫療檢測實驗室能力試驗
英國 European Molecular Genetics Quality Network (EMQN)	台灣醫事檢驗學會
英國 Genomic Quality Assessment (GenQA)	台灣病理學會
德國 Reference Institute for Bioanalytics (RfB)	臺灣鑑識科學學會
韓國 Korean Association of External Quality Assessment Service (KEQAS)	台灣周產期醫學會
澳洲 The Royal College of Pathologists of Australasia Quality Assurance Programs (RCPAQAP)	
德國 INSTAND e. V	
芬蘭 Labquality	

表 3-12 LDT 基因檢測之能力試驗選擇示範列表（根據 2024 年各能力試驗提供機構資料）

檢驗項目	檢驗內容	提供機構	能力試驗名稱	能力試驗內容	試驗頻率	試驗支數
非侵入性產前染色體篩檢-1 (Non-invasive prenatal test-1)	第 13、18、21 條染色體及性染色體有無倍數異常	GenQA	Non-invasive prenatal testing (NIPT) for common aneuploidies	Chromosomal aneuploidies for 13, 18, 21 and fetal sexing	1 次／年	2-3 支
		CAP	Cell-free DNA screening for fetal aneuploidy NIPT for Common Aneuploidies	Chromosomes 13, 18, and 21	2 次／年	3 支
		台灣醫事檢驗學會	非侵入性染色體基因檢測	Non-Invasive Prenatal Testing, NIPT/Non-Invasive Fetal Trisomy Test, NIFTY	1 次／年	3 支
非侵入性產前篩檢-2 (Non-invasive prenatal test-2)	23 對染色體有無倍數異常及 5-7 頂染色體片段缺失或擴增疾病	GenQA	Prenatal constitutional CNV detection	Whole genome analysis CNV (for Array/NGS)	1 次／年	2 支
		GenQA	NIPT for common microdeletions	Detection of common microdeletion syndromes	1 次／年	2-3 支
廣泛型癌症基因次世代定序 (Comprehensive cancer genomic panel)	癌症組織突變基因，突變種類涵蓋點突變、缺失、插入、融合基因以及拷貝數變化、腫瘤突變負荷量與微衛星不穩定	CAP	NGS Solid Tumor - NGSST	Performing targeted next-generation sequencing of cancer genes or mutation hotspots in solid tumors	2 次／年	3 支
			COPY NUMBER VARIANT SOLID TUMOR - CNVST	Copy number alterations tested will include amplification, gain, copy neutral loss of heterozygosity, and deletion	2 次／年	3 支
			FUSION RNA - RNA	for laboratories using RNAseq to detect gene fusion transcripts	2 次／年	3 支
			Tumor mutational burden-TMB	Using next-generation sequencing to determine tumor mutational burden	2 次／年	3 支

續表 3-12　LDT 基因檢測之能力試驗選擇示範列表（根據 2024 年各能力試驗提供機構資料）

檢驗項目	檢驗內容	提供機構	能力試驗名稱	能力試驗內容	試驗頻率	試驗支數
全基因因外顯子定序（Whole exome sequencing）	全基因因外顯子定序	Fulgent Genetics Lab	Microsatellite instability-MSI	Microsatellite instability testing (DNA amplification)	2 次／年	3 支
			Whole Exome	All Whole Exome orders include Del/Dup analysis of phenotypically significant genes	1 次／年	2 支
	生物資訊分析	CAP	NGS Solid Tumor Bioinformatics - NGSB1	Sequencing files containing somatic variants	2 次／年（線上）	1 個樣本
			NGS HEME Malignancies Bioinformatics– NGSB3	Sequencing files containing somatic variants	2 次／年（線上）	1 個樣本
			NGS Bioinformatics HYBRID– NGSB4	Performing targeted NGS of cancer genes or mutational hotspots in solid tumors	2 次／年（線上）	1 個樣本
			NGS Bioinformatics HYBRID - HEME Malignancies -NGSB5	Performing targeted NGS of cancer genes or mutational hotspots in hematologic malignancies	2 次／年（線上）	1 個樣本

ISO 13485、ISO 17034 認證）所生產之檢測標準品，且過半數檢品應為陽性[15]。

(三) 能力試驗的執行

外部能力試驗應擬定計畫，並依照風險評估及實驗室認證系統之要求決定能力試驗的執行頻率。本國食藥署精準醫療分子檢測實驗室間比對與替代性評估指引規範中明訂[15]，每項檢測每年至少進行一次實驗室間比對。實驗室收到能力試驗檢測物件後，應檢視其品質是否符合實驗室規範之收件標準，若對檢測物件之品質有所疑慮，應立即聯繫能力試驗提供機構[15]。執行能力試驗時，檢測機台、檢測方法、檢測次數、檢測報告說明都應該與患者檢體相同。常規化執行此項檢測的所有人員，也應該輪流執行能力試驗。實驗室不應與其他參與實驗室交流樣本數據，直到提交數據後[15,16]

(四) 審查能力試驗評估結果

實驗室收到能力試驗評估結果時，實驗室主管需要審查能力試驗機構所提供之評核內容並簽名。當實驗室收到不可接受的能力試驗結果報告時，應系統性地評估檢驗流程，並有分析檢討及預防矯正措施。這些行動需要包括：(1) 評估該問題對病人檢驗結果的影響；(2) 調查問題的根本原因；(3) 矯正措施（盡可能消除根本原因）；(4) 稽核以驗證矯正措施是否有效[14,15]。若同一檢測項目之結果連續兩次為不滿意（不符合或異常），實驗室應立即停止該項目之檢測，並採取必要之矯正與預防措施，且回溯可能受影響之所有檢測報告，並通報中央衛生主管機關[15]。

學習評估

1. 請說明有關品質保證的法規和標準可參考哪些？

參考答案：CLIA'88、CAP、ISO15189 以及國內衛福部的特定醫療技術檢查檢驗醫療儀器施行或使用管理辦法等。

2. 請列舉實驗室開發檢測的品質保證要求要項？

參考答案：參考第一節實驗室開發檢測品保內容。

3. 請說明定性檢測評估準確度之方法？

參考答案：參考確效性能評估之說明。

4. 請說明定量檢測評估所使用的樣本數量？

參考答案：參考表 3-1 之說明。

5. 根據檢測目的使用之檢體類別有何不同？請舉例說明。

參考答案：參考確效樣本類型與數量。

6. 舉例說明哪些可作為陽性品管物質？

參考答案：低濃度陽性品管樣本、含待測物的臨床檢體、將已知濃度待測物放入已知為陰性的檢體。

7. 舉例說明 NGS 操作流程的內部品管監控有哪些？

參考答案：答案參考表 3-8。

8. 舉例說明品管物質種類有哪些？

參考答案：答案參考表 3-7。品管菌株、內在對照組、陽性品管物、核酸對照樣品等。

9. 請列出三個可以提供能力試驗的單位有哪些？

參考答案：美國病理學會（CAP）、英國 European Molecular Genetics Quality Network（EMQN）、英國 Genomic Quality Assessment（GenQA）、德國 Reference Institute for Bioanalytics（RfB）、德國 INSTAND e. V、芬蘭 Labquality、韓國 Korean Association of External Quality Assessment Service（KEQAS）、澳洲 The Royal College of Pathologists of Australasia Quality Assurance Programs（RCPAQAP）、衛福部

食藥署精準醫療檢測實驗室能力試驗、台灣醫事檢驗學會、台灣病理學會、臺灣鑑識科學學會、台灣周產期醫學會。

10. 請列出兩個能力試驗的可行替代方案。

參考答案：與另一個實驗室交換檢體、使用日常測試之品管物質、使用不同方法對相同檢體進行檢驗、由另一位檢測人員對相同檢體進行檢驗。

參考文獻

1. 衛生福利部食品藥物管理署。精準醫療分子檢測實驗室檢測與服務指引符合性查核基準。https://www.fda.gov.tw/tc/siteList.aspx?sid=12205

2. Steven A. Miller, D. Brian Dawson, Sophie Arbefeville, et al. *Validation and Verification of Multiplex Nucleic AcidAssays*. 2nd ed. vol MM17. The Clinical & Laboratory Standards Institute (CLSI) 2018.

3. Hutton M. Kearney, Shashikant Kulkarni, Karen E. Bijwaard, et al. *Genomic Copy Number Microarrays for Constitutional Genetic and Oncology Applications*. 1st ed. vol MM21. The Clinical & Laboratory Standards Institute (CLSI); 2015.

4. Lawrence J. Jennings, Alexander Craig Mackinnon, Heddie L. Nichols, et al. *Molecular Testing for Heritable Genetics and Specimen Identification*. 4th ed. vol MM01. The Clinical & Laboratory Standards Institute (CLSI); 2023.

5. *Molecular Pathology Checklist*. The College of American Pathologists (CAP); 2022.

6. Jennings LJ, Arcila ME, Corless C, et al. Guidelines for Validation of Next-Generation Sequencing-Based Oncology Panels: A Joint Consensus Recommendation of the Association for Molecular Pathology and College of American Pathologists. *J Mol Diagn*. May 2017;19(3): 341-365. doi:10.1016/j.jmoldx.2017.01.011

7. James T. Mascarello, Linda D. Cooley, Patricia K. Dowling, et al. *Fluorescence In Situ Hybridization Methods for Clinical Laboratories*. 2nd ed. vol MM07. The Clinical & Laboratory Standards Institute (CLSI); 2013.

8. Considerations for Design, Development, and Analytical Validation of Next Generation Sequencing (NGS) - Based In Vitro Diagnostics (IVDs) Intended to Aid in the Diagnosis of Suspected Germline Diseases. U.S. Food and Drug Administration (FDA). https://www.fda.gov/regulatory-information/search-fda-guidance-documents/considerations-design-development-and-analytical-validation-next-generation-sequencing-ngs-based

9. *Biotechnology-Requirements for evaluating the performance of quantification methods for nucleic acid target sequences-qPCR and dPCR*. 1st ed. vol ISO 20395. International Organization for Standardization (ISO); 2019.

10. 衛生福利部食品藥物管理署。精準醫療分子檢測實驗室檢測技術指引—— 次世代定序應用於遺傳類疾病檢測。https://www.labmed.org.tw/announcement_00.asp?pno=2544

11. Robert J. McEnroe, A. Paul Durham, Marc D. Goldford, et al. *Evaluation of Precision of Quantitative Measurement Procedures*. vol EP05-A3. The Clinical & Laboratory Standards Institute (CLSI); 2015.

12. 游雅言、黃采菽、吳俊忠、盧章智、賴信

志、彭健芳。分子診斷方法檢驗感染症－檢驗作業指引。vol 分 2-09A-01. Taiwan Society of Laboratory Medicine (TSLM); 2009.

13. Birgit Funke, John D. Pfeifer, Sami S. Amr, et al. *Human Genetic and Genomic Testing Using Traditional and High-Throughput Nucleic Acid Sequencing Methods*. 3rd ed. vol MM09. The Clinical & Laboratory Standards Institute (CLSI); 2023.

14. Teresa Darcy, Gary L. Horowitz, Deirdre Astin, et al. *Using Proficiency Testing and Alternative Assessment to Improve Medical Laboratory Quality*. 3rd ed. vol QMS24. The Clinical & Laboratory Standards Institute (CLSI); 2016.

15. 精準醫療分子檢測實驗室間比對與替代性評估指引。https://www.fda.gov.tw/TC/siteListContent.aspx?sid=11401&id=43593

16. Bin Chen, Elisabeth Dequeker, Jianli Dong, et al. *Quality Management for Molecular Genetic Testing*. 1st ed. vol MM20-A. The Clinical & Laboratory Standards Institute (CLSI); 2012.

第二單元　實驗室開發的檢測技術

沈家瑞

在臨床醫學的實驗室開發檢測（Laboratory Developed Tests, LDTs）領域，創新技術正顛覆傳統診斷與治療方法。第二單元深入這些技術，從核酸採集到生物資訊分析，展現精準醫療的可能。

核酸品管與基因定序的重要性：核酸檢體的採集與品管是確保檢測準確性的關鍵步驟。透過嚴格的品管流程，我們能夠確保所得數據的可靠性，從而提供精確的診斷資訊。第四章將深入探討這一流程的每個環節，包括檢體的採集、製備及品管。

基因擴增與定序技術的進展：隨著即時PCR、焦磷酸定序，以及次世代定序等技術的發展，我們現在能夠更快速、更準確地揭示基因的結構與功能。第五、六章將介紹這些技術如何推動基因研究的新篇章，並舉例說明它們將如何應用於臨床診斷。

分子診斷與基因分析的突破：DNA 質譜、微陣列晶片技術，以及南方墨點法與螢光原位雜交技術等，都大幅提升了分子診斷的靈敏度與特異性。第七、八章將詳細介紹這些技術如何改善疾病的早期發現與治療。

生物資訊分析的關鍵角色：在解讀複雜生物數據、推動臨床應用創新方面，生物資訊分析扮演著不可或缺的角色。第九章將獨立介紹LDT 生物資訊分析的重要性，以及如何利用這些分析工具來推進精準醫療的發展。

透過本單元的學習，讀者將能夠掌握實驗室開發檢測技術的核心原理與應用，為未來在臨床實驗室中實施這些技術奠定堅實的基礎。隨著這些技術的不斷進步，我們有望在不久的將來見證更多突破性的臨床應用。這是一場引人入勝的科學之旅，每一步都充滿期待。這些技術的發展不僅對科學家和醫生有深遠的影響，也將為患者帶來更好的治療選擇和更高的生活品質。

除此之外，本單元每一章節不僅僅是理論的闡述，也會舉例說明如何在臨床環境中實際應用這些先進技術，以及包含一些操作指南，說明如何在實驗室中進行樣品處理、數據分析以及結果解釋。這些實用性的內容將為讀者提供具體的操作方法，使其能夠在日常工作中得心應手。另外，現代醫學的發展越來越依賴於多領域的協作，從基因學到資訊科學，從實驗操作到臨床應用，每一個環節都需要專業人員的密切合作。因此，如何利用生物資訊工具進行大規模數據的分析與解讀，這不僅需要技術專家的參與，也需要與臨床醫生的緊密合作，確保數據能夠轉化為臨床上可行的解決方案。

在技術不斷革新的同時，讀者也需要保持持續學習的態度。本書鼓勵讀者在掌握基礎知識的同時，不斷關注最新的研究進展與技術動向。只有這樣，才能在競爭激烈的醫學領域中保持領先地位。每個章節末將提供豐富的參考文獻推薦閱讀，幫助讀者進一步拓展視野，深入了解相關領域的前沿動態。最後，希望透過本單元的學習，讀者能夠在日後的工作中自信應對各種挑戰，為推動臨床醫學的發展做出積極貢獻。

第四章　核酸的檢體採集、製備及品管

王美嘉、趙采鈴

內容大綱

學習目標

1. 了解檢體採集、製備過程的重要性
2. 了解因應不同核酸採集目的之檢體、製備過程差異
3. 了解不同核酸測定方法及限制
4. 了解核酸檢體的運送及儲存方式

前言

核酸品質與實驗室開發檢測項目（LDTs）的正確性息息相關，降低從檢體（Specimens）蒐集過程、核酸製備流程的差異，有助於提高檢驗品質。而所有檢體應視為具感染性，操作時需有適當防護，以避免人員感染；並建立檢體採集的標準作業程序（SOP），以確保正確的檢體採集。

檢體採集時，需根據檢驗項目、檢驗目的和檢驗平台建立流程，包括選擇適當的檢體類型、採檢管類型、採檢量等，檢體類型對於分子檢驗的敏感度及專一性是重要的，也決定了採檢管類型，例如：欲採取血液裡游離核酸，可使用商品化的採檢管或以添加適合保存液的容器盛裝檢體。此外，某些檢體類型也需清楚定義，例如：檢體為病理組織時，一般需提供已染色切片供參，送檢時需註明清楚，其他尚需包括切片數量、厚度等訊息，都需載明於檢驗手冊。以上檢體流程若為實驗室開發檢測（LDTs），都需經過完整的評估過程。

核酸製備方法取決於檢測標的（即「核酸類型」，如 DNA 或 RNA）、來源、純度和產量，目前有許多商品化試劑組可供使用，使用時應遵循製造商的包裝說明；若使用非商品化試劑，製備過程的化學品和耗材應為分子級別，須不含 RNase 和 DNase，也必須有完整的評估過程。

核酸製備的主流包括矽膜法（Silica membrane method）及磁珠法（Magnetic particle method），也是商品化試劑組主要的設計方式。矽膜及磁珠可固著檢測標的（如 DNA 或 RNA），再以帶有鹽類及酒精成分的清洗液多次清洗後，然後再進行核酸洗脫（Nucleic acid elution）。核酸洗脫是使用溶劑使 DNA 或 RNA 脫離固著的矽膜或磁珠，將核酸溶出；核酸洗脫時，DNA 及 RNA 使用的溶劑不同，是依據 DNA 及 RNA 的特性設計的。DNA 用的核酸洗脫溶劑（Elution buffer）成分一般為 TE 緩衝液，是由 Tris 和 EDTA 組成，其 pH 值為弱鹼性（pH 8.0），但 RNA 用的核酸洗脫溶劑一般為 RNase free 的水，水比 TE 或其他洗脫緩衝液具有較低的 pH 值，適合 RNA 回溶。與水相比，DNA 在 TE 緩衝液中的溶解度較佳，因此 TE 緩衝液是長期保存核酸的首選[1]。

核酸製備過程與檢測標的、檢體來源息息相關，因糞便及呼吸道檢體大多用於病原體或微菌叢檢測，其核酸製備流程在本章不述外，其他檢體類型分述於以下章節。

一、細胞內核酸檢體

(一)前言

抽取細胞內核酸類型，其檢測標的大多是 DNA，因此需先將檢體內的有核細胞純化出，純化過程依檢體類型而異，一般而言，血液類檢體（例如：全血、骨髓抽取液）內含紅血球及白血球類，欲提取細胞內核酸，需純化出其中僅 <1% 的白血球，大多採取負向篩選（Negative cell selection）的方式，將檢體中大多數的紅血球去除，僅留下具有細胞核的白血球，因此細胞內 DNA 提取技術都是從去除紅血球開始。血液類以外的檢體，例如：體液、唾液等，為不含紅血球的檢體，可不需去除紅血球。非血液檢體先透過離心方式，取得含有核細胞的沉澱物後，再進行核酸製備。核酸製備時，白血球或含有核細胞的沉澱物可透過含有鹼性去垢劑（如十二烷基硫酸鈉，SDS）或非離子性去垢劑的試劑，或以加熱方式，達到裂解細胞釋放其中 DNA 的目的[2]。

(二)檢體類型及採集

1. 血液類檢體

(1)全血

血液是最常採集的人類樣本，也是分子檢驗常見的核酸來源。採集時需選擇適合的抗凝劑或添加物，主要是避免 PCR 抑制物發生，例如：肝素（Heparin）、血色素（Heme），一般使用的採血管為 EDTA 管或 ACD（Acid citrate dextrose）管，使用含檸檬酸（Citrate）的採血管被認為可產生質量較佳的核酸；而檢測標的是 RNA 時，一般還會加入 RNA 穩定劑，以穩定樣本內的 RNA 避免降解。

採集血液的檢測目的大多是為採取基因組 DNA（Genomic DNA, gDNA），這類檢驗需要高數量完整、純淨的 DNA。從全血提取的 gDNA 通常來自白血球類，白血球可來自全血，或使用離心法（1,500-3,000）所取得的 Buffy coat，採取後者的目的通常是病患的白血球量較低或為蒐集到較多病患 DNA，值得注意的是使用 Buffy coat 後，若使用矽膜及磁珠固著 DNA，需考慮到矽膜及磁珠上可固著的 DNA 量，若矽膜及磁珠可連結的空間達到飽和，即使使用 Buffy coat，抽取的 DNA 濃度量也不一定會較高，因此有研究顯示從全血中提取反而可產生較高的 DNA 量[3-7]。

(2)骨髓穿刺液（Bone Marrow Aspirates, BMA）

骨髓穿刺液常用於診斷和監測白血病療效，在進行骨髓穿刺液提取核酸前，因抽取過程可能抽取到骨頭，常使用鹽酸或硝酸進行去鈣化，此過程會損壞細胞核酸和蛋白質，一般可使用 EDTA 或商品化的去鈣化劑降低核酸損壞，因此直接使用 EDTA 採血管裝盛可增加核酸保存。

與全血相比，從骨髓穿刺液中提取核酸更具有挑戰性，因為骨髓穿刺液更黏稠，內含的細胞數也很大量，標本可能需要稀釋[8]。

(3)血片（Dried Blood Spots, DBS）

過去血片受限於低體積，傳統上用於化學和血清學評估，近來也用於分子遺傳學研究，常用於新生兒篩檢及先天性遺傳疾病篩檢或診斷上（例如：聽損基因檢測）。核酸提取自血片的紙纖維，提取前需減少過多的紙纖維，因此需將血點剪下，再用細胞溶解液（Lysis buffer）將細胞從紙纖維中釋放出來進行核酸提取。手動和自動方法都可以用於從血片標本中提取核酸，最常見的方法是使用樹脂或磁珠。血片標本僅適用於 DNA 分析，不建議用於需要完整 RNA 的研究。後續的 PCR 應用也可能受到卡紙上的抑制物影響，因此挑選卡紙時一般建議使用經過美國食品暨藥物管理局核可的 903 卡紙。從大多數血片中釋放的 gDNA 濃度總量約為 1 至 6 ng/μL 或 100 至 600 ng[9]。

2. 非血液類檢體

(1)口腔黏膜細胞和唾液

由於採集過程屬低侵入性，口腔黏膜和唾液樣本經常用作核酸來源。採集前應先注意口腔清潔（例如：使用漱口水），以避免抽取到其他物種的細胞發生後續檢測干擾，採集口腔黏膜細胞時，可使用細胞刷、拭子（Swab）蒐集口腔細胞；或使用商品化套件直接採集唾液。核酸提取前可先進行離心，以去除上清液取得口腔細胞沉澱，後續再進行核酸提取[10]。

(2)體液

正常體液屬於細胞密度低的樣本，包括無菌體液（例如腦脊髓液、滑膜液、心包液）及尿液等，可透過離心濃縮體液內的細胞沉澱物進行核酸提取。需注意的是，當無菌體液所處

空腔有發炎反應，造成體液內的蛋白質成分上升，易造成後續 PCR 的抑制。此外，尿液體積及距離上次排尿的時間，也可能影響目標核酸的回收，因此採集尿液需採中段尿，並使用無菌尿盒盛裝，核酸提取前需先進行離心濃縮。

3. 細胞類檢體

(1) 新鮮和冷凍組織標本

　　處理組織以進行核酸分離的方法主要取決於組織類型和感興趣的區域。核酸產量取決於組織類型、儲存條件和均質化方法。此外，應避免對樣本進行反覆冷凍和解凍，因為這將導致 gDNA 和病原體 DNA（例如：病毒 DNA）產量減少。由小細胞組成的組織，其細胞密度比相同大小的、由較大細胞組成的組織更高，因此可能會產生更多 DNA。DNA 含量還取決於單倍體基因組大小和細胞的多倍體性。

　　商業製造商提供的套件可供使用，應遵循製造商的說明書。從新鮮或冷凍組織中分離總 RNA 的一般步驟，包括：組織破碎、細胞裂解和 RNase 去除、DNA 去除（化學上通過 DNase 酶或物理上使用旋轉柱）、總 RNA 分離[11-12]。

(2) 福馬林固定，石蠟包埋組織（Formalin-Fixed, Paraffin-Embedded Tissue, FFPE）

　　保存的 FFPE 組織是核酸的重要來源，用於決定臨床檢測的基因型以及癌症研究。FFPE 組織通常用於回顧性分析或當新鮮或冷凍組織不可用時。通常，這些組織最初並不是用於分子分析。如果組織的組織病理學檢查顯示出意外的發現，則還會對 FFPE 組織標本進行核酸分析以獲得確定性診斷。

　　過去，FFPE 組織不適合用於提取 RNA 或高質量的 gDNA（例如：用於 Southern blotting）。然而，現在有改進的方案和新技術可用。儘管技術進步改善了 FFPE 組織樣本的分子分析，但採檢前因素以及提取方法在取得成功方面起著重要作用。使用中性緩衝福爾馬林固定的樣本，比使用無緩衝福爾馬林固定的樣本產生更高的 DNA 產量。與無緩衝樣本相比，中性緩衝樣本在原位雜交、基因型確定和 PCR 方面也更成功。固定時間也可能影響 DNA 分析，應避免使用基於汞的固定劑（例如：B5 固定劑）。對於專門的 RNA 和 mRNA 研究，使用非交聯固定劑而不是標準中性緩衝福爾馬林可以獲得更高的成功率。

　　最佳的 FFPE 組織切片厚度取決於組織大小和細胞密度。對於手動解剖和 DNA 提取，可以對一個組織切片染色，並用蘇木精和伊紅將其封面，以便在光學顯微鏡下標記感興趣的區域。另一個組織切片可以準備用於手動微解剖。根據組織量和測試的情況，應刮取多個玻片[13-15]。

(3) 子宮頸、子宮頸內、陰道和尿道標本

　　子宮頸、子宮頸內、陰道和尿道標本可用來進行篩查性傳播感染或泌尿系疾病，也可用在蒐集組織細胞上。通常以拭子採集患部，可取決於懷疑的微生物和檢測的項目以溶液形式或乾燥形式儲存。

(A) 特定檢測緩衝溶液中的標本

　　標本儲存特定檢測的緩衝溶液中使其更容易運輸，但可能會稀釋標本中的核酸。在進行標準核酸提取之前，需將介質離心以蒐集細胞殘渣，離心作用用於濃縮標本，還可以用於去除可能干擾下游分子分析的大量緩衝溶液。

(B) 乾拭子

　　乾拭子常用於蒐集供病毒培養的標本。用於分子檢測的乾拭子應放入液體介質或 Tris-EDTA（TE）緩衝液（10 mM Tris Cl、1 mM EDTA，pH 7.5 至 8.5）中，然後進行核酸提取。乾拭子在室溫或以下的條件下存放不可超

過三天[16]。

(C) 粗樣品裂解物

用於分子檢測的運輸介質可能含有溶解細胞的洗滌劑，這對細胞學評估很重要。對於在粗樣品裂解物上進行的測試方法（即無純化、分離、分離或濃縮），應確保目標恢復的最佳條件。例如：如果核酸目標是微生物，則宿主細胞 DNA 的比例、其他生物體的存在或不存在以及分泌物或排出物的量，可能會影響後續分析的成功。

(三)核酸定量及品管

來自細胞內的核酸，因核酸來源較為穩定，已有固定的核酸品質及定量方式。最常使用的方式是「分光光度計定量法」，透過在 260 nm 波長下，數值為 1.0 之 DNA 對應濃度為 50 $\mu g/mL$、RNA 對應濃度為 40 $\mu g/mL$ 來計算核酸量[11]；以 A260/A280 比值評估核酸品質，對於大多數的應用，建議比值為 ≥ 1.8[1]。此外，在核酸採檢及提取過程會使用到化學物質，例如：EDTA、酚（Phenol）等，可能殘留影響後續檢驗，近年也以 A260/A230 比值評估，A260/A230 應 < 1.8。

「分光光度計定量法」方便好用，但無法區分雙股 DNA（dsDNA）、單股 DNA（ss-DNA）及 RNA 等不同的核酸類型，對於一些帶有較碎裂的檢體類型（如 FFPE），容易高估提取物內的核酸含量，因此近年來有「螢光物質測定法（Fluorometric methods）」可針對低濃度核酸進行檢測[17]。「螢光物質測定法」使用專一螢光物質進行待測物的標定，可有效針對 dsDNA、ssDNA 及 RNA 進行精準定量，廣泛用於精準醫學檢驗上，但「螢光物質測定法」無法進行核酸品質之判定[1]。

二、非細胞核酸檢體─細胞游離核酸

(一)前言

非細胞之核酸檢體，即為細胞游離核酸（Cell-free Nucleic Acid, cfNA），最初於 1948 年被 Mandel 及 Metals 發現存在於血液中[18]，直到 1977 年由 Leon 等人發現在癌症病人身上呈現較高濃度游離 DNA（Cell-free DNA, cfDNA），1997 年 Lo 等人發現懷孕母親體內帶有胎兒游離 DNA（Cell-free fetal DNA, cffDNA），可知在病患和健康個體內的循環細胞游離核酸，於疾病狀態下是重要的生物標誌物。細胞游離核酸源自導致核酸從細胞釋放出來的正常細胞過程，例如：細胞凋亡、血球死亡、細胞和組織壞死等，更可能來自於細胞釋放的囊泡（Extracellular Vesicles, EVs）[19]。細胞游離核酸的類型也包括細菌、病毒和其他病原體、白血球表面 DNA、凋亡核小體釋放、轉座子和逆轉座子、自發性病毒體釋放、粒線體 DNA、micro RNA、胎兒 DNA、腫瘤 DNA、囊泡的核酸等[1]，然而這些細胞游離核酸可能存在稀少，後續的檢測方法需有足夠的敏感度，以提高細胞游離核酸的檢測。

蒐集細胞游離核酸具有低侵入性的優點，被認為可廣泛使用於非侵入性產前檢測（Non-Invasive Prenatal Testing, NIPT）及癌症追蹤上。透過檢測母體血液中的胎兒 DNA，可檢測到胎兒非整倍體（例如：13、18、21 三染色體症）等異常，在癌症追蹤上，也可在無需重複切片檢查的情況下，以血液長期監測腫瘤生物標誌物的變化，即液體切片（Liquid Biopsy, LqB），近來也發現從各種體液中提取細胞游離核酸也是可行的，然而，細胞游離核酸對於檢驗前流程的錯誤尤其敏感，例如：使用 EDTA 管採的血液樣本應在三小時內處

理[1]，以防止過多正常細胞死亡造成的細胞游離核酸濃度變化；若使用商業用的細胞穩定管，則可延遲樣本處理至數天。

細胞游離核酸含量較低，血漿是首選，因爲血液凝固生成血清的過程會使白血球溶解，造成過多「非標的細胞游離核酸」（即「背景」細胞游離核酸）。分離細胞游離核酸前，建議使用兩步離心或過濾步驟從血漿中去除細胞、細胞碎片，甚至是血小板以減少背景。細胞游離 RNA 對於重複冷凍—解凍循環非常敏感，商業用提取套件添加載體 RNA，可增加細胞外 RNA 提取的產量，值得注意的是，200μL 以上的血漿體積可能會飽和提取套件中的商業柱（Column），增加提取物中的血液源性抑制物[20-21]。

若要分離囊泡（EV）內的核酸，可先將血清或血漿透過商業柱或以磁珠[22]抓取，以純化出含有核酸的囊泡沉澱物，可更有效地分離囊泡結合的核酸。或可以使用緩衝液處理純化的血漿或血清，使溶液中的囊泡與自旋柱中的親和膜結合[1]，從而在溶出前純化囊泡，再進行核酸提取。

Micro RNA（miRNA）爲長度 19 至 25 個核苷酸的 Non-coding 核酸，可調節轉錄後流程（如分化、細胞凋亡和惡性轉化），因此可成爲重要生物標誌物。分離 miRNA 時，可使用過濾白血球的過濾器進行 miRNA 的分離。某些提取方法可能會丟失低鳥嘌呤和胞嘧啶含量低且熱力學不穩定的短 miRNA，可以使用商業上可用的 miRNA 分離套件進行純化[23]。

(二) 檢體類型及採集

細胞游離 DNA 量與許多疾病具有相關性，包括腫瘤、自體免疫性疾病、感染時，細胞游離 DNA 量均呈現上升[1]，可作爲疾病追蹤用；而懷孕婦女體內也具有胎兒 DNA，透

過母血也可偵測胎兒健康狀態[1]。因此常見的細胞游離核酸應用，包括非侵入性產前檢測、癌症治療追蹤、生物標記應用等，根據檢驗目的不同，採集的檢體類型也不同，常用的檢體類型包括血液及體液。

1. 血液

血液檢體是非細胞核酸應用最常見的檢體類型，可應用於非侵入性產前檢測、疾病（癌症）診斷及治療追蹤、生物標記應用等。雖然血清及血漿都可作爲此類核酸的來源，但血漿檢體較被廣泛使用[1]。血漿在室溫下維持最多 24 小時，否則可能會導致 DNA 的降解[24-25]，因此血清和血漿都可以冷凍運輸以提高穩定性[26]。爲方便運送時的穩定，也可採用商業用的細胞穩定管，則可延遲樣本處理至數天[1]。

非侵入性產前檢測的首選樣本是從孕婦周邊血中提取的胎兒 DNA，建議蒐集樣本期間於 10-22 週的妊娠期間較佳，懷孕 11-13 週的胎兒 DNA 比例（Fetal fraction）約爲母體 DNA 的 10%（7.8-13.0%）[27]，非侵入性產前檢測失敗原因，大多與胎兒 DNA 比例過低有關，目前胎兒 DNA 比例認定的允收標準是 4%[27]。胎兒 DNA 比例也與母親體重呈現負相關[27]，操作非侵入性產前檢測的母親體重需低於 100 公斤。

血液也可作爲疾病診斷、治療追蹤應用之檢體來源，只是循環腫瘤核酸（Circulating tumor Nucleic Acid, ctNA）的比例更低，一般認定檢測循環腫瘤核酸須 <1%，因此檢測時除搭配高敏感度的分子技術（例如：次世代定序）外，必要時也需進行濃縮，例如：高速離心法[1]。

2. 體液

正常體液屬於細胞密度低的樣本，包括無菌體液（例如：腦脊髓液、滑膜液、心包

液）及尿液等。無菌體液內含所處空腔之細胞游離核酸，主要來自該處空腔，可用於協助診斷該處相關的疾病，例如：肋膜液（Pleural effusion）可用做肺癌追蹤，需注意的是，當無菌體液所處空腔有發炎反應，造成體液內的蛋白質成分上升，易造成後續 PCR 的抑制。此外，無菌體液取樣時仍須有侵入性措施，應用上較無法普及。

尿液可達到真實的無侵入性，可用於泌尿道疾病篩檢，甚至可協助體內其他疾病的追蹤。這是因為細胞游離核酸在體內清除的方式至少有三種途徑：透過網狀內皮系統之巨噬細胞主動吞食、由腎臟透析至尿液排出及被核酸酶分解[28]，因此尿液中含有的細胞游離核酸來源不限於泌尿道本身，也可反映出體內其他系統的問題。需注意的是，尿液體積及距離上次排尿的時間也可能影響目標核酸的回收，因此採集尿液須採中段尿並使用無菌尿盒盛裝，避免採集到過多「背景」細胞游離核酸。此外，尿液的細胞游離核酸濃度較低，也增加了後續檢測的困難度。

體液檢體進行核酸提取前，可先進行離心濃縮[1]，取得體液內的沉澱物再進行核酸提取，也有研究表示使用離心沉澱物較易發生干擾，反而取用上清液的穩定度較佳，顯示此類檢驗仍屬 LDTs 的範圍，執行臨床檢驗前需經過完整的評估。

(三) 核酸定量及品管

細胞游離 DNA 來自正常細胞死亡（例如：細胞凋亡）的過程，其斷裂位點大多位於核小體（Nucleosome）上下游，產生大約 50-300 鹼基對（Base Pair, bp）的細胞游離 DNA 片段，後續再受到核酸酶（Nuclease；例如：DNA Fragmentation Factor B, DFFB）作用造成不同長度的細胞游離 DNA，片段長度大約在 166 bp，後續仍會受核酸酶作用，再切成 <100 bp 的片段[28]。因為非細胞核酸檢體的應用時，需獲知核酸放大前的細胞游離 DNA 量，以確保實驗品質，例如：非侵入性產前檢測需計算胎兒 DNA 比例。傳統測定核酸的分光光度計定量法無法區分片段大小，而「電泳定量方式」除了可進行核酸品質確認及定量外，還可提供核酸片段大小，因此，除可用來確認核酸放大前的 DNA 尺寸外，也可用在核酸放大後[17]，例如：次世代定序建庫後的核酸放大效率及品質。

「電泳定量方式」透過已知的標記（Ladder）獲知核酸尺寸外，也可透過標記呈現的電泳帶（Band）厚度，計算出核酸濃度。目前的商業用檢測套組將毛細管電泳法，合併螢光標定技術，以電子曲線方式呈現出不同的核酸類型。將已知的標記（Ladder）與待測核酸同時進行電泳，再以螢光進行特定核酸類型的標定，偵測雷射光激發後的螢光，以獲知核酸類型及濃度[1]，例如：一般人的細胞游離 DNA 片段大約在 166 bp，但胎兒 DNA 的片段大約在 143 bp，即可透過「電泳定量方式」來區分[29]，詳見圖 4-1。此外，「電泳定量方式」也可用於核酸品質的估算。

傳統的電泳膠圖可見到核酸的品質，當膠圖上的電泳帶呈現單一、清楚時，顯示品質較佳；反之，若出現不清楚、smear 狀的電泳帶，則代表品質較差。「電泳定量方式」也可呈現出核酸的品質，以毛細管電泳檢測 RNA 為例，好品質的 RNA 在 28S rRNA 及 18S rRNA 會出現兩個清楚的電泳帶，當 RNA 降解時，28S rRNA/18S rRNA 的比值會下降，28S rRNA 及 18S rRNA 之間的基準線訊號會較高，因此，28S rRNA/18S rRNA 的比值達到 2.0 時，表示 RNA 具有較好的品質[17]。近來也使用 RIN（RNA Integrity Number）來評估 RNA 純度及品質，然而 RIN 的計算需使

Size profile

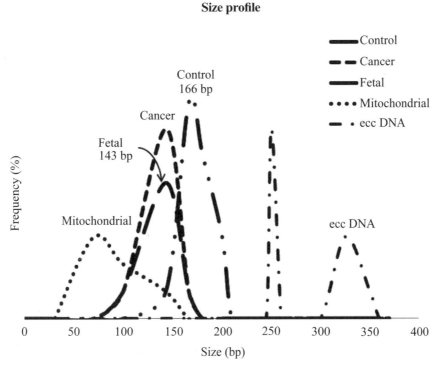

圖 4-1　DNA 的片段大小及核酸品質可用「電泳定量方式」來區分或估算 [29]。

用到其他的生物分析裝置（Bioanalytical devices）抓取數位電泳圖，RIN 以 1-10 分來表示 RNA 的狀況，1 分代表完全降解，10 分代表 RNA 是最完整。透過全面性分析計算 RNA 與標記的比值（Fractions）、波峰高度、反映降解進行程度的面積比等。

四、循環細胞檢體—單細胞檢體

（一）前言

　　循環細胞檢體主要應用在癌症分子檢測上，而癌症分子檢測是 LDTs 最主要的應用範圍，因應癌症起源、組織取得難易度等不同因素，臨床可能選擇不同的解剖病理學樣本進行分子檢測，常用的是小型活檢樣本和較大的手術組織樣本，經過酒精固定的細胞學檢查樣本、從全血樣本中提取的循環腫瘤細胞，甚至是游離腫瘤核酸，都可作為樣本進行分子腫瘤學的檢測，本節主要針對循環腫瘤細胞（Circulating Tumor Cells, CTC）。

　　一般認為循環腫瘤細胞與實質器官腫瘤（Solid tumor）的轉移有極大的關聯性 [1]，當腫瘤細胞開始轉移時，自原始腫瘤器官組織脫落，再穿過血管壁隨著血液流動，便稱為循環腫瘤細胞，當移動到適合器官後，便離開血管發生轉移。最初的轉移是不明顯的，因此長期監控血中循環腫瘤細胞量的變化，便可及早發現癌症轉移，因可取代腫瘤組織切片，因此又稱為液體切片（Liquid biopsy）。此外腫瘤具異質性，代表腫瘤含有不同株系的腫瘤細胞，循環腫瘤細胞被認為富含許多癌症發生、散播的訊息在其中，若可成功分離出單一循環腫瘤

細胞進行定序，對於相關研究發展助益良多。因此循環腫瘤細胞被認為是非侵入性癌症檢驗及治療追蹤的良好標記[30]。

循環腫瘤細胞的分離，需經過三個主要的步驟：採血、富集（Enrichment）及檢測（Detection）。使用的採血管類型包括一般採血管（例如：EDTA 管、Heparin 管及 ACD 管等），一般採血管對細胞保存效果較差，可另外加入細胞保存液以提高細胞的穩定性；此外也可選擇保存細胞游離核酸的商業用細胞穩定管[30]。富集時為有效分離出微量的循環腫瘤細胞，臨床上常以細胞表面的抗原分子及細胞物理特性（如大小、密度），將循環腫瘤細胞從血液中分離出來，富集的方法，例如：微濾膜分離法、微流體分離法、免疫吸附法等[30]，僅分離循環腫瘤細胞，監控循環腫瘤細胞量的變化，目前尚不涵蓋在特管辦法 LDTs 管轄範圍內。然而有越來越多循環腫瘤細胞，透過富集後再導入單細胞定序（Single cell sequencing），應用於癌症伴隨性檢測、治療時，便符合 LDTs。也因單細胞定序技術發展，相關應用也可採腫瘤組織上的單細胞[31]，將於本節一併討論。

(二)檢體採集

單細胞富集的技術原理包括激光捕獲顯微解剖（Laser-Capture Microdissection, LCM）、螢光抗體細胞分選和密度梯度離心等方法，可從組織或血液中獲取較多的腫瘤細胞，以提高分子腫瘤學檢測的敏感性和特異性[1]。

富集的技術及原理：細胞上具有一些標記可用於分辨特定細胞用，例如：免疫學常見的 CD（Cluster of Differentiation），顧名思義就是用來分辨細胞用的。而大多數腫瘤細胞源自上皮組織，表皮細胞表面分子（EpCAM）也經常用於分離腫瘤細胞。欲分離血液裡微量的

腫瘤細胞，可透過抓取腫瘤細胞上特定的 CD 或表皮細胞表面分子，即可在大量的血球細胞中找到腫瘤細胞，此方式稱為正向選擇（Positive selection）。而血液中富含大量的血球細胞，先經過「前處理」去除紅血球，剩下的白血球類及腫瘤細胞再以白血球細胞表面因子，例如：CD45 常被用來當作白血球的標記。以 Anti-CD45 抗體抓取白血球，去除白血球，便可找到相對量較少的腫瘤細胞，此方式稱為負向選擇（Negative selection）[15]。將這些細胞表面分子的抗體進行標定，來抓取腫瘤細胞或去除白血球，是富集最常用的技術，使用的技術如下[1]。

1. **螢光抗體細胞分選（Fluorescent antibody cell sorting）**：將細胞表面分子的抗體標定螢光，以抓取被不同的螢光標記之細胞後，再根據螢光特性進行分離或排序，以將感興趣的細胞或粒子從異質性的腫瘤群體中分離出。

2. **細胞吸附到抗體包覆的磁珠（Adsorption of cells to antibody-coated magnetic beads）**：使用被細胞表面分子的抗體包覆的磁珠，從全血或血漿中正向或負向選擇。將混合物通過放置在磁場中的分離柱，也可以將帶有細胞磁珠混合物的管放置在磁場中。對於正向細胞選擇，感興趣的細胞被保留在柱子或管中，而不需要的細胞通過或被洗出。對於負向細胞選擇，不需要的細胞會被標記並保留在柱子上，而溶液中感興趣的細胞或非磁性的細胞會被允許通過或被洗出。

3. **激光捕獲顯微解剖（Laser-Capture Microdissection, LCM）**：常見的 LCM 系統有兩類：紅外線 LCM 和紫外線 LCM。搭載激光的顯微鏡可以視覺化選擇感興趣的細胞，並使用激光在異質組織樣本中，選擇性的提取特定細胞並轉移到蒐集管中。

4. 非激光捕獲顯微解剖（Non-Laser-Capture Microdissection, Non-LCM）：以手工方法進行組織微解剖，將石蠟包埋組織切片標示出後，使用極細的針將感興趣的細胞刮取下來。

5. **Mesodissection**：介於 LCM 和 Non-LCM 之間的一個中等精確度級別的方式。這種技術通常使用一個尖銳且經過專利設計的針具，透過物理分離技術將感興趣的細胞或組織層析出來。優點是操作簡單且價格合理，並且適用於樣本大小相對較大且形狀不規則的組織。此外，相對於 LCM，Mesodissection 具有較高的細胞收穫率。

6. **Macrodissection**：是最傳統的微解剖方法之一，通常使用手術刀片直接從組織切片中切割出感興趣的細胞區域，是一種直接且簡單的方法；但精確度有限，可能需要一定的專業知識和技能來確保正確的取樣。由於它的低精確度，通常只適用於高腫瘤占比的樣本，若於非常小的細胞區域的情況下可能不適用。

(三)核酸定量及品管

定量 PCR 及反轉錄 PCR 可用在核酸的定性及定量上，常用在較要求核酸品質並確認核酸可放大的方法上，例如：次世代定序。透過 PCR 將核酸放大，再量測放大過程中產生的螢光量，推算核酸濃度。而 PCR 過程使用專一的引子，透過產生的 PCR 產物狀況，如產生專一性 PCR 產物的能力，可推斷核酸的品質。

五、細胞與核酸檢體的運送及儲存

(一)前言

開始決定設定實驗室開發檢測項目（LDTs）的檢驗流程前，須先設定核酸檢體採集及製備方式，而此步驟須從「選擇適當的檢體」開始，適當的檢體選擇來自於實驗目的，如「腫瘤基因檢驗」會考慮使用病理組織；但「遺傳性檢驗」就會考慮使用血液檢體，而不會是病理組織了。決定了檢體來源，便要開始思量使用的檢體特性，使用適合的「檢體蒐集流程」，包括設定採檢時間點、採檢管類型、採檢量、是否需加入特定的保存液及其他檢驗限制等。

由於檢體蒐集過程、核酸製備流程與檢驗品質息息相關，讀者必須審慎以待。

(二)不同檢體的運送及保存

1. **全血檢體**：根據檢測標的（例如：genomic DNA，病毒 DNA 或胞外 RNA）選擇適合的抗凝劑或添加物，特別是要避免 PCR 抑制物發生，如肝素（Heparin）、血色素（Heme），因此一般使用的採血管為 EDTA 管或 ACD（Acid Citrate Dextrose）管，使用含 citrate 的採血管被認為可產生質量較佳核酸；而抽取 RNA 時一般會加入 RNA 穩定劑。使用 EDTA 管若需分離 HIV 或 HCV 時，建議需在 4-6 小時內先將血漿分離至另一管子。若欲分離血清檢體，則應使用血清管，並在室溫下讓血自然凝集。液體切片（Liquid biopsy）在腫瘤學上的應用，大多檢測來自腫瘤的游離 DNA（Cell free DNA, cfDNA），為維持 cfDNA 的穩定，應盡可能在血液抽取後 3 小時[1]內

分離血漿；若有使用其他檢體作為液體切片的來源，整個檢驗過程則需要經過完成的驗證。

2. **口腔細胞及體液**：DNA 和 RNA 都可分離自口腔細胞及體液，抽取 RNA 時一般會加入 RNA 穩定劑。唾液檢體可蒐集到細胞 DNA，但這類檢體易受到內含微生物的影響，因此不建議用在感染性病原體檢測上。

3. **組織檢體**：使用組織檢體的狀況包括腫瘤診斷、無法採用血液或口腔細胞時、血液與口腔細胞結果不一致時及感染性疾病診斷適用組織檢體時。組織檢體的蒐集、運送過程影響後續檢驗結果甚鉅，不當的蒐集及運送過程除會影響核酸品質外，也會影響到後續的檢驗結果。

4. **蠟塊檢體（Formalin-Fixed, Paraffin-Embedded Tissue, FFPE）**：也是一種組織檢體，蠟塊處理的過程，需經過複雜的前處理，例如：浸泡福馬林、石蠟包埋等，此過程會造成核酸斷裂，因此浸泡時間過長時會引發 DNA 斷裂，不利於執行分子檢驗。此外，放置過久的 FFPE 檢體也不利於分子檢驗，如 NGS 檢驗上。

5. **產前診斷檢體**：產前檢體包括絨毛膜、羊水、羊水或絨毛膜培養後的細胞、母血中的胎兒游離 DNA 等，可用於檢測遺傳性疾病。來自母血的檢體，需避免母體細胞或 DNA 的汙染，因此大多產前檢體都需培養到完成報告核發。絨毛膜檢體採集量至少需 15 mg，放置於無菌培養液或生理食鹽水中，若無法當日送達檢驗室，須保存在 2-8℃，隔日送達，此外也需注意是否有母體汙染。羊水檢體至少 10 mL，剛抽出的 2-5 mL 應隨同抽取時的空針直接丟棄不用，以減少母體汙染。確認是否有母體汙染應以分子檢驗法確認，如以基因掃瞄（GeneScan）方式進行。羊水檢體應當日送達，若無法當日送達檢驗室，須保存在 2-8℃，隔日送達。檢測母血中的胎兒游離 DNA 需使用專用採血管。

6. **子宮、子宮內膜、陰道及男性尿道檢體**：這類檢體大多以拭子（Swab）方式採集，採集後的檢體需放置於適當的運送液中，整體蒐集容器裝置需經過完整的評估，如拭子材質、盛裝容器等。

7. **尿液**：尿液蒐集容器需無菌，蒐集到運送須全程保存於 4-8℃。

8. **糞便**：需使用乾淨容器盛裝，例如：乾淨的尿布、糞便收集盒，若需使用保存液，都需經完整評估，如使用 Cary-Blair 培養液，則採取室溫保存；若不需保存液，則採檢後全程需保存在 2-8℃。而檢測感染性病原體時，需儘快送達。

9. **腦脊髓液**：CSF 欲抽取 DNA 時，檢體運送時需保存於 2-8℃；欲抽取 RNA 時，CLSI 建議採檢後應立即冰存，以乾冰全程運送，並在 1-4 小時完成抽取[1]。事實上抽取 RNA 的流程，在國內大多仍以 2-8℃ 冰送為主，建立檢驗前可再評估是否採 CLSI 建議執行。

(三) 萃取核酸儲存

1. DNA 儲存

純化後的 DNA 應儲存在密封的、疏水的塑膠管，最好有橡膠墊以防止蒸發，保存用的塑膠管需注意材質，聚丙烯管（PP）雖會吸附 DNA，特別是在高離子下，但聚乙烯（PE）管比聚丙烯管更會結合 DNA，因此目前主要用聚丙烯管[32]。

適當的 TE 緩衝液更適合於 DNA 儲存，因為緩衝液可以限制可能導致 DNA 自發降解的 pH 變化。純化的 DNA 可以在以下條件下安全地存儲在 TE 緩衝液中：

(1) 在室溫下 26 週。

(2) 在 2-8℃下，如果不存在汙染的 DNA 酶，則最長可存放一年。

(3) 在 –20 ℃至 –70℃或更低 [33]。

　　從商品化試劑組中所附之儲存緩衝液應該 DNase 和 RNase free 的。長期儲存時，保存在水中的 DNA 應該存放在低於水的冰點之溫度下，以減少 DNase 活性。長期儲存在水中的 DNA 會因缺乏緩衝而受到酸水解的影響。EDTA 可以防止在製備儲存緩衝液時所使用之水中存在的任何汙染性核酸酶之作用，或者可能從 DNA 分離方案的雜質中攜帶。DNA 應凍存為主要的原始溶液，冷凍溫度為 –70℃或更低。如果需要多個樣本進行測試，則應從原始溶液中製備 DNA 樣本，並在 –70℃或更低的溫度下存儲以進行後續分析。製備冷凍樣品避免了原始溶液的反覆凍融循環，並最大程度地減少了樣品汙染的可能性。

　　純度較低的 DNA 應儲存在 –20℃或更低的溫度下，以確保 DNA 的完整性。DNA 應避免放置於家用冰箱，以避免反覆冷凍、解凍以導致核酸消解。

2. RNA 儲存

　　RNA 是一種極易降解分子，需使用已經二乙基吡咯烷酮（DEPC）水處理以去除 RNase 的無菌、疏水的塑料管進行儲存。純化的 RNA 可以作為沉澱物在 –70℃或更低的溫度下用乙醇存儲。鹼性 pH 7.1-7.5 比酸性或中性條件更有效地保護 RNA 樣本，實驗室自製的緩衝液，應該用 DEPC 處理的水製備，並在使用前進行高壓滅菌。純化的 RNA 在第一次冷凍解凍循環後，可穩定保持長達 3 小時。重複的冷凍解凍循環會導致 RNA 的降解。

六、品管

　　因為分子檢驗的特性，為避免檢驗汙染，分子檢驗實驗室必要的空間區隔、實驗防護都有其必要性，核酸抽取過程的防護更是重要。此外，抽取核酸過程所用的試劑也可能含有化學物質，可能造成人體傷害，相關防護用具使用也有其必要性。

　　分子檢驗結果多為絕對的真值，例如：疾病基因檢測不會隨個體年紀、疾病、身體狀況而有差異，因此監控流程確保檢驗結果的正確、可信是有其必要性的。核酸抽取流程中需被監控的流程，包括從檢體蒐集、運送、製備到保存，都有其必要性。因此建立隨時可備查的採檢手冊，或在醫囑開單時適當提醒，以提供臨床醫療人員正確的蒐集、運送流程是有必要的；而錯誤的採檢過程（如用錯採檢容器）可能導致檢驗結果錯誤，應落實執行退件機制。

　　隨著分子檢驗目的不同，會使用不同的檢體，不同檢體應有不同的品管設定，因此在檢驗設立前應有完整的評估（Validation）及驗證（Verification）。無論是建立新的檢驗方法／流程（如實驗室開發檢驗；Laboratory Developed Tests, LDTs），或是調整商業開發試劑組使用，均須進行完整的評估。而使用未調整商業開發試劑組時，僅需進行方法學驗證即可，驗證方法時需使用商業開發試劑組建議的檢體類型，並使用足夠量的檢體數來進行驗證。

　　分子檢驗需有品管檢體用來監控整個流程，但品管檢體大多數用來監控核酸放大的過程（如 PCR），然而核酸製備時的品管也是必要的。核酸製備所需的品管，包括核酸萃取及核酸定量，可用來監控檢體處理流程、檢體保存、儀器設備、人員操作等。

學習評估

1. 決定核酸製備方法有哪些需考量的因素？
2. 抽取細胞內核酸時，血液及非血液檢體前處理流程有哪些差異？
3. 常見的核酸定量方式有哪些？
4. 血液檢體是最常見的核酸來源，請比較採取細胞內、細胞外、循環腫瘤細胞時，血液檢體的製備方式差異。
5. 列舉在檢體蒐集、核酸製備過程常造成 PCR 抑制的因素有哪些？
6. 請比較蒐集循環腫瘤細胞時之正向選擇與負向選擇？
7. 請比較儲存 DNA 和 RNA 之差異？

參考文獻

1. CLSI. Collection, Transport, Preparation, and Storage of Specimens for Molecular Methods. 2nd ed. CLSI guideline MM13. Clinical and Laboratory Standards Institute; 2020.

2. Thatcher SA. DNA/RNA preparation for molecular detection. *Clin Chem*. 2015; 61(1): 89-99.

3. Wong KH, Sandlin RD, Carey TR, et al. The role of physical stabilization in whole blood preservation. *Sci Rep*. 2016; 6: 21023.

4. Psifidi A, Dovas CI, Bramis G, et al. Comparison of eleven methods for genomic DNA extraction suitable for large-scale whole-genome genotyping and long-term DNA banking using blood samples. *PLoS One*.2015; 10(1): e0115960.

5. de Vries JE, Wijnen PA, Hamulyák K, van Dieijen-Visser MP , Bekers O. PCR on cell lysates obtained fromwhole blood circumvents

DNA isolation. *Clin Chem*. 2001; 47(9): 1701-1702.

6. van Wijk R, van Solinge WW. The energyless red blood cell is lost: erythrocyte enzyme abnormalities of glycolysis. *Blood*. 2005; 106(13): 4034-4042.

7. McQuillan AC, Sales SD. Designing an automated blood fractionation system. *Int J Epidemiol*. 2008; 37(suppl1): i51-i55.

8. Choi SE, Hong SW, Yoon SO. Proposal of an appropriate decalcification method of bone marrow biopsy specimens in the era of expanding genetic molecular study. *J Pathol and Transl Med*. 2015; 49(3): 236-242.

9. Saavedra-Matiz CA, Isabelle JT , Biski CK, et al. Cost-effective and scalable DNA extraction method from dried blood spots. *Clin Chem*. 2013; 59(7): 1045-1051.

10.Küchler EC, T annure PN, Falagan-Lotsch P, Lopes TS, Granjeiro JM, Amorim LM. Buccal cells DNA extraction to obtain high quality human genomic DNA suitable for polymorphism genotyping by PCR-RFLP and real-time PCR. *J Appl Oral Sci*. 2012; 20(4): 467-471.

11..Samadani AA, Nikbakhsh N, Fattahi S, et al. RNA extraction from animal and human's cancerous tissues: does tissue matter? *Int J Mol Cell Med*. 2015; 4(1): 54-59.

12..Sellin Jeffries MK, Kiss AJ, Smith AW, Oris JT . A comparison of commercially-available automated and manual extraction kits for the isolation of total RNA from small tissue samples. *BMC Biotechnol*. 2014; 14: 94.

13.Bass BP , Engel KB, Greytak SR, Moore HM. A review of preanalytical factors affecting molecular, protein, andmorphological analysis of formalin-fixed, paraffin-embedded (FFPE) tissue: how well do you know your FFPE specimen? *Arch Pathol Lab Med.* 2014; 138(11): 1520-1530.

14. Viertler C, Groelz D, Gündisch S, et al. A new technology for stabilization of biomolecules in tissues for combined histological and molecular analyses. *J Mol Diagn.* 2012; 14(5): 458-466.

15. Groelz D, Sobin L, Branton P , Compton C, Wyrich R, Rainen L. Non-formalin fixative versus formalin-fixed tissue: a comparison of histology and RNA quality. *Exp Mol Pathol.* 2013; 94(1): 188-194.

16. Druce J, Garcia K, Tran T , Papadakis G, Birch C. Evaluation of swabs, transport media, and specimen transport conditions for optimal detection of viruses by PCR. *J Clin Microbiol.* 2012; 50(3): 1064-1065.

17. Buckingham L. *Molecular Diagnostics: Fundamentals, Methods and Clinical Applications.* 3rd ed. Philadelphia, PA: F.A. Davis Company; 2019.

18. Mandel P, Metais P. [Not Available]. *C R Seances Soc Biol Fil.* 1948; 142: 241-243.

19. Domínguez-Vigil IG, Moreno-Martínez AK, Wang JY, Roehrl MHA, Barrera-Saldaña HA. The dawn of the liquid biopsy in the fight against cancer. *Oncotarget.* 2017 Dec 8; 9(2): 2912-2922.

20. Beránek M, Sirák I, Vošmik M, Petera J, Drastiková M, Pali ka V. *Carrier molecules and extraction of circulating tumor DNA for next generation sequencing in colorectal cancer.* Acta Medica (Hradec Kralove).

21. Page K, Guttery DS, Zahra N, et al. Influence of plasma processing on recovery and analysis of circulating nucleic acids. *PLoS One.* 2013; 8(10): e77963

22. Mei-Chia Wang, Guan-Yu Gong, Chih-Liang Wang, How-Wen Ko, Rong-Xuan Weng, Pi-Yueh Chang and Chiuan-Chian Chiou. Methods for Collection of Extracellular Vesicles and Their Content RNA as Liquid Biopsy for Lung Cancer Detection: Application of Differential Centrifugation and Annexin A5 Coated Beads. *Curr.* Issues Mol. Biol. 2022, 44, 2374-2386.

23. Monleau M, Bonnel S, Gostan T , Blanchard D, Courgnaud V, Lecellier CH. Comparison of different extraction techniques to profile microRNAs from human sera and peripheral blood mononuclear cells. *BMC Genomics.* 2014: 15: 395.

24. Allyse M, Minear MA, Berson E, et al. Non-invasive prenatal testing: a review of international implementation and challenges. *Int J Womens Health.* 2015; 16(7): 113-126.

25. Norton ME, Brar H, Weiss J, et al. Non-Invasive Chromosomal Evaluation (NICE) Study: results of a multicenter prospective cohort study for detection of fetal trisomy 21 and trisomy 18. *Am J Obstet Gynecol.* 2012; 207(2): 137.e1-e8.

26. de Jong MD, Weel JF, Schuurman T , Wertheim-van Dillen PM, Boom R. Quantitation of varicella-zoster virus DNA in whole blood, plasma, and serum by PCR and electrochemiluminescence. *J Clin Microbiol.* 2000; 38(7): 2568-2573.

27. Ashoor G, Syngelaki A, Poon LC, Rezende JC, Nicolaides KH. Fetal fraction in maternal plasma cell-free DNA at 11-13 weeks' gestation: relation to maternal and fetal character-

istics. *Ultrasound Obstet Gynecol.* 2013 Jan; 41(1): 26-32.

28. Han DSC, Lo YMD. The Nexus of cfDNA and Nuclease Biology. Trends Genet. 2021 Aug; 37(8): 758-770.

29. Lo YMD, Han DSC, Jiang P, Chiu RWK. Epigenetics, fragmentomics, and topology of cell-free DNA in liquid biopsies. *Science.* 2021 Apr 9; 372(6538): eaaw3616.

30. Mei-Chia Wang, Hsiao-Chen Ning, Jang-Jih Lu, Pi-Yueh Chang. Detection Methods and Clinical Utility of Circulation Tumor Cells. *J Biomed Lab Sci.* 2016, 28: 77-84

31. Lei, Y., Tang, R., Xu, J. et al. Applications of single-cell sequencing in cancer research: progress and perspectives. *J Hematol Oncol.* 14, 91 (2021).

32. Gaillard C, Strauss F. Eliminating DNA loss and denaturation during storage in plastic microtubes. *Amer Clin Lab.* 2001; 20(2): 52-54.

33. Ross KS, Haites NE, Kelly KF. Repeated freezing and thawing of peripheral blood and DNA in suspension: effects on DNA yield and integrity. *J Med Genet.* 1990; 27(9): 569-570.

第五章　基因擴增、即時偵測基因擴增與焦磷酸定序

邱清旗、張家禎、沈家瑞

內容大綱

學習目標

1. 學習基因擴增之原理、應用及限制。

2. 學習即時基因擴增技術之原理，並了解其在疾病診斷、預後評估及治療監測中的應用。

3. 學習焦磷酸定序的原理、應用及限制。

一、基因擴增

　　基因擴增是細胞或實驗室操作放大去氧核糖核酸（Deoxyribonucleic Acid, DNA）的過程，將染色體特定區域的基因的拷貝數（Copy number）增加，而不放大其他的區域的基因。聚合酶連鎖反應（Polymerase Chain Reaction, PCR）是最常應用於基因擴增的生物技術，可以從少量的去氧核糖核酸樣品中擴增特定序列，可將欲檢測基因片段、癌症基因或是病原體基因組進行放大檢測。聚合酶連鎖反應可在體外擴增去氧核糖核酸模板，產生特定的去氧核糖核酸片段，只需要幾個小時就能擴增特定基因片段（如圖 5-1）。大多數生化分析需要利用大量生物材料和樣品量，但聚合酶連鎖反應過程所需的生物材料和樣品量很少，聚合酶連鎖反應可以在短時間內進行靈敏的檢測和高效率的擴增特定序列和基因，其精確性、高效率和快速擴增的特性，能夠鑑定和定量基因拷貝數，在基礎醫學研究、醫療檢驗、工業品質管制和體外檢測方面都廣泛應用。

(一)基因擴增原理說明

　　在分子診斷和醫學研究中，可透過下列方式進行基因擴增：(1) 聚合酶連鎖反應（Polymerase Chain Reaction, PCR）；(2) 連接酶連鎖反應（Ligase Chain Reaction, LCR）；(3) 轉錄媒介擴增（Transcription-Mediated Amplification, TMA）。

1. 聚合酶連鎖反應

　　聚合酶連鎖反應可以快速的將特定基因或是目標去氧核糖核酸片段放大擴增至百萬至數十億拷貝數，以進行後續檢測或分析。進行基因擴增的聚合酶連鎖反應，需要帶有目標基因的去氧核糖核酸模板（Template）、去氧核醣核苷酸（dNTP）、引子（Primers）和去氧核糖核酸聚合酶（DNA polymerase），進行多次聚合酶連鎖反應來進行基因擴增。聚合酶連鎖反應過程包含 3 個步驟：變性（Denaturation）、黏合（Annealing）和延伸（Extension）。聚合酶連鎖反應以3個階段重複循環：(1) 變性（Denaturation）：在94-95℃加熱下，將使帶有目標基因的雙股去氧核糖核酸分離，變成單股，做為複製的模板；(2) 引子黏合（Annealing）：降低反應溫度，使設計的引子黏合到帶有目標基因的模板兩端上，黏合溫度條件由熔解溫度（Tm）決定，範圍大約為55℃至70℃；(3) 延伸（Extension）：一般延長反應的溫度為72℃，利用去氧核糖核酸聚合酶進行引子延長和另外一股模板的合成。每完成一次聚合酶連鎖反應三個步驟的循環，就能得到 2 倍的基因擴增產物。經過 N 次的循環，擴增產物的數量將達到 2^N。

　　目前檢測基因擴增定量方法，從上述一般聚合酶連鎖反應、下一章節的即時定量聚合酶連鎖反應（Quantitative real-time PCR），發展至微滴式數位聚合酶連鎖反應（Droplet digital PCR）[1]。

(1) **聚合酶連鎖反應**：在試管內以引子專一性的連鎖反應，擴增特定基因，進行定性或半定量分析。

(2) **即時定量聚合酶連鎖反應**：利用螢光試劑（SYBR green）或是引子探針（Primer probe）進行聚合酶連鎖反應，以螢光偵測系統檢測每次循環的螢光強度，即時定量每次反應所產生的產物含量。

(3) **微滴式數位聚合酶連鎖反應**：將每個去氧核糖核酸分離至乳化微滴，進行聚合酶連鎖反應，再逐一定量分析每個微滴的螢光量。

2. 連接酶連鎖反應

其為透過擴增目標基因來檢測核酸序列的體外基因擴增技術，應用於分析基因突變或單核苷酸多型性（Single Nucleotide Polymorphisms, SNP）分析。利用耐高溫的去氧核糖核酸連接酶（DNA ligase）將兩段探針或引子，專一性的和去氧核糖核酸模板結合，再經由重複循環的變性－黏合－連接的連鎖反應，將目標基因擴增[2]。其基因擴增過程（如圖 5-2）為：(1) 在 94-95℃高溫下使雙股去氧核糖核酸變性分離成單股；(2) 引子（或探針）和目標基因的一股黏合；(3) 去氧核糖核酸連接酶以共價鍵將相鄰的引子連接，產生擴增片段，並作為模板繼續重複上述 (1)-(3) 循環，產生大量連接的擴增產物。若連接點位發生鹼基突變，則相鄰引子則無法連接，便無法進行擴增。連接酶連鎖反應和聚合酶連鎖反應一樣具有很好的擴增效率，具有更強辨別鹼基突變的能力[2]。

3. 轉錄媒介擴增

利用核糖核酸聚合酶（RNA polymerase）和反轉錄酶（Reverse transcriptase）在恆溫下大量擴增目標基因或目標核糖核酸（如圖 5-3）。其擴增過程為：(1) T7 啟動引子（T7 promoter primer）和目標核糖核酸模板結合；(2) 在反轉錄酶作用下產生互補去氧核糖核酸（cDNA）；(3) 加入核糖核酸酶 H（RNase H）水解核糖核酸模板；(4) 引子結合至互補去氧核糖核酸上；(5) 經由反轉錄酶產生雙股去氧核糖核酸；(6) 透過 T7 核糖核酸聚合酶（T7 RNA polymerase）將雙股去氧核糖核酸轉錄成核糖核酸，大量擴增目標核糖核酸[3]。

(二) 應用範圍

從含有微量去氧核糖核酸的檢體，利用聚合酶連鎖反應進行基因擴增，可用來檢測基因或染色體的變化或異常，有助於分析遺傳狀況和疾病診斷（如遺傳疾病和癌症），也可透過基因擴增檢測細菌、病毒或其他微生物的基因片段，診斷感染情況。

1. 癌症相關基因檢測

利用基因擴增檢測病患檢體中致癌基因（Oncogene）或抑癌基因（Tumor suppressor gene）表現，對於治療的選擇有很大幫助，對於預後評估大有裨益。根據基因擴增檢測病患中的致癌驅動突變（Oncogenic driver mutations）或抗藥基因（Drug-induced gene），有助於個體化治療（Personalized therapy）。尤其在標靶治療，基因擴增檢測癌症基因資訊提供治療藥物的選擇[4]。

2. 傳染病檢驗

以基因擴增的生物技術對病原微生物進行快速且特異性之檢測，透過基因擴增提供快速且準確的檢測，對疫情防治發揮重要作用。傳染病可由多種病原體引起，其臨床表現和症狀相似且難以區分，利用基因擴增檢測特定基因，快速鑑定病原體或血清型（Serotyping）分型，對於臨床疾病診斷和公共衛生管理至關重要[5]。

3. 遺傳疾病診斷

單核苷酸多態性和基因突變與遺傳疾病易感性（Disease susceptibility）、發病機制和藥物療效有關。基因擴增能夠檢測檢測單核苷酸多態性或基因突變型態，提供了遺傳疾病的診斷、疾病管理和治療方針[6,7]。

(三) 技術挑戰

目前在基因擴增的技術雖然簡單且能快速

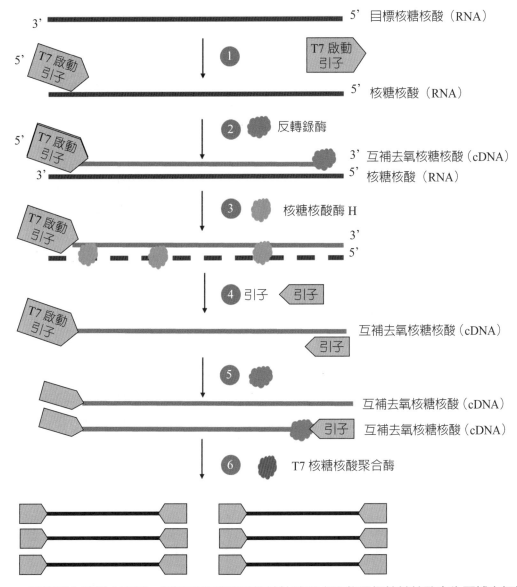

圖 5-3 轉錄媒介擴增之原理：透過反轉錄酶和核糖核酸聚合酶將目標核糖核酸產生互補去氧核糖核酸，再以 T7 核糖核酸聚合酶擴增目標核糖核酸。

放大基因產物，但由於基因擴增的技術具有高敏感度，即使是微量的去氧核糖核酸樣本的汙染，可能會產生結果判讀異常。此外，聚合酶連鎖反應中的引子可以非特異性的和目標基因相似的基因序列黏合，去氧核糖核酸聚合酶可能將錯誤的核苷酸鑲嵌進擴增基因中，建立良好實驗室規範和獨立操作環境，使用乾淨設備和耗材，能夠減少檢體間的交叉汙染[8]。

二、即時偵測基因擴增

即時聚合酶連鎖反應（Real-time Polymerase Chain Reaction, real-time PCR）是一種透過螢光訊號檢測技術，達到對目標核酸分子精確定量的方法，因此在疾病診斷、基因表現分析和病原體檢測等領域被廣泛應用。本節旨在介紹 real-time PCR 的技術特點，並闡述兩種常用的螢光訊號檢測原理：SYBR Green I 染劑法和 TaqMan 探針法。此外，本文還介紹了實驗流程注意事項，包括反應系統的配置、反應過程以及數據分析方法，如 Ct 值、絕對定量和相對定量。期望透過本文，能夠提升讀者對 real-time PCR 技術的全面認識和實際應用能力。

(一)原理

即時聚合酶連鎖反應，又稱定量即時聚合酶連鎖反應（Quantitative real time PCR, qPCR），其優點在於能夠提供定量資訊，並可即時監測目標核酸分子的擴增過程。相較於傳統的PCR技術，即時PCR具有以下優勢[9,10]：

1. **操作便利**：無需經過凝膠電泳，可以在 PCR 反應過程中，即時監測產物含量的變化，因此節省了實驗時間，提高了操作效率。
2. **精確定量**：對目標基因的定量檢測，能精確測定樣品中目標基因的起始拷貝數（Copy number）。這對於檢測病原載量（Viral load）、基因表現量等都有重要應用價值。
3. **高靈敏度**：有較高的靈敏度，能檢測出極低拷貝數的目標分子，檢測極限可達單個分子水平。
4. **高特異性**：使用螢光探針可顯著提高檢測的特異性。
5. **廣泛動態範圍**：動態範圍廣，可同時檢測存在數量差異幾個數量級的目標基因分子。
6. **標準化檢測**：具有高度的可重複性和標準化，有助於檢測方法的統一和數據的可比

性，促進不同實驗室間的合作和數據共享。
7. **廣泛應用**：適用於多種樣品類型，包括血液、組織、細胞和環境樣品等。

總的來說，real-time PCR 技術集高靈敏度、高特異性和定量分析於一體。因此，已被廣泛應用於疾病診斷、預後評估，以及治療監測等。

(二)螢光訊號檢測

Real-time PCR 的螢光訊號檢測原理主要有兩種[11]：

1. SYBR Green I 染劑法

SYBR Green I 是一種常用的螢光染劑，其結構中含有兩個苯環，其中一個苯環上有一個氮原子，另一個苯環上有一個氧原子。這兩個原子可以與雙股 DNA 中的鹼基配對，形成氫鍵。當 SYBR Green I 染劑與雙股 DNA 結合時，其結構會發生扭曲，導致螢光信號增強[12]。因此，只會和雙股 DNA 結合，不與單股 DNA 結合，且結合後會發出強烈的螢光〔圖 5-4(A)〕，比游離狀態下，螢光強度高出 100 倍以上。因此，在 real-time PCR 反應中，隨著 DNA 擴增循環數的增加，雙股 DNA 分子的數量將呈指數級增加。SYBR Green I 會與這些雙股 DNA 分子結合，並發出螢光。螢光強度與雙股 DNA 分子的數量呈現正相關，透過檢測螢光強度變化，可以定量分析目標核酸分子的含量。

所以，SYBR Green I 法用於 qPCR 的優點如下：無需另外設計螢光探針，實驗條件也不需特別優化，操作簡便且耗時短。此外，檢測成本較低，非常適合進行大規模樣品的單核苷酸多型性快速測定。然而，因為可以與任何雙股 DNA 結合，因此可能檢測到非特異性產物。

2. TaqMan 探針法

　　TaqMan 探針是一種特異性的核酸探針，由 5' 端的報告基團（Reporter, R）和 3' 端的淬滅基團（Quencher, Q）組成。當探針處於完整狀態時，由於兩個基團靠得很近，因為螢光能量傳遞的關係，報告基團發射出的螢光，會被淬滅基團所吸收，因此沒有螢光訊號產生。在 PCR 反應過程中，此探針與目標 DNA 特異性結合，其結合位點位於兩條引子之間。當 DNA 聚合酶將核酸產物延伸到一定長度，遇到探針結合位點時，5' 端的報告基團會被聚合酶的 5'-3' 外切酶功能所水解，從而使報告螢光基團與淬滅基團分離，釋放出螢光訊號〔圖 5-4(B)〕。因此，TaqMan 探針具有高度特異性，能準確識別和結合目標 DNA 序列，從而降低非特異性擴增的風險。並且可以在同一反應中，同時使用多個不同的 TaqMan 探針，實現多重 PCR，檢測多個目標序列[14]。但相對地，探針的設計需要考慮多種因素，包括序列特異性、熔解溫度（Tm）、二級結構等[15]，設計過程較為複雜。且探針和相關試劑的成本較高，增加了實驗的總體費用。

(三) 實驗流程

　　Real-time PCR 實驗主要包括反應系統配置與反應流程環節。

1. 反應系統配置

(1) **引子和 TaqMan 探針設計**：引子和探針設計的 GC 含量在 30-80% 之間為佳，且避免連續 3 個鹼基 G 出現[15]，而探針的 Tm 值應略高於引子的 Tm 值 8-10℃，另外，探針的 5' 端應避免含有鹼基 G，因為其嘌呤環狀結構可能會與螢光染劑的芳香環發生作用，導致自淬滅現象（autoquenching），降低探針的螢光訊號[16]。引子長度通常為 17-25 個鹼基，且避免自身互補序列，以防止二級結構的產生，確保與目標序列的正確配對[17]。

(2) **反應溶液**：Real-time PCR 的反應溶液與傳統 PCR 相似，皆包含 dNTP、MgCl2、Taq DNA 聚合酶和適合的 pH 環境和離子強度的緩衝液。而 real-time PCR 則多包含了參考染劑（如 ROX，用於校正非 PCR 反應所導致的螢光訊號變化）和探針染劑（如 SYBR Green I 或 TaqMan probe，確保螢光訊號的準確讀取）。

2. 反應流程

　　首先將模板 DNA、引子、螢光探針（SYBR Green I 或 TaqMan probe）、DNA 聚合酶、dNTPs、緩衝液等試劑混合均勻。之後，將反應混合物預熱至聚合酶的最佳溫度（通常為 95℃）10 分鐘，以變性模板 DNA。接著，進行指定次數的循環，每個循環包括變性（Denaturation）、降溫黏合（Annealing）和延伸（Extension），在延伸步驟中，儀器會及時採集螢光訊號以定量 PCR 產物。最後將反應混合物保持在延伸溫度一段時間，以確保所有模板 DNA 都被擴增。

(四) 數據分析

1. Ct 值

　　Ct 值（Cycle threshold value），又稱為臨界循環數，是 real-time PCR 中的一個關鍵參數。它代表的是 PCR 反應過程中，螢光訊號首次超過預設閾值（Threshold）時，所對應的循環數[18]。具體來說，當 PCR 產物累積到可以被檢測到的螢光強度時，儀器系統記錄下來的循環數即為 Ct 值。

　　Real-time PCR 中的訊號擴增階段可以分為以下幾個階段（圖 5-5）：

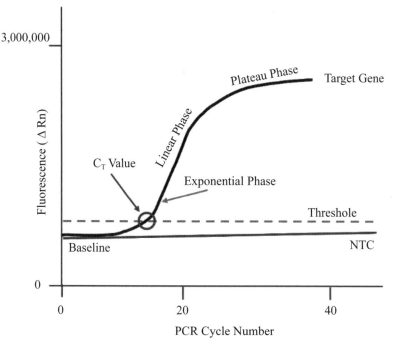

圖 5-5　Real-time PCR 擴增曲線圖 [19]。

(1) **初始期（Baseline phase）**：在 PCR 反應的前幾個循環中，螢光訊號很低且幾乎不變。這是因為初始核酸模板數量少，產物量不足以產生明顯的螢光訊號。

(2) **指數增長期（Exponential phase）**：隨著循環數的增加，PCR 產物數量指數級增長。所以，螢光訊號強度顯著增加，且與產物數量成正比。而 Ct 值通常出現在這一階段，因為此時的螢光訊號首次超過預設的閾值，表示 PCR 產物數量達到可檢測的濃度。

(3) **線性增長期（Linear phase）**：當反應進行到一定程度後，反應速率逐漸減慢，螢光訊號的增長不再是指數級別，而是線性增加。這是由於試劑消耗和反應物累積的影響。

(4) **高原期（Plateau phase）**：最後，反應進入高原期，此時螢光訊號達到穩定狀態，增加幅度變得非常緩慢或停止，這是因為反應物耗盡的因素。

2. 絕對與相對定量

目前有兩種主要的定量方法：絕對定量和相對定量，這兩種方法的選擇取決於實驗的目的和樣品的特性。

(1) 絕對定量

該方法是透過使用已知濃度的一系列標準品，來建立標準濃度曲線 [13]。首先，將標準品 DNA 進行 10 倍序列稀釋，以獲得不同濃度的樣品。然後，將這些標準品和未知樣品分別進行 PCR 反應，記錄每個樣品的 Ct 值。以標準品的對數濃度為橫座標，Ct 值為縱座標，繪製標準曲線，並計算回歸方程。最後，將未知樣品的 Ct 值代入標準曲線的回歸方程中，計算出樣本中 DNA 的具體濃度或拷貝數（圖

5-6）。此方法增加了實驗的複雜性和成本，但其優點在於可以提供目標分子數量的精確分析，這對於診斷感染性疾病或監測病毒載量有非常大的助益。另外，絕對定量可以比較不同樣本中的目標分子數量，清楚了解不同患者之間的差異或不同時間點的變化。

(2) 相對定量

相對定量是一種 qPCR 方法，用於比較目標基因在不同樣品或實驗條件下的相對表現量，使用內控基因作為參考 [20]。內控基因通常選用表現量相對恆定的管家基因（Housekeeping gene），作為校正因子以減少樣品間的變異，因此。在這一方法中，首先測量實驗組和對照組樣品中，內控基因和目標基因的 Ct 值，並計算 $\triangle$Ct 值，以此校正每個樣品中起始核酸量的差異。

$\triangle$Ct（實驗組）= 目標基因的 Ct 值（實驗組）– 內控基因的 Ct 值（實驗組）

$\triangle$Ct（對照組）= 目標基因的 Ct 值（對照組）– 內控基因的 Ct 值（對照組）

接著，計算實驗組樣品相對於對照組樣品的 $\triangle$Ct 變化量，即 $\triangle\triangle$Ct 值。

$\triangle\triangle$Ct = $\triangle$Ct（實驗組）– $\triangle$Ct（對照組）

最後，計算目標基因在不同樣品中的相對表現量。

相對表現量 = 2 – $\triangle\triangle$Ct

相對表現量大於 1，表示目標基因在實驗組樣品中的表現量高於對照組樣品中的表現量，即基因表現上升（Gene upregulation）；等於 1，即基因表現不受實驗條件的影響，保持穩定；介於 0 和 1 之間，表示基因表現下降（Gene downregulation）。

這種定量方法提供了目標基因在不同實驗條件下，相對於對照樣品的表現變化，幫助理解基因在不同環境或條件下的表現調節機制。相對定量不需要已知濃度的標準品 DNA 建立標準曲線，因此方法較為簡單，適合檢測基因突變和監測疾病進程等應用。雖然相對定量提供的是相對數據，而不是具體的拷貝數或濃度，但其靈活性使其成為基因研究中的常用方法。

三、焦磷酸定序（Pyrosequencing）

(一) 前言

DNA 序列分析是現代生物科學和醫學研究的關鍵技術，它使得科學家們了解基因的功能，識別基因突變，並分析這些突變對生物功能的影響，以及明確生物物種間的進化關係，或不同生物體的差異 [21]。在過去的幾十年裡，DNA 定序技術的進步極大地推動了生物醫學研究的發展，尤其在精準醫學領域中，它已成為一個不可或缺的工具。精準醫學，又稱個人化醫學，旨在根據個體的遺傳資訊來明確藥物的選擇和治療計畫的制定，從而提供更加精確的醫療服務 [21,22]。DNA 定序技術使我們能夠深入了解基因突變與疾病之間的關係，並根據這些突變來選擇最合適的治療方法。

例如：在癌症治療中，透過對腫瘤細胞的基因組進行定序，科學家們可以識別出驅動腫瘤生長的關鍵突變 [21,23]。這些資訊對於選擇針對特定分子標記的靶向藥物至關重要，從而為患者提供更有效的治療選項。此外，DNA 定序技術還能揭示遺傳疾病的機制，幫助醫生預測疾病風險，並進行早期診斷和預防。

隨著技術的不斷進步，DNA 定序已從早期的手工操作發展到今天的高通量自動化分析，不僅大大提高了定序的速度和準確性，也降低了成本 [21]。焦磷酸序列分析技術（或稱為焦磷酸定序）是一種有別於由弗雷德里克·桑格發明的桑格氏定序（Sanger sequencing），但亦可精確地進行 DNA 定序的分析技術 [24,25]。由於焦磷酸定序對 DNA 的序列分析，不需仰賴電泳，且可進行多檢體序列分析 [23,26]，因此具有非常廣泛的應用性，包括基因變異的檢測 [27]、分析單核苷酸多型性（Single Nucleotide Polymorphism, SNP）[28] 以及微生物菌落的變化 [29] 等。在精準醫學領域，焦磷酸定序因可以用來檢測特定的基因突變，從而幫助醫生爲患者提供更加個性化的治療方案。例如：在癌症治療中，可透過檢測腫瘤 DNA 中的特定突變，可以選擇最適合該患者的藥物。

焦磷酸定序等技術的出現，爲快速、實時的 DNA 分析提供了新的可能性，這對於即時因應臨床需求和進行大規模遺傳篩檢具有重大意義。DNA 定序技術在精準醫學中的應用正開啟著個性化治療的新紀元，它不僅能夠提高治療效果和患者生活質量，還有助於推動醫學研究向更深層次的探索邁進。

(二) 焦磷酸定序原理

這項技術的基本原理 [21] 是一種基於聚合酶連鎖反應（PCR）的 DNA 定序方法，透過檢測在 DNA 合成過程中，當一個核苷酸被加入到生長中的 DNA 鏈上時，會釋放出一個焦磷酸分子（PPi）。更深入來說，當一個 dNTP（去氧核苷酸三磷酸）被 DNA 聚合酶添加到複製中的 DNA 鏈上時，會釋放出一個 PPi。這個 PPi 隨後會與硫酸腺苷（Adenosine 5'-Phosphosulfate, APS）反應，在 ATP 硫酸化酶的作用下轉化成 ATP。生成的 ATP 會被螢光素酶利用，將螢光素酶的受質轉化成螢光信號，這個信號可以被檢測並記錄下來。每次 dNTP 的添加和 PPi 的釋放都會相對應一個螢光信號，透過檢測這些信號的強度和順序，就可以確定 DNA 的序列 [21,24]（圖 5-7）。

焦磷酸定序原理主要包括以下特點：

1. **DNA 合成**：在焦磷酸定序中，首先需要一個單鏈 DNA 模板。當 DNA 聚合酶開始工作時，它會將互補的去氧核苷酸（dNTPs）添加到生長中的 DNA 鏈上。

2. **焦磷酸鹽（PPi）的釋放**：每當一個 dNTP 被成功添加到 DNA 鏈上時，會釋放出一

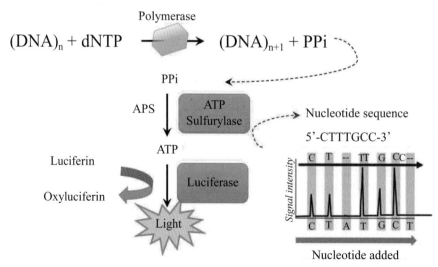

圖 5-7 焦磷酸定序的原理示意圖。將脫氧核苷酸磷酸（dNTP）添加到 DNA 中會產生焦磷酸鹽（PPi）分子，該分子在冷光酵素的存在下，能夠使 ATP 發光，經偵測而確定 DNA 序列。

個焦磷酸鹽（PPi）分子。這是因為 dNTPs 是由去氧核糖、鹼基和 3 個磷酸組成，當 dNTP 被添加到 DNA 鏈上時，會失去兩個磷酸，釋放出 PPi。

3. **光信號產生**：釋放的 PPi 隨後會與硫酸腺苷（Adenosine 5'-Phosphosulfate, APS）反應，在 ATP 硫酸化酶（ATP sulfurylase）的作用下，將 PPi 轉化成 ATP。生成的 ATP 會被冷光酵素（luciferase）利用，將冷光酵素的受質轉化成冷光信號。這個信號可以被檢測儀器記錄下來。

4. **信號檢測與序列確定**：冷光信號的強度與釋放的 PPi 量成正比，從而可以確定每個位置上添加的核苷酸類型。透過檢測這些信號的強度和順序，就可以確定 DNA 的序列。

這個過程可以實時地進行 DNA 定序，不需要昂貴的螢光標記及相關設備就能進行。然而，它的讀序長度相對較短，原限制在約 20-30 個核苷酸內，現在則常見 40-100 個鹼基之間[21]。此外，進行焦磷酸定序的一個關鍵點是使用 dATP 的類似物 dATPaS，因為 dATP 的結構與 ATP 相似，能與冷光酵素反應發出冷光，而 dATPαS 則幾乎不產生冷光背景值。而應用三磷酸腺苷雙磷酸酶（Apyrase）可使得序列分析能夠連續循環進行，因為每加一種 dNTP 時，必須除去上一次未反應的 dNTP，否則會影響連續定序的程序[21]。

(三)焦磷酸定序操作步驟

焦磷酸定序技術與傳統的桑格氏定序（Sanger sequencing）不同，因為它不依賴於雙去氧核苷三磷酸（ddNTPs）參與的鏈終止反應，而是透過測定在 DNA 合成過程中釋放的 PPi 來確定 DNA 序列。進行焦磷酸定序的操作，步驟大致可包括以下 6 點：

1. **單股 DNA 模板製備**：首先需要一段單鏈 DNA 作為模板，通常可透過 PCR 複製待定序的 DNA。在這個過程中，其中一個 PCR 引子會被生物素（Biotin）標記，經生物素標定的 PCR 產物會與 Streptavidin 偶聯的 Sepharose 微珠反應後進行純化。將 DNA 雙股透過加熱變性分開，形成待測的單股 DNA 模板。

2. **加入引子**：加入與目標 DNA 序列互補的引子，使其與上述單鏈 DNA 模板結合形成雜交體。

3. **定序反應**：加入 DNA 聚合酶和其他必要分子，如 ATP 硫酸化酶和螢光素酶，以及受質螢光素等。

4. **逐一加入核苷酸**：依次加入 4 種核苷酸 dNTP（如 dATPαS、dCTP、dGTP 和 dTTP）。每次只加入一種，如果加入的 dNTP 與 DNA 模板配對，它就會被 DNA 聚合酶添加到新合成的 DNA 鏈上。

5. **信號檢測**：每當一個核苷酸被正確添加到 DNA 鏈上時，就會釋放出焦磷酸鹽（PPi），進而產生 ATP 及可檢測的光信號。

6. **序列分析**：根據螢光信號的強度和順序，從而可以確定每個位置上添加的核苷酸類型。

其中在這些實際操作上，仍有一些細節可以注意，如下：

1. 樣本準備

(1)開始實驗前，須確保 DNA 樣本純度和濃度適宜，避免蛋白質或其他雜質的干擾。

(2)需使用生物素標記的引子來進行 PCR，以便後續的固定化和單鏈 DNA 的製備。

(3)PCR 產物宜透過電泳或其他方法確認其大小和純度，以保證定序反應的準確性。

2. 引子設計

(1)引子設計應避免二級結構的形成，如自我

互補或引物二聚體，這可能會影響定序效率。

(2)引子的 Tm 值應與 PCR 條件相匹配，以確保有效的 Denature 和擴增。

3. 反應條件的優化

(1)反應體系中的酵素和底物濃度需要優化，以達到最佳的信號強度和穩定性。

(2)根據目標序列的 GC 含量和序列長度調整反應條件，如退火溫度和延伸時間。

4. 處理實驗中的問題和常見錯誤

(1)如果出現非特異性信號，應檢查引子設計和PCR條件，並考慮使用更高純度的引子。

(2)對於連續同一核苷酸的區域，可能需要調整核苷酸的添加速率和濃度，以減少讀序錯誤。

(3)確保實驗中使用的所有試劑和消耗品均為無RNase和DNase汙染，以防止樣本降解。

　　焦磷酸定序的操作過程是實時進行的[24,25]，可以連續地讀取 DNA 序列，直到序列或酵素反應終止。這個過程不需要進行電泳和放射線或螢光標記，且實驗流程相對快速；但讀序長度受限於酵素活性與反應特性，焦磷酸定序適合快速分析短到中等長度的 DNA 序列，精準讀長約為 100-200 個核苷酸，並且在單點突變檢測[28]、基因甲基化分析[30] 等方面有廣泛應用。

(四)焦磷酸定序之技術應用

　　焦磷酸定序技術於 1996 年由穆斯塔法·羅納吉（Mostafa Ronaghi）和波爾·尼倫（Pål Nyrén）在斯德哥爾摩的皇家工學院發展出來。這項技術自開發以來，主要針對短到中等長度的 DNA 序列進行高通量、高精確度和再現性佳的分析技術，已被廣泛應用於生物醫學

研究和臨床診斷中，應用案例非常多樣，涵蓋了從基礎研究到臨床診斷的各個領域，特別是在單點突變檢測、基因甲基化研究以及細菌和病原微生物的分子診斷等。以下是一些具體的應用案例：

1. **單點突變檢測**：在臨床診斷中，焦磷酸定序技術被用於檢測與疾病相關的單點突變，例如：癌症生物標記 KRAS、EGFR、BRAF 等基因的突變。這對於癌症的早期診斷和治療選擇具有重要意義[21-23,27]。

2. **甲基化位點的定性及定量檢測**：這項技術可以用來進行基因調控相關研究，特別是在表觀遺傳學領域，它能提供關於基因表現調控的重要資訊[30,31]。

3. **SNP 研究**：進行已知 SNP 的分析和 SNP 頻率確定，對於大規模基因組定序能力的研究單位中，提供了一個快速的分析方法[25,28]。

4. **罕見細胞或個別細胞基因體定序**：焦磷酸定序技術也被應用於罕見（例如：血液游離腫瘤細胞或孕婦血液中的胎兒有核紅血球細胞）或個別細胞的基因定序，這對於研究細胞間的異質性和了解疾病機制非常有幫助[21,22,32]。

5. **病原微生物鑑定**：在微生物學領域，焦磷酸定序技術可以用於快速、簡單、可靠的鑑定病原微生物，對於感染症的診斷和治療具有重要意義。例如：可快速地進行生長緩慢的結核分枝桿菌鑑定等[26,29,33,34]。

6. **抗藥性基因偵測**：焦磷酸定序技術可被用於偵測導致抗藥性的基因突變，這對於制定有效的抗生素治療策略非常重要[33]。

7. **新物種基因序列分析**：在植物和微生物的新物種基因序列分析中，焦磷酸定序技術能夠提供高重複性基因序列的精確資訊，這對於生物多樣性研究和新物種的發現具有重要價值[25,32]。

　　這些應用案例顯示了焦磷酸定序技術在生

物醫學領域的廣泛應用，以及其在現代生物醫學研究和臨床診斷中的多樣性和實用性。

(五) 焦磷酸定序之技術限制與改進

焦磷酸定序技術在 DNA 序列分析領域已取得顯著進展，但仍存在一些限制。其中，讀序長度的限制是一個主要的技術挑戰。傳統上，焦磷酸定序的讀序長度大約在 20-30 個核苷酸之間，這限制了其在分析長 DNA 片段時的應用。然而，隨著技術的改進，目前已能達到 40-100 個鹼基的讀序長度[21]。此外，序列的複雜性，如高 GC 含量或重複序列，也可能對定序準確性構成挑戰[22,33]。

為了克服這些限制，研究人員正在開發新的定序方法，如第三代定序技術，這些技術能夠提供更長的讀序長度和更高的通量（可見本書第六章桑格氏定序、次世代與第三代定序）。例如：奈米孔定序技術能夠處理數千甚至數萬個鹼基長度的 DNA 片段，這對於整個基因組的組裝和複雜區域的分析具有重大意義。

未來，焦磷酸定序技術的改進將集中在提高讀序長度、降低成本、提升操作便利性以及增強對複雜序列的分析能力。這些進步將進一步擴大其在精準醫學、疾病診斷、遺傳研究和環境生物學等領域的應用範圍。

(六) 結論

焦磷酸定序技術自其發展以來，已在生物醫學研究和臨床診斷中發揮了重要作用。它在精準醫學中的應用，特別是在基因突變檢測和個人化治療方案的制定上，展現了巨大的潛力。儘管存在一些技術限制，但隨著持續的技術創新和改進，以及成本的降低，焦磷酸定序有望在後續的醫學研究和臨床應用中提供更加精確和全面的基因分析。

未來的研究方向應包括開發新的定序技術，以提供更長的讀序長度和更高的分析精度，同時降低成本和提高操作的便利性。此外，應該探索將焦磷酸定序與其他生物資訊學工具結合的可能性，以增強其在複雜生物樣本分析中的應用。隨著這些技術的進步，焦磷酸定序將繼續在推動精準醫學和個人化治療的發展中發揮關鍵作用。

學習評估

1. 請說明連接酶連鎖反應及轉錄媒介擴增的原理。
2. 關於 real-time PCR 的定量方法，什麼是相對定量和絕對定量？它們之間有什麼區別？
3. 請問常見的 real-time PCR 探針，如 SYBR Green I 和 TaqMan probe 是如何進行螢光訊號檢測？
4. 焦磷酸定序技術中，PPi 轉換成 ATP，再促使螢光素酶放出冷光的過程是否有可能進行優化，以提高定序的精確度和效率？
5. 在實際操作中，如何確保 PCR 產物的品質，以及如何處理可能影響定序結果的 DNA 模板的二級結構？
6. 目前焦磷酸定序技術讀序長度的限制對其應用範圍有何影響？未來是否有可能透過技術創新來克服此限制？

參考文獻

1. Zhang L, Parvin R, Fan Q, Ye F. Emerging digital PCR technology in precision medicine. *Biosens Bioelectron*. Sep 1 2022; 211: 114344. doi:10.1016/j.bios.2022.114344
2. Gibriel AA, Adel O. Advances in ligase chain

reaction and ligation-based amplifications for genotyping assays: Detection and applications. *Mutat Res Rev Mutat Res*. Jul 2017; 773: 66-90. doi:10.1016/j.mrrev.2017.05.001

3. Li J, Eberwine J. The successes and future prospects of the linear antisense RNA amplification methodology. *Nat Protoc*. May 2018; 13(5): 811-818. doi:10.1038/nprot.2018.011

4. Zhou Y, Tao L, Qiu J, et al. Tumor biomarkers for diagnosis, prognosis and targeted therapy. *Signal Transduct Target Ther*. May 20 2024; 9(1): 132. doi:10.1038/s41392-024-01823-2

5. Liu Q, Jin X, Cheng J, Zhou H, Zhang Y, Dai Y. Advances in the application of molecular diagnostic techniques for the detection of infectious disease pathogens (Review). *Mol Med Rep*. May 2023; 27(5). doi:10.3892/mmr.2023.12991

6. Jackson M, Marks L, May GHW, Wilson JB. The genetic basis of disease. *Essays Biochem*. Dec 3 2018; 62(5): 643-723. doi:10.1042/EBC20170053

7. Matsuda K. PCR-Based Detection Methods for Single-Nucleotide Polymorphism or Mutation: Real-Time PCR and Its Substantial Contribution Toward Technological Refinement. *Adv Clin Chem*. 2017; 80: 45-72. doi:10.1016/bs.acc.2016.11.002

8. Garibyan L, Avashia N. Polymerase chain reaction. *J Invest Dermatol*. Mar 2013; 133(3): 1-4. doi:10.1038/jid.2013.1

9. Wong ML, Medrano JF. Real-Time PCR for mRNA Quantitation. *BioTechniques*. 2005/07/01 2005; 39(1): 75-85. doi:10.2144/05391RV01

10. Kaltenboeck B, Wang C. Advances in Real-Time PCR: Application to Clinical Labora-tory Diagnostics. *Advances in Clinical Chemistry*. Elsevier; 2005: 219-259.

11. Valasek MA, Repa JJ. The power of real-time PCR. *Advances in Physiology Education*. 2005; 29(3): 151-159. doi:10.1152/advan.00019.2005

12. Dragan AI, Pavlovic R, McGivney JB, et al. SYBR Green I: Fluorescence Properties and Interaction with DNA. *Journal of Fluorescence*. 2012/07/01 2012; 22(4): 1189-1199. doi:10.1007/s10895-012-1059-8

13. Adams G. A beginner's guide to RT-PCR, qPCR and RT-qPCR. *The Biochemist*. 2020; 42(3): 48-53. doi:10.1042/bio20200034

14. Cura CI, Duffy T, Lucero RH, et al. Multiplex Real-Time PCR Assay Using TaqMan Probes for the Identification of Trypanosoma cruzi DTUs in Biological and Clinical Samples. *PLOS Neglected Tropical Diseases*. 2015; 9(5): e0003765. doi:10.1371/journal.pntd.0003765

15. Livak KJ. Allelic discrimination using fluorogenic probes and the 5′ nuclease assay. *Genetic Analysis: Biomolecular Engineering*. 1999/02/01/1999; 14(5): 143-149. doi:https://doi.org/10.1016/S1050-3862(98)00019-9

16. Rodríguez A, Rodríguez M, Córdoba JJ, Andrade MJ. Design of Primers and Probes for Quantitative Real-Time PCR Methods. In: Basu C, ed. *PCR Primer Design*. Springer New York; 2015: 31-56.

17. Wolfe KB, Long DT. Chromatin Immunoprecipitation (ChIP) of Plasmid-Bound Proteins in Xenopus Egg Extracts. *Methods Mol Biol*. 2019; 1999: 173-184. doi:10.1007/978-1-4939-9500-4_10

18. Schmittgen TD, Livak KJ. Analyzing real-

time PCR data by the comparative CT method. *Nature Protocols*. 2008/06/01 2008; 3(6): 1101-1108. doi:10.1038/nprot.2008.73

19. Campion EM, Loughran ST. Gene Expression Analysis by Reverse Transcription Quantitative PCR. In: Smith SM, ed. *Helicobacter Pylori*. Springer US; 2021: 61-74.

20. Harshitha R, Arunraj DR. Real-time quantitative PCR: A tool for absolute and relative quantification. *Biochemistry and Molecular Biology Education*. 2021; 49(5): 800-812. doi:https://doi.org/10.1002/bmb.21552

21. Fernandes H, Zhang P. Overview of Molecular Diagnostics in Clinical Pathology. In: McManus LM, Mitchell RN, eds. *Pathobiology of Human Disease*. Academic Press; 2014: 3287-3303.

22. Vanni I, Tanda ET, Spagnolo F, Andreotti V, Bruno W, Ghiorzo P. The Current State of Molecular Testing in the BRAF-Mutated Melanoma Landscape. Review. *Frontiers in Molecular Biosciences*. 2020-June-30 2020; 7. doi:10.3389/fmolb.2020.00113

23. Skarke C, Kirchhof A, Geisslinger G, Lötsch J. Rapid genotyping for relevant CYP1A2 alleles by pyrosequencing. *Eur J Clin Pharmacol*. Dec 2005; 61(12): 887-92. doi:10.1007/s00228-005-0029-3

24. Ronaghi M. Pyrosequencing sheds light on DNA sequencing. *Genome Res*. Jan 2001; 11(1): 3-11. doi:10.1101/gr.11.1.3

25. Ronaghi M, Shokralla S, Gharizadeh B. Pyrosequencing for discovery and analysis of DNA sequence variations. *Pharmacogenomics*. Oct 2007; 8(10): 1437-41. doi:10.2217/14622416.8.10.1437

26. Bushman FD, Hoffmann C, Ronen K, et al. Massively parallel pyrosequencing in HIV research. *AIDS*. 2008; 22(12): 1411-1415. doi:10.1097/QAD.0b013e3282fc972e

27. Langaee T, Ronaghi M. Genetic variation analyses by Pyrosequencing. *Mutation Research/Fundamental and Molecular Mechanisms of Mutagenesis*. 2005/06/03/ 2005; 573(1): 96-102. doi:https://doi.org/10.1016/j.mrfmmm.2004.07.023

28. Ronaghi M, Elahi E. Discovery of single nucleotide polymorphisms and mutations by pyrosequencing. *Comp Funct Genomics*. 2002; 3(1): 51-6. doi:10.1002/cfg.132

29. Clarke SC. Pyrosequencing: nucleotide sequencing technology with bacterial genotyping applications. *Expert Review of Molecular Diagnostics*. 2005/11/01 2005; 5(6): 947-953. doi:10.1586/14737159.5.6.947

30. Shames DS, Minna JD, Gazdar AF. Methods for detecting DNA methylation in tumors: from bench to bedside. *Cancer Lett*. Jun 28 2007; 251(2): 187-98. doi:10.1016/j.canlet.2006.10.014

31. Delaney C, Garg SK, Yung R. Analysis of DNA Methylation by Pyrosequencing. *Methods Mol Biol*. 2015; 1343: 249-64. doi:10.1007/978-1-4939-2963-4_19

32. Zhan A, Hulák M, Sylvester F, et al. High sensitivity of 454 pyrosequencing for detection of rare species in aquatic communities. *Methods in Ecology and Evolution*. 2013; 4(6): 558-565. doi:https://doi.org/10.1111/2041-210X.12037

33. Hilt EE, Ferrieri P. Next Generation and Other Sequencing Technologies in Diagnostic Microbiology and Infectious Diseases. *Genes*. 2022; 13(9): 1566.

34. Tenover FC. Rapid detection and identification of bacterial pathogens using novel molecular technologies: infection control and beyond. *Clin Infect Dis*. Feb 1 2007; 44(3): 418-23. doi:10.1086/510684

第六章　桑格氏定序、次世代與第三代定序

蔡蕙如、劉軒、曾慶平

內容大綱

學習目標

1. 了解基因定序在現代臨床 LDTs 檢驗之重要性。

2. 知悉基因定序的沿革與發展。

3. 學習在 LDTs 檢驗室常使用的定序平台原理與操作流程。

4. 熟悉基因定序之臨床應用性。

前言

隨著生物醫學研究與醫學檢驗技術的進展，臨床的治療已從傳統的提供一種或數種治療模式給於同類型疾病的病人，走向個人化精準醫學，提供個人化的檢測服務，並從檢驗的結果指引個人化的治療規劃。已知諸多疾病或臨床表徵，如癌症、遺傳性疾病、藥物感受性等，皆與基因的變異有關。透過基因檢測可協助了解疾病的成因、癌症標靶藥物的選擇、感染性疾病的病原、藥物對特定基因組成的療效（藥物基因體學）等臨床上重要的課題與需求。因此，基因檢測服務需給予適當的規範。

衛生福利部食品藥物管理署於民國107年12月17日公告制訂「精準醫療分子檢測實驗室檢測與服務指引」，並辦理精準醫療分子檢測實驗室列冊登錄作業。所納管的實驗室自行研發檢驗技術（Laboratory-Developed Tests, LDTs）若從技術層面來看，約一半與次世代定序（Next Generation Sequencing, NGS）有關。若從服務範圍的層面來看，則以體細胞突變或生殖細胞突變為主。衛生福利部中央健康保險署並於民國113年公告新增「次世代基因定序檢測」，自民國113年5月1日起納入健保給付，用於癌症病人所需的基因檢測，接軌癌症精準醫療趨勢。在實體腫瘤（Solid tumor）部分，計十四大類癌別可透過單基因檢測或NGS協助挑選合適的標靶藥物，採健保定額給付、民眾負擔價差方式。共有3種定額給付的方式，分別為BRCA基因檢測支付1萬點、小套組（≦100個基因）支付2萬點及大套組（>100個基因）支付3萬點。NGS涵蓋之實體腫瘤，包含：非小細胞肺癌、三陰性乳癌、卵巢癌/輸卵管癌/原發性腹膜癌、攝護腺癌、胰臟癌、NTRK基因融合實體腫瘤、肝內膽管癌、甲狀腺癌、甲狀腺髓質癌

等9種。另大腸直腸癌、泌尿道上皮癌、黑色素瘤、腸胃道間質瘤及胃癌則採單基因檢測，由相關醫學會提出申請。在血液腫瘤部分，基因檢測結果有助於疾病分類，並用於規劃是否適合骨髓移植等後續治療計畫。其中NGS部分包括小套組（≦100個基因）及大套組（>100個基因）給付，與基因檢測相關之五大類血液腫瘤包含急性骨髓性白血病（AML）、高風險之骨髓分化不良症狀群（MDS）、急性淋巴芽細胞白血病（B-ALL及T-ALL）等3種。另B細胞淋巴癌（BCL）及T或NK細胞血癌與淋巴癌（NKTL）則採單基因檢測，由相關醫學會提出申請。

為確保檢測品質，上述的健保給付項目僅限「區域級以上醫院」或「癌症診療品質認證醫院」申報，且必須為衛生福利部核定之實驗室開發檢測施行計畫表列醫療機構。醫院另須自行設立或跨院聯合組成分子腫瘤委員會（Molecular Tumor Board, MTB），為不同適應症之癌友提供精準、個人化的治療策略。

基於定序技術在精準醫療及現代臨床LDTs檢驗之重要性，本章節將針對基因定序的沿革與發展、桑格氏定序、次世代定序與第三代定序技術的進展與原理，及定序技術的相關應用做統整性的介紹。其在各相關領域詳細的臨床應用，請另見其他章節之說明。

一、基因定序的沿革與發展

自從人類基因組計畫在2003年成功揭露基因的神祕面紗後[1]，建立全面的人類基因體數據庫，分析個體間的基因變異與疾病、生理反應和其他生物特性的相關性，已成為精準醫學的核心。因此，有迫切需求發展快速且經濟的定序技術。儘管第一代定序技術（桑格氏定序法）經過20年的逐步改進，可達到99.99%的準確率，但其產量有限且耗時（一次可產生

500-800 bp 的讀取長度），不足以應對大規模人類基因體數據庫的建立需求（人類基因體約為 3.2×10^9 bp）。因此，2005 年開始，爲解決此問題，定序技術經歷了重大的變革[2]。

爲了提高定序通量並降低成本，次世代定序技術應運而生，這些技術不再依賴傳統試管中的生化反應，而是利用固定在微流晶片上的微型反應區域，實現大規模的並行化學反應。自 2006 年次世代定序技術商業化進入生物技術市場以來，其快速、高效的特性使得人類基因組定序的成本大幅下降，並持續進展朝向實現人類基因體定序成本降至 1,000 美元的目標。然而，由於人類基因體內含有大量的重複序列，次世代定序技術以短片段讀長進行基因組定序，在基因組的拼接和比對上面臨著巨大的挑戰。

爲了克服短讀取長度的限制，第三代定序技術始於 2011 年後開始發展。第三代定序技術以不需要增幅模板 DNA，能夠直接在單分子層面上進行定序，並提供即時定序能力爲發展方向。第三代定序的核心優勢在於提供更長

的讀取長度，從而改善高精度基因組拼裝的能力，對臨床診斷等高要求應用場景尤爲重要。

隨著次世代及第三代定序技術的不斷發展，這些技術已經被廣泛應用於基因組學（Genomics）、表觀遺傳學（Epigenomics）、宏基因組學（Metagenomics）、轉錄組學（Transcriptomics）以及單細胞和空間多組學（Single cell and spatial multi-omics）等領域，並已進入臨床應用的階段。這些技術的應用也推動了生物資訊學的快速進展，並促進了大數據分析技術的創新。新的演算法和系統生物學分析模型的發展，使得人類醫學發展進入了一個更爲全面的多組學整合時代。定序技術的發展和比較參見表 6-1。

二、桑格氏定序平台與原理

桑格氏定序，又稱爲鏈終止法（Chain termination method），是一種廣泛使用的 DNA 定序技術。該技術係在 1977 年由弗雷德里克・桑格（Frederick Sanger）開發完成。

表 6-1　三個世代定序技術的比較

	桑格氏定序法（第一代）	次世代定序法（第二代）	第三代定序法
是否需要文庫建構	否	是	是
DNA 擴增	需要	需要	不需要
讀取長度	中等（500-800 bp）	短（100-300 bp）	長（> 10,000 bp）
通量	低	高	高
準確率	高（約 99.9%）	中到高	中到高
成本（每個鹼基）	高	低	中到高
應用範圍	基因分析、遺傳標記	基因組組裝、變異檢測	基因組組裝、全基因體分析
重複序列拼接	—	困難	較好
發展目標	提高自動化	高通量和低成本	單分子即時定序

桑格式定序的原理主要是依賴在 DNA 合成過程中，選擇性地加入可導致 DNA 合成中止的螢光標定雙去氧核苷酸三磷酸（Dideoxyribo-nucleotides, ddNTPs）〔圖 6-1(A)〕。首先，待定序的 DNA 被變性（Denature）成單股。然後，一個由寡核苷酸所形成的引子結合到單股 DNA 的特定位點，為 DNA 合成提供起點。反應中加入 DNA 聚合酶來延長引子，反應混合物中另包含 4 種標準的去氧核苷酸三磷酸（dNTPs：dATP、dTTP、dCTP、dGTP）和少量可造成 DNA 合成終止且有不同螢光標定的雙去氧核苷酸三磷酸（ddNTPs：ddATP、ddTTP、ddCTP、ddGTP）〔圖 6-1(B)〕。因為 ddNTP 缺乏可與下一個核苷酸形成磷酸二酯鍵的 3'- 羥基，當 ddNTP 被加入到正在合成的 DNA 鏈中時，它會阻止進一步的延伸，導致產生不同長度的 DNA 片段，每個片段都以 ddNTP 終止。這些大小不一的 DNA 片段透過毛細管電泳的方式，將 DNA 片段按大小分離。在電泳過程中，較短的片段比較長的片段移動得更快。當 DNA 片段通過雷射激發區時，ddNTP 上的螢光標記在特定波長下發光，這些訊號被偵測器記錄下來後，轉化成核苷酸序列並以圖譜形式呈現，藉以確定 DNA 的序列〔圖 6-1(C)〕。

桑格氏定序平台的操作流程已相當標準化，僅需少量符合基本純度與濃度的 DNA 即可在臨床檢驗室進行。該定序方法的序列產出約可達 500-800 bp，輸出量低，但仍是確認 DNA 序列的黃金標準。

三、次世代定序平台與原理

(一)主要次世代定序平台與操作流程

在 2007 年，次世代定序技術被 *Nature* *Methods* 期刊評選為年度方法[3]，當時市場上主要的三大次世代定序公司分別為羅氏（Roche，454 GS FLX 平台）、因美納（Illumina，HiSeq 系列平台）及賽默飛爾（Thermo Fisher，SOLiD 系列平台）。這些平台各具有獨特的技術特點和市場定位。羅氏的 454 GS FLX 平台是首款商業化的次世代定序平台，其較長的讀取長度和較高的通量，使其在市場初期獲得了優勢。然而，由於成本和技術進步的原因，羅氏於 2013 年宣布停產 454 系列，退出次世代定序市場。Illumina 的平台以其高準確性和極高的通量著稱，持續推陳出新，開發不同讀取長度和通量的模組，以適應多樣化的應用需求，使 Illumina 成為全球市場占有率最高的次世代定序平台。

Ion Torrent 的發展始於 2000 年代初創立的 Ion Torrent Systems 公司。該公司開發的半導體定序技術（Semiconductor sequencing），可將 DNA 的化學訊號轉換為半導體晶片上的電訊號，從而避免了使用螢光標記核苷酸和光學測量。賽默飛爾公司推出的 SOLiD 系列平台在 2016 年停產，但於 2014 年接手 Ion Torrent 定序平台。Ion Torrent PGM（Personal Genome Machine）定位為適合個人化基因體定序的定序儀，其利用設計不同通量的半導體晶片，以達到不同定序通量之所需。隨即推出的 Proton，則為 Ion Torrent PGM 的進一步發展，利用相同的原理，但提供更大通量的定序。半導體定序技術使得 Ion Torrent/Proton 平台能夠在 2.5-4 小時內快速完成整個定序流程，極大提升了定序的效率。然而，由於 Ion Torren/Proton 技術在檢測同型多態（Homopolymer）序列時，電訊號的積累可能導致讀取錯誤，出現較高的錯誤率。因此，該定序平台在需要高精度全基因組定序的應用中可能受限。但因其快速的定序速度仍使其在小範圍目標定序中獲得了市場青睞，適用於對特定目標基因進行快

速篩查和檢測。

儘管這些平台在定序原理上有所不同，其工作流程基本相同，主要包括以下 4 個階段：文庫建構（Library preparation）、克隆擴增（Clonal amplification）、定序（Sequencing）和數據分析（Data analysis）（表 6-2）[2]。這些步驟包括從樣本 DNA 或 RNA 的初步處理到最終的生物資訊學分析，每個階段都對定序結果的質量和應用至關重要，分別介紹如下。

(二) 文庫建構（Library preparation）

文庫建構的首要步驟是利用分光光度計測量 DNA 或 RNA 的純度和濃度，並透過電泳技術檢查其完整性，以確保提取的核酸具有所需的高品質。樣本中殘留的過量鹽類或蛋白質，或是大量的 DNA 或 RNA 斷裂降解，都會嚴重影響後續的酵素反應和定序結果。然而，為了滿足臨床樣本多樣性的需求，許多文庫建構的開發方法允許一定程度的 DNA 或 RNA 降解。次世代定序技術中的文庫建構方法會根據不同的目的和應用領域而有所不同，但不同平台間的建庫方法在基本原理上大體相似。以下列出幾種主要的應用領域及其對應的文庫建構方法。

1. 全基因組定序（Whole genome sequencing）之文庫建構

首先將高品質且完整的 DNA 透過酵素處理或超音波震盪隨機分割成小片段的 DNA。接著進行末端修補，然後進行 A 尾加入（A-tailing）。之後，使用連接酶（Ligase）將帶有 T 尾的兩種不同橋接子（Adapter）分別連接到 DNA 片段的 5' 和 3' 端。利用與橋接子序列互補的引子進行 PCR 增幅，最後透過磁珠分選或電泳方法純化，並篩選出特定大小的 DNA 片段（圖 6-2）。

2. 目標基因組定序（Targeted sequencing）及全外顯子定序（Whole exome sequencing）之文庫建構

目標基因組定序主要有兩種方法：第一種是使用特異性引子進行目標基因多重 PCR 放大（Multiplex PCR），這種方法允許多個基因同時被放大；第二種是透過設計多樣的探針（Probe）進行目標基因全片段的捕獲（Capture），富集出目標基因之後，再依照全基因組的標準程序建立文庫。這些方法可以容忍 DNA 的部分降解，適用於無法獲得高品質 DNA 的臨床組織和石蠟包埋樣本。目標基因的捕獲技術也經常用於全外顯子定序，其中探針設計目標覆蓋人類基因組的所有外顯子區域，以確保獲得 DNA 編碼區域的完整定序結果。值得注意的是，若樣本高度降解，可能需要增加 PCR 循環次數，導致相同序列的 DNA 過度放大，從而增高定序結果中的 DNA 重複比例。雖然可以透過生物資訊方法去除這些重複，但仍可能影響定序結果的準確性。

3. 轉錄組定序（RNA sequencing）之文庫建構

在建構轉錄組文庫的過程中，由於人類 RNA 樣本中約有 85% 的核糖體 RNA（rRNA）會干擾信使 RNA（mRNA）的分析，而信使 RNA 通常僅占大約 1-1.5%，因此有效地富集信使 RNA 變得極為重要。建庫過程中通常採用以下 3 種主要方法來富集信使 RNA。首先，可利用寡 dT 核苷酸（Oligo-dT）磁珠，這種磁珠能專一性地結合並富集帶有 poly-A 尾部的信使 RNA。第二種方法是直接去除核糖體 RNA，從而相對提高信使 RNA 的純度。經過富集後的 RNA 樣本接下來會被隨機斷裂成小片段，並經反轉錄（Reverse transcription）及

表 6-2 次世代定序流程

步驟	目的	技術原理
文庫建構	從樣本中提取、量化並修飾核酸，使其適於後續的高通量定序。此步驟要求高質量的核酸，以保證定序數據的準確性和可靠性。	・酶處理或超聲波技術隨機斷裂 DNA 成小片段 ・進行末端修復及 A 尾添加到片段末端 ・橋接子連接 ・PCR 擴增以增加文庫量 ・通過電泳或磁珠方法進行文庫片段大小篩選
克隆擴增	在固定或懸浮的介質上進行 DNA 分子的空間隔離擴增，以便每一複製單元都是從單一模板分子產生，這樣在定序時可以得到更清晰的訊號。	・Illumina 平台：在固定的晶片流動槽上進行橋式擴增 ・Ion Torrent/Proton 平台：使用乳化 PCR 技術，在微滴中進行 DNA 擴增
定序	逐一識別並記錄被擴增之 DNA 片段的鹼基序列。每個平台使用特定的化學反應和偵測系統來完成此過程。	・Illumina 平台：利用可逆終止子合成定序技術 ・Ion Torrent/Proton 平台：利用半導體技術來偵測 DNA 合成過程中的化學變化
數據分析	將定序產生的大量原始數據轉化為可讀、可理解的遺傳信息。這包括質量控制、序列的拼接及組裝、變異的識別。	・數據清理：移除低質量讀序，剔除技術性偏差（如 PCR 重複） ・讀序對齊：將讀序與參考基因組對齊，用於確定讀序在基因組中的確切位置 ・變異檢測：分析對齊後的讀序，識別 SNPs、Indels、結構變異等 ・功能注解：將檢測到的變異與已知的基因功能、疾病相關性或生物路徑關聯起來 ・定量表達分析：對於轉錄組數據進行基因表達量的定量，及分析基因表達差異 ・數據整合與解釋：將變異數據、表達數據與其他生物信息資料整合，進行全面的生物學解釋和推斷 ・報告生成：根據分析結果產生可視化報告，提供給科研人員或臨床醫生，用於進一步的研究或臨床決策支持

PCR 擴增爲雙股片段 DNA，最後根據 DNA 文庫構建方法製備成最終的文庫。第三種方法專爲處理降解程度較高的 RNA 樣本而設計。首先，將所有提取的 RNA 進行文庫製備。隨後，利用專門設計的探針來捕獲人類基因組中所有外顯子或特定基因區域，並通過 PCR 擴增形成最終文庫。此方法特別適合用於臨床樣本，其中 RNA 可能由於各種因素而呈現高度降解。對於微小 RNA（miRNA）的文庫建構，基本過程與上述相似，但通常省略了初始

的 RNA 富集步驟。全 RNA 樣本首先建立文庫，然後通過電泳或磁珠技術篩選出符合微小 RNA 大小的片段，純化後為最終的文庫。文庫建構完成之後，最後必須使用毛細管電泳進行定性和定量分析，確認文庫的大小範圍及濃度，從而確保這些參數符合要求，再進行後續之克隆擴增和定序。轉錄組定序之文庫建構方法如圖 6-3 所示。

(三) 克隆擴增及定序（Clonal amplification and sequencing）

Illumina 和 Ion Torrent/Proton 兩個定序平台採用不同的克隆擴增和定序方法，其平台特性及技術原理分述如下。

1. Illumina 定序平台

Illumina 公司的次世代定序平台因其高準確性和穩定性而廣受好評，並成為目前應用最廣泛的定序技術平台之一。在 Illumina 定序平台的克隆擴增階段中，使用的是橋式擴增（Bridge amplification）。這一過程發生在微流體晶片上，晶片表面固定著許多寡核苷酸（Oligonucleotides），其序列可精確地與文庫 DNA 5' 和 3' 端的橋接子互補。當變性後的單股文庫 DNA 被注入晶片後，它們會與這些寡核苷酸進行互補結合，並被捕獲於晶片上。接著，以文庫 DNA 為模板，利用固定在晶片上的寡核苷酸作為引子來進行引子延長反應。此後，進行第二輪的 PCR 反應，這一輪的反應旨在以變性反應去除原始的單股 DNA 模板，僅保留固定在晶片上新合成的 DNA 單股，這些新合成股的游離端隨後會與晶片上相鄰的寡核苷酸再次進行互補結合，形成拱橋狀結構，並再次進行引子延長。這個過程會重複進行，最終在晶片上形成數以千計的 DNA 聚合克隆簇（Cluster），因此得以增加接下來定序訊號

的強度。由於擴增過程中形成的橋狀結構，此技術因此得名為「橋式擴增」（圖 6-4）。控制起始文庫的濃度，以保證每個克隆簇源自單一的 DNA 模板，是實現高通量定序技術成功的關鍵。此外，保證每個克隆簇在晶片上擁有獨立的空間位置是至關重要的，這可以有效避免在大規模並行定序過程中，克隆簇之間的信號交叉干擾。這種方法不僅顯著提高了定序效率，而且也增強了數據的準確性與再現性。通過這些策略，定序技術可以達到更高的準確率和更佳的結果可靠性，從而支持複雜基因組研究與分析 [4]。

Illumina 平台採用合成定序（Sequencing by Synthesis, SBS）方法，此技術以可逆終止子（Reversible terminators）為基礎，允許在晶片上直接進行並行定序反應。在定序過程中，引入帶有 4 種不同螢光標記的核苷酸，每種核苷酸均在五碳糖的 3' 端附加一個可逆的脂化阻斷基（Acyl-blocker）。這種設計使得每當一個核苷酸被鏈式合成納入 DNA 鏈後，會暫時阻止下一個核苷酸的接合，從而使引子延伸暫停。在每個定序週期中，晶片上的每個克隆簇會發出特定顏色的螢光訊號，這一訊號被專用的高解析度成像系統捕捉影像並記錄。隨後，螢光標記和脂化阻斷基會被清除，這使得 3' 端的 OH 基團得以恢復活性，為下一輪的螢光標記核苷酸接合做好準備（圖 6-5）。透過反覆進行這一過程（接合、影像擷取、清除）100-300 次（圖 6-6），利用影像偵測結果轉換為鹼基，可讀取長達 100-300 個鹼基對的 DNA 序列（圖 6-7）[5]。高解析度的影像系統對於定序儀的效能至關重要，因為它需要精確定位每個克隆簇，並記錄每一循環中發生的螢光訊號。影像系統的效果可能受到空氣汙染導致的鏡面模糊影響，或是克隆簇過度密集導致的螢光訊號干擾。這些因素均會影響到定序結果的準確性。因此，保持影像系統的清潔與適

當的克隆簇密度，是確保高質量定序數據的重要條件。

　　為適應從小規模檢驗室到大型基因組檢測所需的各種檢測規模與通量需求，Illumina 設計了一系列基於相同定序技術原理的定序儀。這些設備範圍廣泛，從桌面型小型定序儀到專為大規模基因組檢測設計的高通量定序儀，每種設備都擁有其特定的技術規格和適用研究用途，滿足臨床檢驗中多樣化的需求。其中，NovaSeq 系列以其高度靈活的通量選擇和相對較低的運行成本而著稱，成為常規分子檢測和大規模基因組定序項目的理想選擇。這些定序儀不僅提高了檢測效率，同時也降低了定序成本，讓各檢驗室能夠根據自己的實際需要靈活選擇合適的定序解決方案。以下是 Illumina 各定序系統系列的特點描述。

(1) 桌面定序系統

　　這些系統適合小型檢驗室和具體應用，如教學、小規模至中高型規模基因組項目及專門的基因分析（表 6-3）。

(2) 生產規模定序系統

　　生產規模定序系統適用於需要大量數據

輸出的大規模基因組項目，如人口基因組學和全面的基因組分析。Illumina 於 2009 年推出的 HiSeq 系列，包括 HiSeq 2500、HiSeq 3000/4000 及專為大規模基因組學設計的 HiSeq X 系列，長期以來一直是此類檢測的主要工具。隨著技術的進步和市場需求的演變，Illumina 於 2017 年推出了更先進的 NovaSeq 系列，並取代了 HiSeq 系列。NovaSeq 系列不僅提高了數據輸出和實驗效率，也因其卓越的性能迅速成為大規模基因組學檢測的首選平台（表 6-4）。

(3) 診斷型定序系統（*In Vitro* Diagnostic Device, IVD）

　　這類型的定序儀特別設計用於臨床診斷，符合 FDA 及其他監管機構的認證要求，適合臨床實驗室使用（表 6-5）。

2. Ion Torrent/Proton 定序平台

　　在 Ion Torrent/Proton 的克隆擴增階段中，採用了乳化 PCR（Emulsion PCR）進行擴增。這一過程涉及將文庫 DNA、PCR 試劑，以及表面固定有與文庫 DNA 橋接子互補之寡核苷酸的磁珠微粒，一同置於油水混合液中。通過

表6-3　Illumina 桌面定序系統

系統名稱	最大通量	特點及主要應用
iSeq 100	1.2 Gb	體積小巧，適合教學用途和小基因組定序，簡便易用，適合初學者及小規模檢驗室需求。
MiniSeq	7.5 Gb	適合目標 DNA 和 RNA 定序，小型實驗室使用。
MiSeq	15 Gb	讀取長度可達 2×300 bp，高解析度，適合微生物學研究、目標基因定序及小基因組定序，特別適用於需要高精確度的應用。
NextSeq 550	120 Gb	兼具定序和陣列掃描功能，適用於中等通量的基因組定序，包括外顯子定序和轉錄組定序，靈活性高，適合多種定序應用。
NextSeq 1000/2000	540 Gb	中高通量，適用於全基因組、外顯子和轉錄組定序，能夠處理中型至中大型規模基因組檢測和複雜的生物樣本。

表 6-4　Illumina 生產規模定序系統

系統名稱	最大通量	特點及主要應用
NovaSeq 6000	3 Tb	高通量和數據輸出靈活性，適合大規模基因組項目，包括人口基因組學和全面的基因組分析，為大型檢驗室提供了高效的定序能力。
NovaSeq X (NovaSeq X 和 NovaSeq X Plus)	20 Tb	最高通量和效率，適用於超大規模的基因組學和人口規模基因組學檢測，特別適合需要極高數據輸出的項目。

表 6-5　Illumina 診斷型定序系統

系統名稱	最大通量	特點及主要應用
MiSeqDx	15 Gb	FDA 認證，CE-IVD（符合歐盟法規要求的 IVD 產品）標記，適合臨床診斷，目標基因組和疾病相關基因變異的定序。
NextSeq 550Dx	120 Gb	結合了定序和陣列功能，FDA 認證，適用於臨床實驗室，可進行臨床診斷和全面的基因組分析。
NovaSeq 6000Dx	3 Tb	符合 IVD 標準，支援臨床診斷定序，適用於大規模基因組學檢測，如全基因組定序、癌症基因組定序和疾病相關基因變異的分析。

油水混合乳化過程，形成大量油包水的微滴。藉由控制油水比例及乳化的速度，得以控制每個微滴中僅包含一個磁珠微粒和單一 DNA 模板。由於每個微滴均被油層隔離，使得各個磁珠可以在獨立的微環境中進行 DNA 的克隆擴增。在擴增過程中，單股 DNA 與磁珠上的寡核苷酸進行互補結合，並利用這些寡核苷酸作為引子進行延長，經多輪 PCR 反應後，DNA 序列在磁珠表面均勻複製，從而增強定序反應的訊號（圖 6-8）。接下來，通過破壞油水乳化並分離出克隆擴增的磁珠微粒，且將其放置於具有數十至數百萬個微孔反應槽的半導體晶片中。這些微孔的孔徑僅能容納單一磁珠微粒，確保每個磁珠在獨立的微孔反應槽中進行合成定序反應。

Ion Torrent/Proton 定序的核心原理是基於偵測在 DNA 聚合反應期間釋放出的氫離子（H^+），這些氫離子會造成反應環境中心 pH 值的變化〔圖 6-9(A)〕。每個獨立的微孔反應槽都裝備了可以將 pH 變化的化學訊號轉化為可讀電訊號之感應器，從而進行資料記錄。在合成定序過程中，逐一加入 4 種不同的核苷酸，同時記錄晶片上每個微孔反應槽的訊號強度，這些訊號隨後被轉化為對應的鹼基序列資訊。經過數輪重複過程後，可以解析出每個微孔反應槽內的 DNA 序列〔圖 6-9(B)〕[6]。

由於此技術不依賴螢光標記，且半導體晶片的感應電極能在極短時間內捕捉到 pH 值的變化，整個定序過程可以在 2-4 小時內完成。然而，當檢測同型多態（Homopolymer）序列時，電信號的累積可能導致讀取錯誤。此外，由於半導體晶片上微孔反應槽的數量有限，因此其定序通量比 Illumina 定序平台低，主要應用於快速檢測特定目標基上的變異。

四、第三代定序平台與原理

次世代定序為目前最常被使用的高通量定序方法。但受限其短片段的讀取長度（最長 600 bp）特性，使得在高度雜合性（Heterozygosity）區域和重複序列（Repeat sequences），不利於組裝成高品質的基因序列。第三代定序平台其特色為可進行單一分子定序（Single-molecule sequencing）且可以獲得長片段的讀取長度（平均定序讀取長度 > 10 kb），因此可以解決次世代短讀取長度所面臨到的基因序列組裝問題。目前主要的第三代定序平台為 2010 年 Pacific BioSciences（PacBio）公司開發的單分子即時定序技術（Single molecule real-time sequencing, SMRT sequencing）和 2012 年 Oxford Nanopore Technologies（ONT）公司開發的奈米孔定序技術（Nanopore sequencing）。

第三代定序的流程與次世代定序類似，也是經過樣本製備後，進行文庫的建構與定序，所產生的原始訊號經過解碼（Basecalling）後，轉換成原始的核苷酸序列，並進一步以定序平台所開發的軟體或開源軟體進行數據分析（圖 6-10）。由於其長讀取長度的定序特性，檢體樣本的製備需相當留意其品質與完整性，在樣本製備與文庫建構的過程中，減少 DNA 斷裂及保持 DNA 的純度（OD 260/280 > 1.8 及 OD 260/230 > 2.0），才能發揮第三代定序長讀取長度的優勢。以下將針對第三代定序儀及其原理做介紹。

（一）PacBio 單分子即時定序平台

PacBio 推出的第一個單分子即時定序平台為 RS 定序系統，但是其數據量低（0.1 Gb/run）、平均讀取長度短（~1.5 kb）和錯誤率高（~13%），已退出市場。隨著技術進步，目前主要的單分子即時定序平台為 Revio 系統（360 Gb/day）及 Sequel 系統（包括 Sequel system, Sequel II system 及 Sequel IIe system）。Revio 系統為高通量的平台，定序輸出量可達 360 Gb／天，Sequel 系統則為中低通量的平台，最高定序輸出量約為 Revio 平台的十五分之一。

PacBio 單分子即時定序技術的原理與 Illumina 系統的合成定序法類似，係於核酸分子擴增合成過程中獲得序列資訊。在文庫建構的流程中，DNA 將進行隨機裂解（Random shearing）成為一定大小長度的片段，或進行增幅預計定序的 DNA 片段。這些 DNA 片段進行末端修復及 A 尾添加到片段末端後，於序列兩端接合上一段可與 DNA 聚合酶和引子黏合的髮夾型橋接子（Hairpin adapter），使其形成啞鈴形模板（Dumbbell-shaped templates，也稱為 SMRTbells）〔圖 6-11(A)〕[7]，完成文庫的建構。

在定序的部分，主要是透過定序晶片（SMRT cell chip）上含有奈米級的零模波導微孔（Zero-mode waveguide, ZMW）結構所發揮的功效而達成。ZMW 是一種光學上的技術，可引導光線聚焦在比光線本身波長更小的範圍內。ZMW 所形成的微孔結構大小約為 20 zeptoliter（10^{-21} liter），僅能容納數個分子，其底部在製作過程中已先鍵結上鏈黴親和素（Streptavidin）。在定序過程中，建庫後的單一條 SMRTbells DNA 片段進入 ZMW 所組成的微孔後，可與生物素（Biotin）標定的 DNA 聚合酶結合，並透過 DNA 聚合酶上的生物素與 ZMW 底部的鏈黴親和素的交互作用，將 SMRTbells DNA 定序模板固定在 ZMW 的底部。在提供螢光標定的鹼基環境中進行 DNA 合成的反應時，只有在合成中的螢光標定核苷酸能進入 ZMW 偵測區域，經由相機拍攝被激發的螢光訊號〔圖 6-11(B)〕[8]。由於 ZMW 結

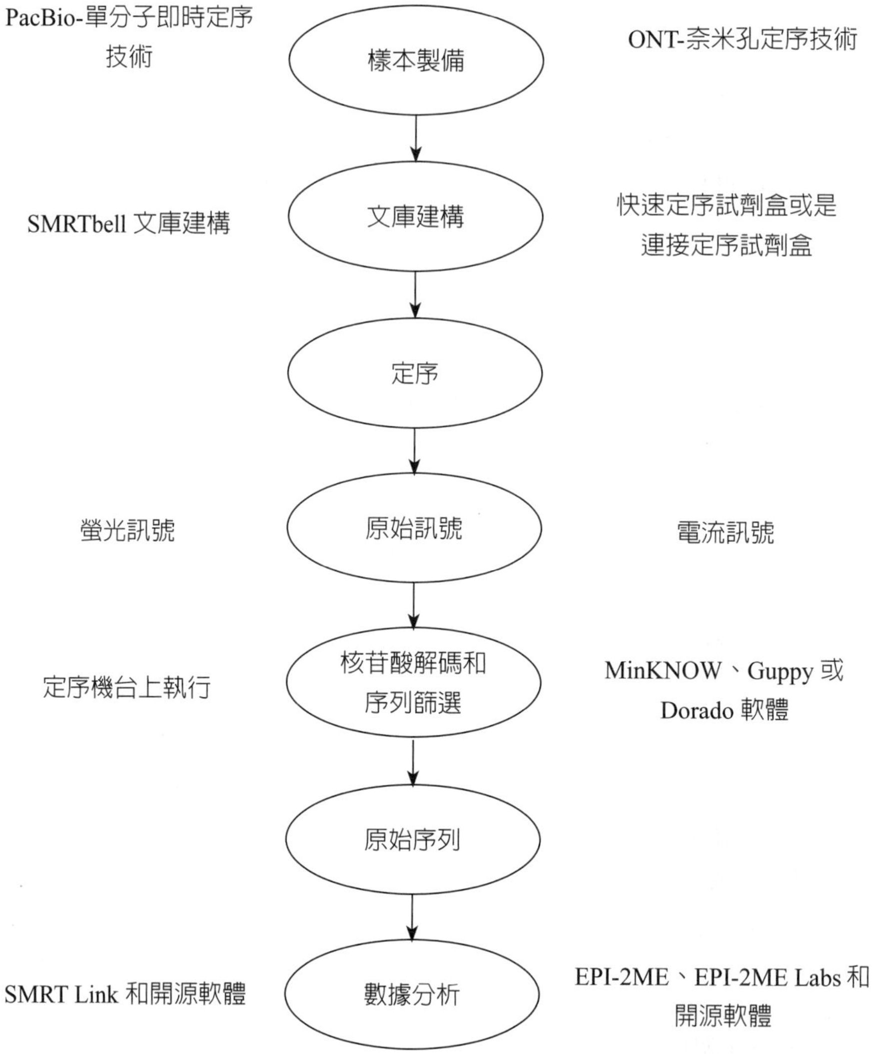

圖 6-10　第三代定序與分析流程。

構的特殊性，使得系統只偵測位於 ZMW 底部的螢光訊號，大幅降低背景螢光訊號的干擾，提升單分子定序的靈敏度與準確性。完成定序後，即可透過軟體分析的方式，繼續將螢光訊號轉換為相對應的核苷酸序列，做進一步的生物資訊分析。

由於 SMRTbell 的環狀結構，於定序時可選擇 Circular Consensus Sequencing（CCS）模式，使得插入的 DNA 模板可以被重複定序，藉由比對拷貝的重複序列，修正定序錯誤，可提高定序的準確性（> 99.9%），獲得高度可信的讀序（High-fidelity reads, HiFi reads）[9]。因定序原理為 Sequencing-by-synthesis，受限於酵素活性與反應條件，選用 CCS 模式時其定序長度最高可達 25 kb。若要進行超長片段的定序（> 25 kb），則需另外選用 Continuous Long Reads（CLR）模式，目前單分子即時定序讀長最長紀錄可達 200 kb[10]。

PacBio 公司提供的的單分子即時定序技術，其定序原始訊號爲螢光訊號，於定序機台上轉換成相對應的核苷酸序列獲取原始讀序（Raw read），後續可經由 PacBio 所開發的 SMRT Link 軟體及開源軟體（Open source software）進行數據分析。目前 PacBio 的 SMRT Link[11] 軟體已有 Genome assembly、HiFi mapping、HiFi target enrichment、HiFi-Viral SARS-Cov-2 analysis、Iso-Seq analysis、Microbial genome analysis、Read segmentation and Iso-seq、Read segmentation and single-cell Iso-Seq、Single-cell Iso-Seq、Structural variant calling、Variant calling、Read segmentation 和 Demultiplexing 等選項可進行分析。

(二)ONT 奈米孔定序平台

Oxford Nanopore Technologies 爲奈米孔定序平台的主要供應商。奈米孔定序技術在推出初期，其原始定序序列準確率約爲85%。經由持續改善解碼（Basecalling）的演算法、定序晶片的組成和建庫試劑優化，目前原始定序序列的準確率已排除準確率不足之疑慮，提升至大於 99%、duplex 序列準確率則大於 99.9%、consensus 準確率則大於 99.99%。奈米孔定序技術的定序時間可彈性調整，最長可達 72 小時。在市面上主要的定序平台涵蓋各種數據輸出量，包括小體積容易攜帶的 Flongle（1-2 Gb）、MinION（15-30 Gb）和 MinION Mk1C（15-30 Gb）定序系統，以及數據產量較高的 GridION Mk1（50-150 Gb）、PromethION 2（200-360 Gb）、PromethION 24（2.4-4.3 Tb）和 PromethION 48（4.8-8.6 Tb）定序系統，橫跨所有生醫領域與臨床上的需求。

在文庫建構的流程中，可選擇帶有轉座酶（Transposase）的快速定序試劑盒（Rapid sequencing kit），或是連接定序試劑盒（Liga-tion sequencing kit）。快速定序試劑盒係透過轉座酶的作用，隨機將欲定序的 DNA 切割爲不同大小的片段，並接上定序橋接子（Se-quencing adapter），即可進入定序的程序。整個建庫流程相當簡易且省時，但定序的長度可能受限。連接定序試劑盒的建庫主要是將欲定序的 DNA 進行末端修補、切口修補（Nick repair）及 A 尾添加到片段末端後，接上定序橋接子（圖 6-12）。整個建庫流程相對比較長，但可獲得比較長的定序長度。檢驗室可依實際的需求擇一使用。

奈米孔定序技術的原理，主要是透過偵測電流訊號的變化達到定序的目的。奈米孔定序的定序晶片（Flow cell）具有電解質溶液和脂質雙層膜，脂質雙層膜上嵌有奈米孔蛋白，在施加穩定電壓下，由於離子的流動，於奈米孔內形成穩定的電流。當待測片段通過奈米孔洞時，改變其電阻使得穩定電流受到干擾。由於核苷酸的結構不同，對電流造成不同程度的干擾，經由已知序列的核苷酸電流訊號變化，歸類出其獨特性，即可應用於未知序列，解碼出核苷酸序列訊息（圖 6-13）[12]。完成建庫的 DNA 片段於序列尾端帶有定序橋接子，其中一端含有馬達蛋白（Motor protein），馬達蛋白具有解螺旋與控制待測片段通過奈米孔速率的功能。一旦待測片段通過奈米孔，馬達蛋白即與奈米孔分離讓奈米孔準備接受下一個待測片段。因定序原理爲偵測電流訊號變化，序列讀長長度不受限制，可依據檢驗的需求製備待測片段長度。目前被報導過的 DNA 片段最長讀取長度可達到 4 Mb[13]，而 RNA 片段的讀取長度則可達到 20 kb[14]。

奈米孔定序平台具有即時定序的優勢，不需等到上機結束，即可於偵測電流的當下同步進行解碼，並產出序列檔案供後續分析。臨床上可應用於病原體鑑定，加快治療流程。也因爲即時得到序列的特點發展出 Adaptive sampling 技術[15]，經由設定感興趣區域（Region of Interest, ROI）或是非感興趣區域的序列，可即時進行序列比對（Alignment）。如果序列與感興趣區域序列符合，則繼續定序；如果序列與感興趣區域序列不符合，則中斷定序，並施加反向電壓把待測片段退出，讓奈米孔洞可以進行下一個 DNA 片段的定序。這樣的方式不需經過額外 Amplicon-based 或是 Capture-based 的設計，即可達到富集效果。此外，奈米孔定序平台可使用 cas9 定序模式進行目標基因的定序。其原理主要是針對少數特定基因，設計專一性 Guide RNA（gRNA），於 cas9 作用時接上橋接子序列，即可進行奈米孔定序。例如：B 細胞急性淋巴性白血病的特徵是具有特定基因重組的改變，這些基因改變會導致疾病惡化，即可針對常見的 13 個基因重組設計 gRNA 進行奈米孔定序，了解病人這些基因重組的情形。相較於傳統的常規細胞遺傳學、逆轉錄聚合酶鏈反應和螢光原位雜交測定以及單核苷酸多態性分析，奈米孔 cas9 定序模式可快速與準確鑑定基因重組[16]。同樣的原理也可應用於藥物基因 CYP2D6-CYP2D7 分型[17]、基因轉殖鼠以及基因治療的鑑定與驗證[18,19]。奈米孔定序平台也適用於 RNA 直接定序（Direct RNA sequencing）[20]。除了原本優於次世代定序的蛋白異構體（Isoform）基因序列鑑定之外，相較於 cDNA 定序，還可獲得完整的 poly-A tail 長度與修飾資訊。Poly-A tail 長度已知與 mRNA 穩定性、轉譯效率、位置、編碼蛋白質位置和癌症的發生與進展相關[21-23]。此外，結合 Adaptive sampling 技術富集特定轉錄本（Transcripts）能夠檢測低表現的轉錄本，也可減少粒線體 mRNA（mt-mRNA）的定序干擾（因 mt-mRNA 3' 端的 poly-A tail 長度較核 mRNA 短大約 45-55 個核苷酸）[24]。

奈米孔定序技術的定序原始訊號為電流

訊號，可使用定序機台上的 MinKNOW 軟體即時轉換成相對應的核苷酸序列，或是離線使用解碼軟體（Guppy 或是 Dorado）獲取原始讀序（Raw read），後續再經由 ONT 所開發的 EPI2ME 與 EPI2ME Labs 軟體和開源軟體[25-28]進行數據分析。目前 EPI2ME 軟體已有 Fastq Human Exome、Fastq Human Alignment GRCh38、Fastq Custom Alignment、Fastq WIMP (taxonomic classification)、Fastq WIMP (Human+Viral)、Fastq QC+ARTIC+NextClade (SARS-Cov-2 analysis)、Fastq Clone Validation、Fastq Antimicrobial Resistance、Fastq 16S、Fasta Reference Upload 和 Fastq SV Caller for Human 等選項可進行分析。

五、定序平台的應用

桑格氏定序平台在 LDTs 檢驗室的單一基因檢測仍然扮演舉足輕重的角色。次世代定序平台則為目前高通量定序的主流，因其出色的定性和定量能力，已廣泛應用於臨床檢驗領域。第三代定序平台因長讀取長度的特性，可與次世代定序平台互補，目前已在生醫領域逐漸被推廣採納，預期未來也會成為 LDTs 檢驗室高通量定序的主力之一。這 3 個定序平台的應用說明如下。

(一)桑格氏定序平台

儘管定序技術不斷進步，桑格氏定序因其精確性和可靠性，仍然是一種臨床檢驗的基礎方法。如在「前言」中所述，部分癌種基因檢測的健保項目僅提供單一基因檢測的給付，顯見其在臨床 LDTs 檢驗的重要性。桑格氏定序平台可用於檢測特定基因，以識別與遺傳性疾病或癌症相關的突變。例如：透過 BRCA1 和 BRCA2 基因的定序，可以識別與乳癌和卵巢

癌等癌症相關的突變。桑格氏定序平台也可用於病原體有關的基因組檢測，來識別病原體。在疫情爆發情況下，這對確定感染的來源和傳播至關重要。此外，在藥物基因體學上，也可透過桑格氏定序的方法，來了解病人對藥物反應的基因變異。這些資訊可用於指引精準的個人化醫療，確保患者根據其基因特徵獲得最有效的治療。即使在現今高通量定序平台蓬勃發展之際，桑格氏定序平台仍是驗證和確認高通量定序結果的黃金標準。

(二)高通量定序平台

　　高通量定序平台，特別是次世代定序，在精準醫療及 LDTs 檢驗的應用範圍廣泛，分別說明如下。

1. 基因組學（Genomics）

　　基因組學常用方法有：(1) 全基因組定序（Whole genome sequencing, WGS）；(2) 全外顯子定序（Whole exome sequencing, WES）和 (3) 目標基因組定序（Targeted sequencing）。這些方法能分析基因變異，如單點突變（Single Nucleotide Variations, SNVs）小段插入與缺失（Small indels）和融合基因（Fusion genes）；WGS 和 WES 則能更進一步用於檢測染色體結構變異（Structural variants）和拷貝數變異（Copy number variants）[29]。透過分析累積的大量 DNA 突變數據所建立的各種突變特徵（Mutational signature），除了可反映基因相關疾病發展進程的生物機制[30,31]，也可用於建立臨床上癌症及遺傳性疾病等基因突變檢測的依據。

2. 表觀遺傳學（Epigenomics）

　　表觀遺傳學常用方法有：(1) ChIP-Seq（Chromatin immunoprecipitation sequenc-ing）：此方法廣泛用於研究蛋白質與 DNA 的交互作用，尤其是組蛋白修飾和轉錄因子的結合位置。透過使用特定抗體進行免疫沉澱，捕捉與蛋白質結合的 DNA 片段，再對這些 DNA 進行次世代定序，從而深入理解基因調控機制。(2) BS-Seq（Bisulfite Sequencing）：用於檢測 DNA 甲基化程度，將 DNA 以雙硫酸鹽處理，使未甲基化的胞嘧啶轉變為尿嘧啶，而甲基化的胞嘧啶則保持不變。進行次世代定序後，分析基因區域的甲基化水平變化，從而識別與疾病相關的表觀遺傳標記。(3) ATAC-seq（Assay for Transposase-Accessible Chromatin with high-throughput sequencing）：此技術用於評估染色質的開放性，利用轉座酶（Transposase）切割未緊密包裝的 DNA 區域，然後對這些片段進行定序。通過定序分析，可以快速有效地識別細胞中活躍基因調控區域。此技術廣泛應用於分析基因調控元件如增強子（Enhancer）和啟動子（Promoter）的活性，以及這些元件在不同細胞類型和疾病狀態下的動態變化。(4) Hi-C（High-throughput Chromo-some Conformation Capture）：此方法用於探討染色質在三維空間中的組織方式，透過化學交聯（Crosslink）固定染色質，然後進行切割、連接，最後定序染色質交叉鏈接點。Hi-C 透過分析數據揭示染色質片段之間的物理鄰近性，構建染色質在細胞核內的三維結構圖譜，從而深入理解染色質空間結構如何影響基因表達[32]。

　　第三代定序平台可直接透過定序了解基因甲基化的情況。在 PacBio 的平台上，當待測序列具有甲基化的核苷酸時，會減緩 DNA 聚合酶的合成速度，使得兩個螢光訊號之間的時間被延長。透過分析不同脈衝間的持續時間（Interpulse duration），不需要透過化學修飾，即可知曉序列上的核苷酸是否具有甲基化修飾，例如：N^6-methyladenine（6mA）和 N^4-

methylcytosine（m4C）等修飾，適用於表觀遺傳學之檢驗[33]。在 ONT 的平台上，當待測序列具有甲基化或是其他修飾的核苷酸時，電流訊號會改變。透過分析不同的電流訊號圖形，不需要透過化學修飾，即可知曉序列上的核苷酸是否具有甲基化或是其他修飾。目前開發出的核苷酸修飾軟體可分析 DNA 序列上的 5-methylcytosine（5mC）、5-hydroxymethyl-cytosine（5hmC）、N⁶-methyladenine（6mA）和 bromodeoxyuridine（BrdU）[34,35]，以及 RNA 序列上的 N⁶-methyladenosine（m6A）[36,37]。因奈米孔定序技術的定序原始檔案爲電流訊號，後續有新的修飾演算法被開發出來後，都可重新解碼，分析是否具有特定的核苷酸修飾，適用於表觀遺傳學之檢驗。

3. 轉錄體學（Transcriptomics）

透過轉錄體學可深入了解基因表達調控與疾病機制，也可在臨床檢驗室用於檢測疾病的進程與變化。常用的方法與應用包括：(1) 全轉錄組定序：透過技術去除了大部分核糖體 RNA，探索包括信使 RNA、長鏈非編碼 RNA（Long noncoding RNA）和環形 RNA（Circular RNA）在內的各種 RNA 形式的變化。這樣的定序需要相對較高的定序深度，以確保信使 RNA 的充分覆蓋。(2) PolyA RNA-seq：利用寡 dT 核苷酸磁珠富集帶有 polyA 尾的成熟信使 RNA，適合於信使 RNA 表達量的精確定量分析。全轉錄組定序及 polyA RNA-seq 不僅適用於基因表達的定量分析，還能揭示基因融合（Gene fusion）、變異剪接（Alternative splic-ing）、RNA 編輯（RNA editing）和新穎轉錄本（Novel transcript）等複雜現象，進一步豐富了我們對基因調控機制的了解及各種臨床檢驗的目的。(3) 小 RNA 測序（Small RNA-seq）則專注於小型非編碼 RNA，如 miRNA，這些小分子在基因調控中發揮著重要作用。透過電泳技術分離，小 RNA 定序確保了僅分析與 miRNA 大小相符的 RNA 片段，從而可以精確地分析這些分子在不同臨床狀態下表現的變化。

4. 單細胞 RNA 定序（Single cell RNA sequencing, scRNA-seq）和空間基因表現技術（Spatial gene expression）

單細胞 RNA 定序和空間基因表現技術在現代生物醫學中扮演著關鍵角色。這些技術提供了深入分析細胞類型組成和組織功能的關鍵工具[38]。單細胞 RNA 定序涉及將樣本組織解離成單一細胞，並利用微流控技術對每個細胞進行隔離和處理。在逆轉錄聚合酶鏈反應（RT-PCR）過程中，每個細胞的 RNA 被逆轉錄，並接上具有獨特寡核苷酸序列的細胞條碼。透過建立大量的文庫並進行高通量定序，並透過這些條碼追蹤識別來自同一細胞的所有 cDNA 片段，可揭示組織內部的細胞異質性。這種技術對於理解細胞分類、疾病發生機制以及治療目標的確定至關重要。空間基因表現技術則結合了成像技術和分子生物學方法，保持組織切片的空間結構不變，在特定組織區域的 RNA 進行逆轉錄後，將其接上具有獨特寡核苷酸序列的空間位置條碼。透過高通量定序和條碼識別，可精確定位組織中特定位置的基因表達模式。這種技術提供了新的視角，以了解細胞如何在不同的組織環境中相互作用以及對疾病進程的影響，尤其是在癌症、神經科學及發育生物學等領域。單細胞 RNA 定序和空間基因表現技術的結合，能夠識別出疾病微環境中的細胞異質性，揭示不同細胞類型如何影響疾病進程和治療反應，不僅加深了我們對基因表達調控的理解，從而爲針對特定細胞亞型的治療策略和診斷方法開辟了新途徑。

5. 串聯重複序列

由於次世代定序長度的限制和定序時需要先進行 PCR 增幅目標序列，尚無法克服過度重複 DNA 序列和極高或極低 GC 含量問題。其中串聯重複序列的變異可能導致許多疾病，包括神經系統疾病、神經退化性疾病或神經肌肉疾病。第三代定序可克服上述次世代定序限制，適用於串聯重複序列的分析，例如：X 染色體脆折症相關的 FMR1 基因具有高於 200 次的 CGG 重複序列[39]、體染色體顯性腎小管間質性腎病相關的 MUC1 基因具有富含 GC 序列的 60 bp 可變串聯重複序列[40]、第 10 型脊髓小腦退化性動作協調障礙與帕金森症相關的 ATXN10 基因具有高度 ATTCT 重複序列[41,42]、脊髓側索硬化症相關的 C9orf72 基因具有 GGGGCC 重複序列、亨丁頓舞蹈症相關的 HTT 基因具有 CAG 重複序列[43] 和面肩胛肱肌肉萎縮症相關的 D4Z4 重複序列陣列[44] 等。

6. 基因分型（Phasing）與假基因（Pseudogene）的鑑定

高度同源性區域其序列長度通常超過次世代定序的讀取長度。因具有相同的序列片段，即使基因體中只有兩個拷貝數，也不容易正確定位序列和分型等位基因，第三代定序則可應用於此。例如：藥物基因 CYP2D6-CYP2D7 分型[17]、自體免疫疾病以及移植相關的 HLA 分型[45,46] 和殺手細胞免疫球蛋白受體區域序列[47]、免疫遺傳疾病色素失禁症相關的 IKBKG 基因與假基因 IKBKGP1[48]、多囊腎病相關的 PKD1 基因及其 6 個假基因[49] 和高雪氏症相關的 GBA 基因與假基因 GBAP[50,51] 等。

7. 感染性疾病

關於感染性疾病病人，醫院通常多使用病原體血液培養，其檢測方法操作繁瑣、耗時且培養成功率低（< 10%）。相較之下，宏基因組次世代定序（Metagenomic NGS）[52-56] 和第三代定序[57] 可快速取得檢驗結果，避免因為等待檢驗結果而使用錯誤抗生素造成治療延誤。

8. 致病性結構變異

結構變異分析可應用於染色體遺傳疾病確認、胚胎植入前遺傳篩選和癌症診斷。例如：體染色體顯性 Carney 綜合症相關的 PRKAR1A 基因具有大於 2,000 bp 的缺失[58]、罕見先天遺傳代謝疾病肝醣儲積症第 1A 型相關的 G6PC 基因具有大於 7,000 bp 的缺失[59] 和 B 細胞急性淋巴性白血病特定的 13 個基因重組變化[16] 等。由於第三代定序長讀取長度的特性，特別適用於長片段致病性結構變異的檢測。

未來展望

基於許多疾病皆與基因的變異有關，基因定序檢測技術在臨床 LDTs 檢驗室發展的重要性日益增加，預期會有更多的基因定序項目被發展起來，甚至納入相關的保險給付。目前，各項相關的法規已就位，明訂 LDTs 檢驗室及定序的臨床操作規範。定序與生物資訊人才的培育為醫檢教育重要的一環。本章節內容除了可提供定序高階人才培育之用，也可提供現職從事基因定序醫檢人員參考，有助於定序相關檢驗項目的建立與臨床發展，擴大其臨床應用性及增進國民健康的福祉。

學習評估

1. 請說明目前基因定序檢測在臨床 LDTs 檢驗室發展的重要性。
2. 試說明各世代定序的定序原理。

3. 試說明各世代定序的操作流程與需注意事項。

4. 請列舉基因定序在各臨床面向之應用。

參考文獻

1. International Human Genome Sequencing C. Finishing the euchromatic sequence of the human genome. *Nature*. 2004; 431(7011): 931-945.

2. Shendure J, Ji H. Next-generation DNA sequencing. *Nat Biotechnol*. 2008; 26(10): 1135-1145.

3. Method of the year. *Nat Methods*. 2008; 5(1): 1.

4. Fedurco M, Romieu A, Williams S, Lawrence I, Turcatti G. BTA, a novel reagent for DNA attachment on glass and efficient generation of solid-phase amplified DNA colonies. *Nucleic Acids Res*. 2006; 34(3): e22.

5. Turcatti G, Romieu A, Fedurco M, Tairi AP. A new class of cleavable fluorescent nucleotides: synthesis and optimization as reversible terminators for DNA sequencing by synthesis. *Nucleic Acids Res*. 2008; 36(4): e25.

6. Rothberg JM, Hinz W, Rearick TM, et al. An integrated semiconductor device enabling non-optical genome sequencing. *Nature*. 2011; 475(7356): 348-352.

7. Hassan S, Bahar R, Johan MF, et al. Next-generation sequencing (NGS) and third-generation sequencing (TGS) for the diagnosis of thalassemia. *Diagnostics (Basel)*. 2023; 13(3): 373.

8. McCarthy A. Third generation DNA sequencing: pacific biosciences' single molecule real time technology. *Chem Biol*. 2010; 17(7): 675-676.

9. Wenger AM, Peluso P, Rowell WJ, et al. Accurate circular consensus long-read sequencing improves variant detection and assembly of a human genome. *Nat Biotechnol*. 2019; 37(10): 1155-1162.

10. Logsdon GA, Vollger MR, Eichler EE. Long-read human genome sequencing and its applications. *Nat Rev Genet*. 2020; 21(10): 597-614.

11. SMRT LINK. Pacific BioSciences. https://www.pacb.com/smrt-link/. Accessed 2024.

12. Wang Y, Zhao Y, Bollas A, Wang Y, Au KF. Nanopore sequencing technology, bioinformatics and applications. *Nat Biotechnol*. 2021; 39(11): 1348-1365.

13. Generate highly contiguous genome assemblies using long nanopore reads. Oxford Nanopore Technologies. https://nanoporetech.com/applications/investigations/genome-assembly. Accessed 2024.

14. Isoform-level gene expression analysis. Oxford Nanopore Technologies. https://nanoporetech.com/applications/investigations/gene-expression. Accessed 2024.

15. Weilguny L, De Maio N, Munro R, et al. Dynamic, adaptive sampling during nanopore sequencing using Bayesian experimental design. *Nat Biotechnol*. 2023; 41(7): 1018-1025.

16. Nanopore Cas9-targeted long-read sequencing - a fast and flexible diagnostic tool for the identification of B-cell acute lymphoblastic leukemia associated gene rearrangements. https://www.sciencedirect.com/science/article/abs/pii/S0006497123095861. Published

2023. Accessed 2024.

17. Rubben K, Tilleman L, Deserranno K, Tytgat O, Deforce D, Van Nieuwerburgh F. Cas9 targeted nanopore sequencing with enhanced variant calling improves CYP2D6-CYP2D7 hybrid allele genotyping. *PLoS Genet*. 2022; 18(9): e1010176.

18. Watson CM, Crinnion LA, Hewitt S, et al. Cas9-based enrichment and single-molecule sequencing for precise characterization of genomic duplications. *Lab Invest*. 2020; 100(1): 135-146.

19. Zhao JJ, Sun XY, Tian SN, et al. Decoding the complexity of on-target integration: characterizing DNA insertions at the CRISPR-Cas9 targeted locus using nanopore sequencing. *BMC Genomics*. 2024; 25(1): 189.

20. Jain M, Abu-Shumays R, Olsen HE, Akeson M. Advances in nanopore direct RNA sequencing. *Nat Methods*. 2022; 19(10): 1160-1164.

21. Yuan F, Hankey W, Wagner EJ, Li W, Wang Q. Alternative polyadenylation of mRNA and its role in cancer. *Genes Dis*. 2021; 8(1): 61-72.

22. Wu X, Wang J, Wu X, Hong Y, Li QQ. Heat shock responsive gene expression modulated by mRNA poly(A) tail length. *Front Plant Sci*. 2020; 11: 1255.

23. Mayr C, Bartel DP. Widespread shortening of 3'UTRs by alternative cleavage and polyadenylation activates oncogenes in cancer cells. *Cell*. 2009; 138(4): 673-684.

24. Naarmann-de Vries IS, Gjerga E, Gandor CLA, Dieterich C. Adaptive sampling for nanopore direct RNA-sequencing. *RNA*. 2023; 29(12): 1939-1949.

25. Li H. Minimap2: pairwise alignment for nucleotide sequences. *Bioinformatics*. 2018; 34(18): 3094-3100.

26. Kolmogorov M, Yuan J, Lin Y, Pevzner PA. Assembly of long, error-prone reads using repeat graphs. *Nat Biotechnol*. 2019; 37(5): 540-546.

27. Ruan J, Li H. Fast and accurate long-read assembly with wtdbg2. *Nat Methods*. 2020; 17(2): 155-158.

28. Open source. Oxford Nanopore Technologies. https://github.com/nanoporetech. Accessed 2024.

29. Chaitankar V, Karakulah G, Ratnapriya R, Giuste FO, Brooks MJ, Swaroop A. Next generation sequencing technology and genomewide data analysis: Perspectives for retinal research. *Prog Retin Eye Res*. 2016; 55: 1-31.

30. Alexandrov LB, Kim J, Haradhvala NJ, et al. The repertoire of mutational signatures in human cancer. *Nature*. 2020; 578(7793): 94-101.

31. Koh G, Degasperi A, Zou X, Momen S, Nik-Zainal S. Mutational signatures: emerging concepts, caveats and clinical applications. *Nat Rev Cancer*. 2021; 21(10): 619-637.

32. Mehrmohamadi M, Sepehri MH, Nazer N, Norouzi MR. A comparative overview of epigenomic profiling methods. *Front Cell Dev Biol*. 2021; 9: 714687.

33. Rhoads A, Au KF. PacBio sequencing and its applications. *Genomics Proteomics Bioinformatics*. 2015; 13(5): 278-289.

34. Liu Y, Rosikiewicz W, Pan Z, et al. DNA methylation-calling tools for Oxford Nanopore sequencing: a survey and human epigenome-wide evaluation. *Genome Biol*. 2021;

22(1): 295.

35. Muller CA, Boemo MA, Spingardi P, et al. Capturing the dynamics of genome replication on individual ultra-long nanopore sequence reads. *Nat Methods*. 2019; 16(5): 429-436.

36. Leger A, Amaral PP, Pandolfini L, et al. RNA modifications detection by comparative Nanopore direct RNA sequencing. *Nat Commun*. 2021; 12(1): 7198.

37. Teng H, Stoiber M, Bar-Joseph Z, Kingsford C. Detecting m6A RNA modification from nanopore sequencing using a semi-supervised learning framework. *bioRxiv*. 2024.

38. Vandereyken K, Sifrim A, Thienpont B, Voet T. Methods and applications for single-cell and spatial multi-omics. *Nat Rev Genet*. 2023; 24(8): 494-515.

39. Loomis EW, Eid JS, Peluso P, et al. Sequencing the unsequenceable: expanded CGG-repeat alleles of the fragile X gene. *Genome Res*. 2013; 23(1): 121-128.

40. Wenzel A, Altmueller J, Ekici AB, et al. Single molecule real time sequencing in ADTKD-MUC1 allows complete assembly of the VNTR and exact positioning of causative mutations. *Sci Rep*. 2018; 8(1): 4170.

41. McFarland KN, Liu J, Landrian I, et al. SMRT sequencing of long tandem nucleotide repeats in SCA10 reveals unique insight of repeat expansion structure. *PLoS One*. 2015; 10(8): e0135906.

42. Schule B, McFarland KN, Lee K, et al. Parkinson's disease associated with pure ATXN10 repeat expansion. *NPJ Parkinsons Dis*. 2017; 3: 27.

43. Hoijer I, Tsai YC, Clark TA, et al. Detailed analysis of HTT repeat elements in human blood using targeted amplification-free long-read sequencing. *Hum Mutat*. 2018; 39(9): 1262-1272.

44. Mitsuhashi S, Nakagawa S, Takahashi Ueda M, Imanishi T, Frith MC, Mitsuhashi H. Nanopore-based single molecule sequencing of the D4Z4 array responsible for facioscapulohumeral muscular dystrophy. *Sci Rep*. 2017; 7(1): 14789.

45. Albrecht V, Zweiniger C, Surendranath V, et al. Dual redundant sequencing strategy: Full-length gene characterisation of 1056 novel and confirmatory HLA alleles. *HLA*. 2017; 90(2): 79-87.

46. Liu C. A long road/read to rapid high-resolution HLA typing: The nanopore perspective. *Hum Immunol*. 2021; 82(7): 488-495.

47. Roe D, Vierra-Green C, Pyo CW, et al. Revealing complete complex KIR haplotypes phased by long-read sequencing technology. *Genes Immun*. 2017; 18(3): 127-134.

48. Frans G, Meert W, Van der Werff Ten Bosch J, et al. Conventional and single-molecule targeted sequencing method for specific variant detection in IKBKG while bypassing the IKBKGP1 pseudogene. *J Mol Diagn*. 2018; 20(2): 195-202.

49. Borras DM, Vossen R, Liem M, et al. Detecting PKD1 variants in polycystic kidney disease patients by single-molecule long-read sequencing. *Hum Mutat*. 2017; 38(7): 870-879.

50. Leija-Salazar M, Sedlazeck FJ, Toffoli M, et al. Evaluation of the detection of GBA missense mutations and other variants using the Oxford Nanopore MinION. *Mol Genet Ge-*

nomic Med. 2019; 7(3): e564.

51. Graham OEE, Pitcher TL, Liau Y, et al. Nanopore sequencing of the glucocerebrosidase (GBA) gene in a New Zealand Parkinson's disease cohort. *Parkinsonism Relat Disord.* 2020; 70: 36-41.

52. Cretu B, Iordache S, Cursaru A, et al. Metagenomic next-generation sequencing for periprosthetic joint infections. *Cureus.* 2023; 15(5): e38726.

53. Shi T, Chen H, Liu Y, Wu Y, Lin F. Clinical applications of metagenomic next-generation sequencing in the identification of pathogens in periprosthetic joint infections: a retrospective study. *J Orthop Surg Res.* 2024; 19(1): 301.

54. Liu J, Zhang Q, Dong YQ, Yin J, Qiu YQ. Diagnostic accuracy of metagenomic next-generation sequencing in diagnosing infectious diseases: a meta-analysis. *Sci Rep.* 2022; 12(1): 21032.

55. Gu W, Deng X, Lee M, et al. Rapid pathogen detection by metagenomic next-generation sequencing of infected body fluids. *Nat Med.* 2021; 27(1): 115-124.

56. Wu D, Wang W, Xun Q, et al. Metagenomic next-generation sequencing indicates more precise pathogens in patients with pulmonary infection: A retrospective study. *Front Cell Infect Microbiol.* 2022; 12: 977591.

57. Gan M, Wu B, Yan G, et al. Combined nanopore adaptive sequencing and enzyme-based host depletion efficiently enriched microbial sequences and identified missing respiratory pathogens. *BMC Genomics.* 2021; 22(1): 732.

58. Merker JD, Wenger AM, Sneddon T, et al. Long-read genome sequencing identifies causal structural variation in a Mendelian disease. *Genet Med.* 2018; 20(1): 159-163.

59. Miao H, Zhou J, Yang Q, et al. Long-read sequencing identified a causal structural variant in an exome-negative case and enabled preimplantation genetic diagnosis. *Hereditas.* 2018; 155: 32.

第七章　DNA質譜分析與微陣列晶片

鄭宜鳳、劉鼎元、賴建成、鄭如茜

內容大綱

DNA質譜分析

前言

樣品前處理

DNA質譜分析法

單核苷酸多型性及突變

DNA常見之加成產物與毒物學之分析

微陣列晶片

微陣列晶片技術的簡介

微陣列晶片的種類與應用

晶片的分析與應用

總結

學習評估

參考文獻

學習目標

1. 學習質譜儀如何應用於 DNA 分析。

2. 學習應用於 DNA 質譜分析的樣品前處理方式。

3. 學習微陣列晶片的區別、原理與限制。

一、DNA 質譜分析

(一)前言

人類基因體的多型性（Polymorphisms）是探索相互作用及途徑的強大工具，有助於更深入且完整地了解生物過程（Biological processes），從而揭示複雜的遺傳特徵，例如：多因子遺傳性疾病（Multifactorial disorders）。基因序列、表現量及蛋白質結構和功能的改變與許多類型的疾病有關，而在 DNA 層面上有兩種類型的變異被認為會影響 RNA 的轉錄及後續的蛋白質轉譯：遺傳變異，如多型性（Polymorphisms）及突變（Mutations），發生在個體的兩個等位基因之間或內部，導致不同的 DNA 序列特定位點；DNA 甲基化及組蛋白修飾誘導的表觀遺傳變化，在短期內是可遺傳的，但不涉及 DNA 核苷酸序列本身的突變[1]。

隨著科技的日新月異，人類基因體學研究及分子檢驗技術蓬勃發展，其中質譜儀（Mass Spectrometry, MS）是後基因體定序時代用於分析生物分子最有利且通用的工具之一，可應用於 DNA 和 DNA 甲基化（Methylation）、表現圖譜及蛋白質體學（Proteomics）分析，是實現預防醫學及精準醫療的重要推手[2]。透過高通量、精確、高靈敏度等優勢，在一次分析過程中同時檢測多個分析物，達到臨床檢測所需的樣品容納量及預算限制。質譜儀分析的選擇性隨著質譜儀儀器的質量解析度（Resolution）及準確度（Accuracy）的提升而提高，也可透過串聯式質譜儀（Tandem mass spectrometry）來檢測完整的離子（Intact ions）及質量碎片（Mass fragments），提供額外的特異性。儘管質譜法提供了高選擇性，仍需配合層析分離降低生物樣品的複雜性及基質干擾，以實現 DNA 的微量檢測。

目前已有許多新的醫學檢驗項目從實驗室被開發至臨床應用，近年來隨著質譜儀的快速發展，在生化分子的分析上更是扮演舉足輕重的角色，並發展成實驗室自行研發檢驗技術（Laboratory Developed Tests, LDTs），有助於了解 DNA 及 DNA 加成產物與疾病之間的關聯及影響。各式各樣的質譜分析方法有其優缺點，如何選擇最是當的分析方法及儀器是的值得繼續探討的課題，也是實現預防醫學及精準醫療重要的推手。

(二)樣品前處理

以質譜法進行 DNA 分析的樣品製備通常包含幾個關鍵步驟，例如：DNA 分離（Isolation）、水解（Hydrolysis）、分析物富集（Analyte enrichment）及添加適當的內標準品（Internal standards）[3-5]。常見的生物來源包含組織、血液、細胞、唾液及尿液，甚至是福馬林固定的石蠟包埋組織，其定量分析通常需要 1-200 μg DNA，也可以根據分析方法的偵測極限（Limit of Detection, LOD）及定量極限（Limit of Quantification, LOQ）來評估所需的 DNA 量。

1. DNA 分離

組織或細胞樣品首先會進行均質及細胞裂解以釋放 DNA，在 DNA 萃取分離過程中，除了產量及純度以外，尚有一項重要的因素需要考量，即是在 DNA 萃取過程中需保持 DNA 的化學特性，常見的問題如降解（Degradation）及轉化（Conversion）。對於容易發生自發性脫氨（Deamination）或氧化的 DNA 損傷位點，如 2'-deoxyuridine（dU）、2'-deoxyinosine（dI）及 8-oxo-7,8-dihydro-2'-deoxyguanosine（8-oxo-dG），應添加脫氨酶抑制劑、抗氧化劑、金屬螯合劑和自由基清除劑，以減少人為所造成 DNA 修飾[5]。除了

穩定反應分析物外，化學衍生化（Chemical derivatization）也可用於改善親水性 DNA 分子的層析強度、提高離子化效率及添加用於加成產物鑑定的質量標籤[3,6]。苯酚—氯仿萃取法（Phenol-chloroform extraction）及高鹽法（High-salt method）是廣泛使用於核酸分離的方法。

2. 水解

DNA 的質譜分析通常需要將 DNA 水解為相對應的單體，如核鹼基（Nucleobases）、核苷（Nucleosides）或單核苷酸（Mononucleo-tides），因為它們比DNA的多核苷酸分析提供質譜分析更好的靈敏度、準確性及精密度[4]。酸水解（Acid hydrolysis）是 DNA 分析最早採用的水解方法之一[7,8]，然而酸性條件可能導致其他化學轉化反應產生（如脫氨作用）。儘管如此，甲酸的使用已被證實可以促進核鹼基的化學計量釋放（Stoichiometric release），有助於相對的DNA加成產物進行定量分析[8]。中性熱水解法（Neutral thermal hydrolysis）通常用於含有不穩定 N- 糖苷鍵（N-glycosidic bonds）的加成產物，例如：N7-/N3- 烷基化嘌呤和 O^2- 烷基化胞嘧啶[5,9]。

目前在大多數 DNA 加成產物分析研究中，酵素水解（Enzymatic digestion）已被廣泛應用於 DNA 水解。與酸性及中性熱水解方法相比，酵素水解不僅提供較溫和的條件，也保留了 DNA 產物中的 N- 糖苷鍵，而這是後續質譜掃描的分析基礎。目前常被使用的酶類包括核酸內切酶（Endonucleases），如 DNase I、核酸酶 P1（Nuclease P1）、核酸酶 S1（Nuclease S1）和 Benzonase，以及核酸外切酶（Exonucleases），如磷酸二酯酶 I 和 II（Phosphodiesterases I 及 II）。酵素水解方法仍無法完全消除實驗過程或人為導致的 DNA 加成作用或降解作用，因此在酵素水解過程也

應加入金屬螯合劑、抗氧化劑及還原劑[10]。

3. 分析物富集

DNA 水解後的樣品基質通常很複雜，需要幾個淨化（Cleanup）步驟來富集 DNA 產物並去除大量未修飾的核苷、蛋白質、無機鹽和其他可能干擾質譜分析的成分[11]。蛋白質和未完全水解的 DNA 通常透過離心過濾器或用有機溶劑沉澱的方法來去除，其他常用的富集方法包含超過濾（Ultrafiltration）、液／液萃取（Liquid/liquid extraction）、固相萃取（Solid Phase Extraction, SPE）、免疫親和純化（Immuno-affinity purification）及離線的液相層析法（Off-line High-Performance Liquid Chromatography, Off-line HPLC）[4,5]。儘管在樣品純化及富集過程中不可避免的損失一些分析物，但可使樣品基質變得更加乾淨，從而產生更好的訊號強度及提高檢測的靈敏度。如果需要對 DNA 加成產物進行定量分析，通常會在 DNA 水解後和樣品富集之前添加穩定同位素標記的內標準品，以校正樣品富集過程中分析物的損失[12]。

(三)DNA 質譜分析法

DNA 加成產物之分析方法，包含質譜法、電化學檢測法（Electrochemistry）、雷射誘導螢光法（Laser induced fluorescence method）、螢光與磷光光譜法（Fluorescence and phosphorescence spectrometry）、免疫分析法（Immunoassay）、[32]P- 後標籤法（[32]P-postlabeling assay）及次世代定序（Next-Generation Sequencing, NGS）等[5]。與傳統免疫分析相比，液相層析儀（Liquid Chromatography, LC）和質譜技術的結合，大幅提升質譜儀的分析能力，除了促進可用於 DNA 修飾分析的新技術開發[3]，也實現更準確的檢測結果。質譜儀常見的質量分析器類型包含四極桿

（Quadrupole, Q）、離子阱（Ion trap）、軌道阱（Thermo Scientific Orbitrap technology）及飛行時間式（Time-of-Flight, TOF）質譜儀。

多個不同類型的質量分析器可以組合成一套「混成（Hybrid）」系統，例如：四極桿已與 TOF、離子阱和軌道阱分析儀耦合，因此也衍生出多種離子掃描模式，可用於 DNA 分析，包含選擇離子偵測（Selected Ion Monitoring, SIM）、選擇反應監測〔Selected Reaction Monitoring, SRM，又稱爲多重反應監測（Multiple Reaction Monitoring, MRM）〕、平行反應監測（Parallel Reaction Monitoring, PRM）、產物離子掃描（Product ion scan）、前驅物離子掃描（Precursor ion scan）及中性丟失掃描（Neutral loss scan）[3,4]，如圖 7-1。SIM 及 SRM 掃描方式提供較高的靈敏度，主要用於 DNA 加成物的標的（Targeted）檢測及定量分析，其他模式則可提供結構訊息，可用於辨識 DNA 的修飾。基於 MS 的 DNA 加成產物研究中最常分析的目標是核苷，它們容易透過酵素水解生成，且人爲產生的產物極少，同時保留特徵 2- 脫氧核糖，因此可區分 DNA 和 RNA 加成產物。

在非標的式分析（Untargeted analysis）中，常見的掃描模式如數據依賴擷取模式（Data-Dependent Acquisition, DDA），質譜儀首先進行全掃描（Full scan）分析，隨後根據全掃描中檢測到的前幾個訊號最豐富的離子進行 MS/MS 分析，DDA 方法已被應用於分析因暴露於其他環境或生活方式的毒素（如 1,4-dioxane 和乙醛）而形成 DNA 加成物，研究人員能夠檢測到先前報告的 DNA 加成物以及因接觸致癌物而產生的新加成物[10]。另一種非數據依賴擷取模式（Data-Independent Acquisition, DIA）也已經被開發出來，以解決 DDA 模式對高豐富度離子的偏好造成的定量問題[13]。Totsuka 等人使用基於 MS[E] 的方法

鑑定出 N^2-(3,4,5,6-tetrahydro-*2H*-pyran-2-yl)-2′-deoxyguanosine 是暴露於 *N*-nitrosopiperidine 時形成的主要加成物，其可能參與中國磁縣居民食道癌的病因[14]。上述提到的 DDA 及 DIA 兩種模式多仰賴高解析度的質譜儀（如 Q-TOF 及 Q-Orbitrap）。

基質輔助雷射脫附游離法（Matrix-Assisted Laser Desorption Ionization, MALDI）是一種「軟（Soft）」的離子化方法，是寡核苷酸及核酸質譜分析的強大工具之一[4]。分析物與基質（Matrix）混合後共結晶（Cocrystallization）透過脈衝雷射光激發樣品，使其成爲氣相的帶電離子，進入質量分析器分析。大部分的基質是有機酸，通常含有一個可被雷射激發的苯環發色團，3-Hydroxypicolinic Acid（3HPA）是常被用於 DNA 分析的基質[11]。MALDI 最常搭配的質量分析器爲 TOF MS，除了靈敏度高及分析速度快等因素外，最大的優勢在於其可分析的質荷比（Mass-to-charge ratio, *m/z*）範圍大，因此可以檢測 DNA 或是蛋白質等單一電荷的大分子離子。

DNA 加成產物的層析分離亦可以使用氣相層析（Gas Chromatography, GC）或液相層析來完成，其中液相層析可用於直接分離具有修飾的核苷、核苷酸、核鹼基及寡核苷酸，而無額外的衍生化步驟[15]，然而 DNA 的核苷、核苷酸和核鹼基屬於極性物質，導致揮發性有限，因此需要進行衍生化步驟才能進行 GC 分離[15]。電噴灑游離法（Electrospray Ionization, ESI）的發展實現了質譜儀和液相層析儀的直接串聯[3,16]，DNA 分子由於帶負電，因此通常在負離子模式下進行質譜分析；相對地，游離的 DNA 核鹼基和核苷在 pH < 5 時容易質子化，因此通常在正離子模式下進行檢測[12]。

(四)單核苷酸多型性（Single Nucleotide Polymorphism, SNP）及突變（Mutation）

單核苷酸多型性（SNP）被認爲對生物體的遺傳變異有很大的影響，約占人類 DNA 變異的 90%。突變引起的序列變異在癌症等疾病的發展扮演重要角色[17]，因此檢測 SNP 及突變是當今生命科學所重視的一環。先前常見的檢測方式爲基於電泳分離的桑格定序法（Sanger sequencing），現今 MALDI-TOF MS 因爲具有高精確度、高靈敏度及高通量，目前已成爲基因突變檢測的重要分析儀器之一[11,18,19]。

目前在分析 SNP 上所搭配的檢測方法不斷推陳出新，以下將簡介搭配 MALDI-TOF MS 常用來分析 SNP 的方法。

1. 直接分析 PCR 產物

利用 MALDI-TOF MS 直接以變異點位的 PCR 產物進行 SNP 分析，然而由於大分子量 DNA 的偵測靈敏度不佳，導致此種方法的實用性不高。在離子化過程中，PCR 產物的雙股螺旋容易斷裂，過多的碎片產物使質譜圖複雜化，而影響 SNP 的判斷。

2. 引子延伸反應（Primer extension）

針對 SNP 變異點設計一長度適中的引子，並讓引子的 3' 端結合至 SNP 變異點前的位置，當加入 ddNTP 或是 ddNTP 與 dNTP 混合物時，在 PCR 反應過程中 ddNTP 與 dNTP 會根據模板的序列將引子的 3' 端延長，而依據不同的基因型所產生的引子延伸產物也會有所不同，藉此可將引子及其延伸產物純化分離，隨後利用 MALDI-TOF MS 進行檢測質量差異，並藉此推斷是否有變異點，以了解SNP 的多型性。引子延伸反應常見的方法有 Pin

point assay 及 VSET（Very Short Extension），前者在引子的 5' 端加上一段非互補的 dNTP，後者則是在引子延伸反應時，加上一個與變異點互補的 dNTP[11,20]。

3. 肽核酸探針（Peptide nucleic-acid probes）

肽核酸（Peptide Nucleic-Acid, PNA）爲 DNA 的相似分子，藉由中性不帶電的醯胺骨架（Amide backbone）將 4 種核酸連結在一起，且具有辨識 DNA 互補序列的能力。將 Genomic DNA 中含有 SNP 部分之 PCR 產物的一端固定在磁性粒子或矽晶片上，再加入結構與不同變異點互補的 PNA 探針進行反應，直接以 MALDI-TOF MS 分析，不同 PNA 在質譜圖中的質量標記，則可分析出基因型的變異，目前常見的方法爲 MassEXTEND™[11,21]。

隨著儀器與分析方法的日新月異，DNA 質譜分析技術已漸漸從實驗室測試發展爲實驗室自行研發檢驗技術（LDTs）[22]，例如：利用 MALDI-TOF MS 篩檢囊性纖維化跨膜調節因子（Cystic Fibrosis Transmembrane Regulator, CFTR）突變的方法，透過開發包含 108 個 CFTR 突變和變異體（Variants）的項目、多重 PCR（Multiple PCR）技術及單一鹼基延伸反應（Single Base Extension reactions, SBE reactions）方法，完成項目的客製化，最後透過質譜法對擴增的基因組 DNA 進行等位基因特異性、單一鹼基延伸終點的分析，以檢查囊性纖維化跨膜調節基因[23]。

目前臺灣中央研究院的 SNP 鑑定採用 SEQUENOM MassARRAY® System，主要用於突變檢測、基因分型、甲基化分析以及定量基因表達，核心技術爲 MassARRAY® iPLEX Gold[24,25]。其主要步驟可分爲四大部分，如圖 7-2：(1) 目標 DNA 擴增：使用 PCR 技術對目標基因序列進行擴增，並與設計的引子進行反

應。(2) 延伸反應：藉由 iPLEX 系統使特定的延伸引子檢測特定位點的 SNP 或突變。(3) 質譜分析：將延伸產物點盤至晶片上，並利用 MALDI-TOF MS 進行分析，根據特定的 *m/z*，精確地檢測特定變異位點的核苷酸。(4) 數據分析：質譜儀產生的數據被用以鑑別基因型或突變[22,26]。MassARRAY 系統目前已被廣泛用於 SNPs 及突變的檢測，可以快速準確檢測特定基因位點的變異，不僅對於遺傳、疾病等相關研究至關重要[22,24]，亦可用來確定藥物與對應基因型的關聯，達到個體化醫療的目標[27]。

(五) DNA 常見之加成產物與毒物學之分析

DNA 會與體內或外在環境中具有反應性物種（Reactive species）等生物分子反應，在基因複製過程中可能產生突變，而這在許多階段性的致癌過程扮演關鍵角色，因此準確定量這些 DNA 加成產物可以用來評估致癌風險，除了進而預防癌症的發展外，也是分子流行病學的一個重要依據[28-30]。

常見的 DNA 加成產物包括 8 羥基鳥糞嘌呤（8-oxo-Gua）、8 羥基腺嘌呤（8-oxo-Ade）、烷化加成產物（Alkylated adducts）、乙烯基加成產物、7 氧乙基鳥糞嘌呤〔Etheno adducts and 7-(2-Hydroxyethyl) Guanine, 7-HEG〕、環丙基—鳥糞嘌呤加成產物（Propano guanine adducts）、氯化鹼基（Chlorinated bases）、BPADGE 核苷酸加成產物、PGE 之加成產物、多環芳香碳氫化合物之加成產物、雜環芳香胺類之加成產物、環氧苯乙烷加成產物（Styrene oxide adducts）、黃麴毒素加成產物（Aflatoxin adducts）、胸腺嘧啶雙體（Thymine dimers）及丁二烯加成產物[30,31]。這些加成產物在人體中的含量非常微量，因此仰賴具有好的解析度、準確度及靈敏度的質譜儀進行分析[32]。

氧化產物 8 羥基鳥糞嘌呤是被研究得最透徹的 DNA 加成產物，藉由檢測肺癌病人白血球及尿液中的 8 羥基鳥糞嘌呤的含量，並與健康吸菸者及不吸菸者相較，發現此加成物的含量與吸菸與否具有相關性[33]。藉由氣相層析負離子化學游離質譜法（Gas Chromatography Negative Ion Chemical Ionization Mass Spectrometry, GC/NICI/MS）高靈敏度的特性，可用以分析尿液中的乙烯基加成產物乙烯基腺嘌呤（ε-Ade）[34]。然而氣相層析質譜儀需要先對高極性分析物進行衍生化，因此液相層析電噴灑游離串聯質譜法（Liquid Chromatography Electrospray Ionization Tandem Mass Spectrometry, LC/ESI/MS/MS）成為另一項有利的分析工具選擇[35]。

二、微陣列晶片

(一) 微陣列晶片技術的簡介

微陣列晶片是一種微型生物晶片，能夠同時分析數千至數百萬個目標生物標誌。它通常由一個固體表面（如玻璃或塑料片）構成，表面附著有大量的微小探針或是用磁珠上附著微小的探針，這些探針（Probe）是特定的核酸序列。當樣本（DNA）被使用到晶片上時，特定的序列會與探針雜交結合，進而可以進行大規模的基因表達分析或變異檢測。Affymetrix 是第一個商業生產 SNP array 的公司。而最初由 Wang 等人在 1998 年提出原型並設計 HuSNP 檢測晶[36]，至今已被大量應用在臨床診斷。目前的 SNP Array 在檢驗醫學領域主要分為幾個重要的應用，分別是基因表達分析、疾病診斷、和藥物反應三大類。其中與特管法第 36 條之實驗室開發檢測項目，規定對應的晶片檢測項目以「(三) 產前及新生兒染色體與

基因變異檢測、(四) 藥物不良反應或藥物代謝之基因檢測，與 (七) 其他藥物伴隨基因檢測」這三類項目為主。微陣列晶片可以同時分析大量的基因，具高通量和高靈敏度。

目前的晶片主要包含以下特性[37]：(1) 高通量和高性價比：微陣列晶片可以同時分析大量的已知基因，提高了診斷的效率，對於生殖突變偵測具 97% 的靈敏度[38]。(2) 個性化醫療：微陣列技術是實現個性化醫療的關鍵工具，它可以幫助醫生根據個體的基因特徵制定更加精確的治療方案。(3) 若應用到 GWAS（Genome-Wide Association Study）的研究，透過大量的基因資料獲取，能夠提供疾病機制的深入洞察，從而促進新療法的開發。

總之，微陣列晶片技術不僅在基礎生物醫學研究上探索疾病的機制，並在臨床診斷、治療選擇以及疾病預防和管理上，具有重要的臨床診斷應用價值。隨著技術的進步，它將在改善醫療保健和促進精準醫療方面發揮更大的作用[39]。

(二) 微陣列晶片的種類與應用

微陣列晶片的種類依照民國 110 年 2 月公告的特管法，以目的做為區別介紹如下。「產前及新生兒染色體與基因變異檢測」主要是使用晶片式全基因體定量分析（Array-CGH）。其目的是在出生前和出生後，早期檢測染色體異常和基因變異。應用如檢測唐氏症（21 號染色體三體症）等染色體倍數異常。常見的晶片檢測如羊水微陣列晶片，用於分析羊水中的胎兒細胞，檢測染色體異常，如唐氏症、愛德華氏症等[40]。新生兒篩查微陣列，用於篩檢新生兒可能存在的遺傳性疾病或染色體異常，這些晶片可以包含針對多種遺傳病的基因探針[41]。「藥物不良反應或藥物代謝之基因檢測」和「其他藥物伴隨基因檢測」的項目類

似，其目的是預測患者對藥物的不良反應或代謝能力；用於指導特定藥物的使用，特別是藥物仿單中建議進行檢測的情況[42]。「藥物不良反應」或「藥物代謝之基因檢測」，一般是針對所謂的藥物代謝基因如 CYP2C19 基因或是 HLA（Human Leukocyte Antigen）相關基因。例如：開立抗凝血藥物 Warfarin 時，建議檢驗基因為 CYP2C9，VKORC1 幫助確定適當的劑量[43]；開立防止血栓形成的 Clopidogrel 時，建議檢驗 CYP2C19 基因，CYP2C19 的變異影響藥物代謝，進一步影響藥物的有效劑量[44]。在 HLA 相關基因檢測上，使用治療癲癇的 Carbamazepine 時，建議檢驗 HLA-B*15:02；使用治療高尿酸血症的 Allopurinol 時，建議檢驗 HLA-B*5801 基因；使用治療 HIV 抗病毒藥 Abacavir 時，建議檢驗 HLA-B*5701 基因，避免產生嚴重的超敏反應。此外，HLA 基因變異與嚴重皮膚反應的史蒂芬強森症候群（Steven-Johnson Syndrome, SJS）相關[45]。在「其他藥物伴隨基因檢測」部分，例如：開立降膽固醇藥物 Simvastatin 時，建議檢驗 SLCO1B1 基因，以減少使用該藥物時肌肉毒性風險的增加。開立免疫抑制劑 Azathioprine 時，建議檢驗 TPMT 基因，了解基因型影響的藥物代謝速率[46]。

另一方面，依照晶片類型做區別，可以分為偵測染色體結構變異（Structural variations）〔又稱為拷貝數變異（Copy Number Variation, CNV）〕與基因多型性（Single Nucleotide Polymorphisms, SNP）〔又稱為基因變異（Gene variations）〕兩種[47]。這兩種在晶片設計的本質上完全不同。SNP 微陣列晶片專注於檢測單一核苷酸多態性，即 DNA 序列中單個核苷酸（A、T、C 或 G）的變化。這種變化是人類基因組中最常見的遺傳變異類型，對於研究遺傳疾病、人口遺傳學以及個體之間的遺傳差異具有重要意義。近期的晶片會

納入一些缺失和插入的突變，拷貝數變異晶片的設計特點在於探針對於基因體的覆蓋度很高，亦即不管是否為基因區域都會設計探針，包含外顯子（Exon）和內含子（Intron）區域。

SNP 微陣列晶片上包含數百萬個特定的 SNP 探針，用於覆蓋整個基因組，其目的是對於目標族群中常見（大於 1% 的發生率）或是致病性的基因變異進行偵測。晶片設計涵蓋所有的基因，多數設計在外顯子（Exon）較為密集；探針是人為設計，會設計在偵測已充分了解該對應基因功能的 SNP。因此，晶片法無法檢測新的且未知的突變。在專一性方面，探針設計對應於特定的 SNP 位點時，需考慮假基因與序列相似區域。實施晶片偵測，必要時會佐以聚合酶連鎖反應（PCR），以提高專一性和靈敏度[48]。在定量方面，晶片偵測可以定量分析特定 SNP 位點的等位基因頻率，常見於分析生殖細胞突變（Germline mutation）。這種定量的特性[1]不適合應用在體細胞突變（Somatic mutation）的偵測，因此不能用在癌細胞的突變檢測，局限了用途[49]。CNV 微陣列晶片則專門用於檢測結構變異，特別是基因組中 DNA 片段的數目變化，如重複或缺失。這些變異可能涉及數千到數百萬個核苷酸，針對某些遺傳疾病，例如：小胖威力症（Prader-Willi syndrome）和天使症候群（Angelman syndrome）[50]。這些拷貝數的變化，與表型差異具有高度關聯性，不適用突變差異檢測異常。探針設計用於標記基因組中特定的大片段區域，以偵測 DNA 片段的增加或減少。在羊水晶片的設計上，除了偵測大片段的 DNA 變異，可搭配加入特定致病性的點突變，增加疾病偵測靈敏度，確保疾病變異（Variant）的準確檢測。這樣的設計，不僅可以定性檢測某個變異的存在與否，還可以定量分析該區域的拷貝數目變化。透過拷貝數的定量分析，如檢測脊髓肌肉萎縮症（Spinal Muscular Atrophy, SMA）的致病基因 *SMN1* 和 *SMN2* 的拷貝數目變化[51]，透過檢測 *SMN1*（正常）和 *SMN2*（異常）基因的比例，找到病患（常見為 0:2）或是帶因者（1:2）。藥物基因 *CYP2D6* 的拷貝數目變化也會影響藥物有效劑量，當 *CYP2D6* 的拷貝數增加時，會使得代謝藥物的能力增強，這可能使受試者成為超級代謝者。超級代謝者快速代謝抗抑鬱藥等藥物，導致藥物效果不足[52]。總結來說，兩種晶片的主要差異為探針密度，SNP 微陣列晶片需要細分至單一核苷酸水平的高密度探針，而 CNV 微陣列晶片則設計有較大片段的探針，以檢測較大區域的結構變異。就檢測目的來說，SNP 微陣列專注於識別單一核苷酸的變化，CNV 微陣列則著眼於檢測 DNA 片段數目的變化。在數據解析方面，因應不同的變異類型，兩種微陣列晶片的數據解析方法也有所不同，CNV 分析通常需要複雜的算法來識別拷貝數變化，而 SNP 分析則著重於等位基因的識別準確度[53]，這在生物資訊章節會再介紹。總之，SNP 和 CNV 微陣列晶片在設計上的差異，反映了對不同類型遺傳變異檢測的專門需求，兩者在遺傳研究和臨床診斷中各自發揮著重要作用。

(三)晶片的分析與應用

微陣列晶片的檢測原理主要是基於核酸互補配對的原則，利用設計精確的探針來特異性地檢測基因組 DNA 中的單核苷酸多態性。包含以下幾個關鍵步驟。

1. 探針和 DNA 的設計與固定

探針設計：微陣列晶片上的每一個探針都是一段短的單鏈 DNA 片段，這些探針設計用來與目標 SNP 位點上特定的核苷酸序列互補配對。探針可以是固定在晶片表面的單鏈 DNA，用於與樣本中的雙鏈 DNA 序列特異性

結合。對於 SNP 微陣列晶片，探針的長度通常介於 15-30 個核苷酸之間。這種長度足以提供足夠的專一性，以確保探針能夠特異性地結合到目標 SNP 位點上的 DNA 序列。對於 CNV 微陣列晶片，探針可能會更長一些，通常是 25-80 個核苷酸。較長的探針有助於提高對大片段 DNA 拷貝數變異的檢測靈敏度和專一性。在 DNA 製備方面，來自樣本的 DNA 首先被萃取和純化，然後可選擇性的通過 PCR 聚合酶鏈鎖反應進行增幅或是增加專一性[47]。常見增加專一性的原因是目標 DNA 具有假基因或是相似序列，會干擾接下來雜交的專一性。

2. 雜交（Hybridization）

將有螢光或其他標記的 DNA 與微陣列晶片上的探針進行雜交，如果 DNA 中的 SNP 序列與晶片上的探針互補，它們將特異性結合。常用的螢光染料包括 Cy3（發出紅光）和 Cy5（發出綠光），以及其他多種可以發出不同顏色光的染料。這些染料可以被共價結合到探針上，當它們與特定的序列特異性結合後，可以通過螢光信號的檢測來確認結合事件的發生。有些也會利用酵素反應增強螢光訊號。在螢光探針的設計中，常使用兩色螢光去標記 4 種核酸變化（ATCG）。假設 AT 為綠光，CG 為紅光。在減省成本的同時為了維持專一性，當偵測變化由 A 變為 C 時（螢光種類發生變化），可以直接由單一訊號的變化來檢測。當變化為 A 變成 T 時（螢光種類沒有發生變化），則會設計兩種探針來確定變化的類型[54,55]。

3. 洗滌和信號檢測

雜交後，晶片會使用緩衝液多次的洗滌，以去除未特異性結合（非專一黏附）的 DNA 片段。隨後進行信號檢測。使用螢光掃描儀或其他影像設備掃描晶片，檢測與特定探針結合的螢光標標記的 DNA。每個 SNP 位點會根據其等位基因的不同，發出特定的信號強度或顏色。

4. 數據分析

基因分型：根據螢光信號的強度和模式，分析軟體是利用分析後的結果（常見的是 Cluster 分類法分析），以確定每個 SNP 位點的等位基因類型對應的螢光類別（如野生型、異型合子或同型合子）。這階段也會針對晶片上的重複探針，計算基因型結果的再現性與準確性。除此之外，晶片上會放入一些鮮少改變的 SNP，或是可以檢測性別的 SNP，用以計算樣品是否發生汙染的情況。完成了晶片的基礎分析後，進階分析通常會有統計和關聯分析，進一步的數據處理可以揭示特定 SNP 與遺傳疾病、表型特徵，或與其他生物學特性間的關聯。或是加入已經被報導過確認的結果，常使用的注解為臨床致病性網站 clinvar[56]、GWAS Catalog[57] 及 PharmGKB[58] 等，或是資料庫。

(四) 總結

SNP 微陣列晶片的檢測原理，使其成為一種高通量、高靈敏度的工具，適用於大規模基因分型、遺傳研究和人口遺傳學分析。這一技術的優勢在於其能夠在單次實驗中，同時分析數百萬個已知的 SNP 位點，偵測或是研究複雜疾病。對於 SNP 微陣列晶片和 CNV 微陣列晶片的分析，雖然兩者都利用了微陣列技術，但分析方法和重點有所不同，反映了它們在探測不同類型遺傳變異方面的專長。應用於臨床上，針對已知的變異進行高通量且高靈敏度的偵測。

學習評估

1. DNA 分析前樣品製備的主要步驟是什麼？
2. 常見的質譜掃描模式有哪些？
3. 臨床中常使用晶片的檢驗項目有哪些？
4. SNP 晶片和 CNV 晶片主要的差別和應用範圍有哪些不同？
5. SNP 晶片和其他基因檢測技術的主要差別是什麼？

參考文獻

1. Tost J, Gut IG. DNA analysis by mass spectrometry-past, present and future. *Journal of mass spectrometry*. 2006; 41(8): 981-995.
2. Stone JA, van der Gugten JG. Quantitative tandem mass spectrometry in the clinical laboratory: Regulation and opportunity for validation of laboratory developed tests. *Journal of Mass Spectrometry and Advances in the Clinical lab*. 2023; 28: 82-90.
3. Cui Y, Wang Y. Mass spectrometry-based DNA adductomics. *TrAC Trends in Analytical Chemistry*. 2022; 157: 116773.
4. Tretyakova N, Villalta PW, Kotapati S. Mass spectrometry of structurally modified DNA. *Chemical Reviews*. 2013; 113(4): 2395-2436.
5. Koc H, Swenberg JA. Applications of mass spectrometry for quantitation of DNA adducts. *Journal of Chromatography B*. 2002; 778(1-2): 323-343.
6. Tang Y, Zheng S-J, Qi C-B, Feng Y-Q, Yuan B-F. Sensitive and simultaneous determination of 5-methylcytosine and its oxidation products in genomic DNA by chemical derivatization coupled with liquid chromatography-tandem mass spectrometry analysis. *Analytical Chemistry*. 2015; 87(6): 3445-3452.
7. Goggin M, Anderson C, Park S, Swenberg J, Walker V, Tretyakova N. Quantitative High-Performance Liquid Chromatography-Electrospray Ionization-Tandem Mass Spectrometry Analysis of the Adenine-Guanine Cross-Links of 1, 2, 3, 4-Diepoxybutane in Tissues of Butadiene-Exposed B6C3F1 Mice. *Chemical Research in Toxicology*. 2008; 21(5): 1163-1170.
8. Lowenthal MS, Quittman E, Phinney KW. Absolute quantification of RNA or DNA using acid hydrolysis and mass spectrometry. *Analytical Chemistry*. 2019; 91(22): 14569-14576.
9. Goggin M, Loeber R, Park S, Walker V, Wickliffe J, Tretyakova N. HPLC-ESI+-MS/MS Analysis of N 7-Guanine-N 7-Guanine DNA Cross-Links in Tissues of Mice Exposed to 1, 3-Butadiene. *Chemical Research in Toxicology*. 2007; 20(5): 839-847.
10. Guidolin V, Carlson ES, Carrà A, et al. Identification of new markers of alcohol-derived DNA damage in humans. *Biomolecules*. 2021; 11(3): 366.
11. Tost J, Gut IG. Genotyping single nucleotide polymorphisms by mass spectrometry. *Mass Spectrometry Reviews*. 2002; 21(6): 388-418.
12. Tretyakova N, Goggin M, Sangaraju D, Janis G. Quantitation of DNA adducts by stable isotope dilution mass spectrometry. *Chemical Research in Toxicology*. 2012; 25(10): 2007-2035.
13. Guo J, Villalta PW, Turesky RJ. Data-independent mass spectrometry approach for screening and identification of DNA adducts.

Analytical Chemistry. 2017; 89(21): 11728-11736.

14. Totsuka Y, Lin Y, He Y, et al. DNA adductome analysis identifies N-nitrosopiperidine involved in the etiology of esophageal cancer in Cixian, China. *Chemical Research in Toxicology*. 2019; 32(8): 1515-1527.

15. Giese RW. Electron-capture mass spectrometry: recent advances. *Journal of Chromatography A*. 2000; 892(1-2): 329-346.

16. Mora JFdl, Van Berkel GJ, Enke CG, Cole RB, Martinez-Sanchez M, Fenn JB. Electrochemical processes in electrospray ionization mass spectrometry. *Journal of Mass Spectrometry*. 2000; 35(8): 939-952.

17. Fei Z, Smith LM. Analysis of single nucleotide polymorphisms by primer extension and matrix-assisted laser desorption/ionization time-of-flight mass spectrometry. *Rapid Communications in Mass Spectrometry*. 2000; 14(11): 950-959.

18. Böcker S. SNP and mutation discovery using base-specific cleavage and MALDI-TOF mass spectrometry. *Bioinformatics*. 2003; 19(suppl_1): i44-i53.

19. Stepanov V, Trifonova E. Multiplex SNP genotyping by MALDI-TOF mass spectrometry: Frequencies of 56 immune response gene SNPs in human populations. *Molecular Biology*. 2013; 47: 852-862.

20. Kobrynski LJ, Yazdanpanah GK, Koontz D, Lee FK, Vogt RF. MALDI-TOF-MS assay to detect the hemizygous 22q11. 2 deletion in DNA from dried blood spots. *Clinical Chemistry*. 2016; 62(1): 287-292.

21. Griffin TJ, Tang W, Smith LM. Genetic analysis by peptide nucleic acid affinity MALDI-TOF mass spectrometry. *Nature Biotechnology*. 1997; 15(13): 1368-1372.

22. Lambros MB, Wilkerson PM, Natrajan R, et al. High-throughput detection of fusion genes in cancer using the Sequenom MassARRAY platform. *Laboratory Investigation*. 2011; 91(10): 1491-1501.

23. Farkas DH, Miltgen NE, Stoerker J, et al. The suitability of matrix assisted laser desorption/ionization time of flight mass spectrometry in a laboratory developed test using cystic fibrosis carrier screening as a model. *The Journal of Molecular Diagnostics*. 2010; 12(5): 611-619.

24. Fu J, Shi J, Zhao W, et al. MassARRAY assay: a more accurate method for JAK2V617F mutation detection in Chinese patients with myeloproliferative disorders. *Leukemia*. 2008; 22(3): 660-663.

25. Lee C-H, Rimesso G, Reynolds DM, Cai J, Baker NE. Whole-genome sequencing and iPLEX MassARRAY genotyping map an EMS-induced mutation affecting cell competition in Drosophila melanogaster. *G3: Genes, Genomes, Genetics*. 2016; 6(10): 3207-3217.

26. Gabriel S, Ziaugra L, Tabbaa D. SNP genotyping using the Sequenom MassARRAY iPLEX platform. *Current Protocols in Human Genetics*. 2009; 60(1): 2.12. 11-12.12. 18.

27. Wojcicka A, Czetwerty ska M, wierniak M, et al. Variants in the ATM-CHEK2-BRCA1 axis determine genetic predisposition and clinical presentation of papillary thyroid carcinoma. *Genes, Chromosomes and Cancer*. 2014; 53(6): 516-523.

28. Kim M-S, Guengerich FP. Synthesis of oligonucleotides containing the ethylene dibro-

mide-derived DNA adducts S-[2-(N 7-guanyl) ethyl] glutathione, S-[2-(N 2-guanyl) ethyl] glutathione, and S-[2-(O 6-guanyl) ethyl] glutathione at a single site. *Chemical Research in Toxicology*. 1997; 10(10): 1133-1143.

29. Perera FP, Weinstein IB. Molecular epidemiology: recent advances and future directions. *Carcinogenesis*. 2000; 21(3): 517-524.

30. Hemminki K. DNA adducts, mutations and cancer. *Carcinogenesis*. 1993; 14(10): 2007-2012.

31. Dipple A. DNA adducts of chemical carcinogens. *Carcinogenesis*. 1995; 16(3): 437-441.

32. Farmer P, Brown K, Tompkins E, et al. DNA adducts: mass spectrometry methods and future prospects. *Toxicology and Applied Pharmacology*. 2005; 207(2): 293-301.

33. Gackowski D, Speina E, Zielinska M, et al. Products of oxidative DNA damage and repair as possible biomarkers of susceptibility to lung cancer. *Cancer Research*. 2003; 63(16): 4899-4902.

34. Knutson CG, Rubinson EH, Akingbade D, et al. Oxidation and glycolytic cleavage of etheno and propano DNA base adducts. *Biochemistry*. 2009; 48(4): 800-809.

35. Chen H-JC, Chang C-M. Quantification of Urinary Excretion of 1, N 6-Ethenoadenine, a Potential Biomarker of Lipid Peroxidation, in Humans by Stable Isotope Dilution Liquid Chromatography-Electrospray Ionization–Tandem Mass Spectrometry: Comparison with Gas Chromatography-Mass Spectrometry. *Chemical Research in Toxicology*. 2004; 17(7): 963-971.

36. Wang DG, Fan JB, Siao CJ, et al. Large-scale identification, mapping, and genotyping of single-nucleotide polymorphisms in the human genome. *Science* (New York, NY). 1998; 280(5366): 1077-1082.

37. Zhao GR, Yang F, Yuan YJ, Gao XM, Zhang JP. Progress in detection methods of single nucleotide polymorphisms. *Yi Chuan*. 2005; 27(1): 123-129.

38. Kamath V, Purna Chacko M, Kirubakaran R, Mascarenhas M, Kamath MS. Single nucleotide polymorphism array versus karyotype for prenatal diagnosis in fetuses with abnormal ultrasound: A systematic review and meta-analysis. *Eur J Obstet Gynecol Reprod Biol*. 2022; 271: 235-244.

39. Roberts R. Personalized medicine: a reality within this decade. *J Cardiovasc Transl Res*. 2008; 1(1): 11-16.

40. Schaaf CP, Wiszniewska J, Beaudet AL. Copy number and SNP arrays in clinical diagnostics. *Annu Rev Genomics Hum Genet*. 2011; 12: 25-51.

41. Berisha SZ, Shetty S, Prior TW, Mitchell AL. Cytogenetic and molecular diagnostic testing associated with prenatal and postnatal birth defects. *Birth Defects Res*. 2020; 112(4): 293-306.

42. Bakar NS. Pharmacogenetics of common SNP affecting drug metabolizing enzymes: comparison of allele frequencies between European and Malaysian/Singaporean. *Drug Metab Pers Ther*. 2021; 36(3): 173-181.

43. Liu TY, Hsu HY, You YS, et al. Efficacy of Warfarin Therapy Guided by Pharmacogenetics: A Real-world Investigation Among Han Taiwanese. *Clin Ther*. 2023; 45(7): 662-670.

44. Ingelman-Sundberg M, Pirmohamed M. Precision medicine in cardiovascular therapeu-

tics: Evaluating the role of pharmacogenetic analysis prior to drug treatment. *J Intern Med.* 2024; 295(5): 583-598.

45. Thong BY. Drug-induced Stevens Johnson syndrome and toxic epidermal necrolysis: Interpreting the systematic reviews on immunomodulatory therapies. *Asia Pac Allergy.* 2023; 13(2): 72-76.

46. Lu HF, Liu TY, Chou YP, et al. Comprehensive characterization of pharmacogenes in a Taiwanese Han population. *Front Genet.* 2022; 13: 948616.

47. Cheung SW, Bi W. Novel applications of array comparative genomic hybridization in molecular diagnostics. *Expert Rev Mol Diagn.* 2018; 18(6): 531-542.

48. Podder M, Ruan J, Tripp BW, Chu ZE, Tebbutt SJ. Robust SNP genotyping by multiplex PCR and arrayed primer extension. *BMC Med Genomics.* 2008; 1:5.

49. Hoppe MM, Sundar R, Tan DSP, Jeyasekharan AD. Biomarkers for Homologous Recombination Deficiency in Cancer. *J Natl Cancer Inst.* 2018; 110(7): 704-713.

50. Yilmaz F, Null M, Astling D, et al. Genome-wide copy number variations in a large cohort of bantu African children. *BMC Med Genomics.* 2021; 14(1): 129.

51. Aasdev A, R SS, Iyer VR, Moharir SC. Spinal muscular atrophy: Molecular mechanism of pathogenesis, diagnosis, therapeutics, and clinical trials in the Indian context. *J Biosci.* 2024; 49.

52. Jarvis JP, Peter AP, Shaman JA. Consequences of CYP2D6 Copy-Number Variation for Pharmacogenomics in Psychiatry. *Front Psychiatry.* 2019; 10: 432.

53. Winchester L, Yau C, Ragoussis J. Comparing CNV detection methods for SNP arrays. *Brief Funct Genomic Proteomic.* 2009; 8(5): 353-366.

54. Mizrahi-Man O, Woehrmann MH, Webster TA, et al. Novel genotyping algorithms for rare variants significantly improve the accuracy of Applied Biosystems Axiom array genotyping calls: Retrospective evaluation of UK Biobank array data. *PLoS One.* 2022; 17(11): e0277680.

55. Bassil NV, Davis TM, Zhang H, et al. Development and preliminary evaluation of a 90 K Axiom(R) SNP array for the allo-octoploid cultivated strawberry Fragaria x ananassa. *BMC Genomics.* 2015; 16(1): 155.

56. Landrum MJ, Lee JM, Benson M, et al. ClinVar: improving access to variant interpretations and supporting evidence. *Nucleic Acids Res.* 2018; 46(D1): D1062-D1067.

57. Buniello A, MacArthur JAL, Cerezo M, et al. The NHGRI-EBI GWAS Catalog of published genome-wide association studies, targeted arrays and summary statistics 2019. *Nucleic Acids Res.* 2019; 47(D1): D1005-D1012.

58. Stevens T, Sangkuhl K, Brown JT, Altman RB, Klein TE. PharmGKB summary: methylphenidate pathway, pharmacokinetics/pharmacodynamics. *Pharmacogenet Genomics.* 2019; 29(6): 136-154.

第八章　南方墨點法、染色體核型分析與螢光原位雜交技術

潘玟伃、高淑慧

內容大綱

南方墨點法

南方墨點法的原理

南方墨點法在生物醫學上的應用

南方墨點法在實驗室開發檢測的項目

染色體核型分析

染色體核型的製備

核型圖分析在生物醫學上的應用

螢光原位雜交

原位雜交的原理

螢光原位雜交的原理及螢光探針製備

使用FISH定位基因位置

使用多彩色FISH或頻譜式染色體核型繪製

染色體

染色體顯微切割技術及螢光原位雜交

FISH在實驗室開發診斷的應用

學習評估

參考文獻

學習目標

1. 了解南方墨點法之原理與在醫學上的應用。

2. 了解染色體核型分析之原理與在醫學上的應用。

3. 了解螢光原位雜交技術之原理與在醫學上的應用。

一、南方墨點法（Southern blotting）

(一)南方墨點法的原理

南方墨點法是一種限制片段長度多形性（Restriction Fragment Length Polymorphism, RFLP）的技術，用於檢測樣品中基因體 DNA 是否包含特定 DNA 序列，這個技術最早由 Edwin Southern 在 1975 年發表[1]。進行南方墨點法時，首先需要將樣品中的 DNA 純化，再使用一個或多個限制酶切割基因體 DNA，使其產生較小的 DNA 片段。接下來，利用洋菜膠電泳將不同大小的 DNA 片段分離。為了進行後續的雜交試驗，需要將雙股的 DNA 經過鹼性緩衝液處理，使其變性形成單股的 DNA。接著，將 DNA 片段從洋菜膠利用毛細管作用轉印到多孔膜上，如尼龍（Nylon）或硝化纖維素（Nitrocellulose）膜。最後，利用有標定特定訊號的核酸（如 DNA 或 RNA）探針進行雜交，如果樣品中有與探針序列互補的 DNA 片段，則可以利用探針的標定物質偵測其訊號。藉由最終偵測到核酸片段的大小與訊號強度，與正常的樣品進行比對後，可以對特定的疾病進行診斷（圖 8-1）[2]。

南方墨點法經過多次改進，大幅提升了檢測的靈敏度並縮短所需的時間。改進的步驟主要包括使用 DNA 探針進行雜交，而不再使用最初的 RNA 探針。早期核酸轉印通常是使用硝化纖維素膜，但由於 DNA 與膜之間主要以疏水作用力結合，因此結合力較弱，且核酸會緩慢脫離膜，影響到後續的偵測。另外，較小的核酸片段也無法有效的轉印到硝化纖維素膜上。後來改為使用與 DNA 親和力較強的尼龍膜進行轉印，由於尼龍膜可與 DNA 形成共價鍵結，結合力更強且更加穩定，可以更有效的將小片段的 DNA 轉印至膜上[3]。

毛細轉印法（Capillary transfer）是最早開發且至今仍廣泛使用的轉印技術。在這個方法中，轉印緩衝液位於系統的底部，電泳膠則放置於膜的下方，系統的最上方放置厚重的乾紙巾（圖 8-1）。藉由毛細現象，緩衝液

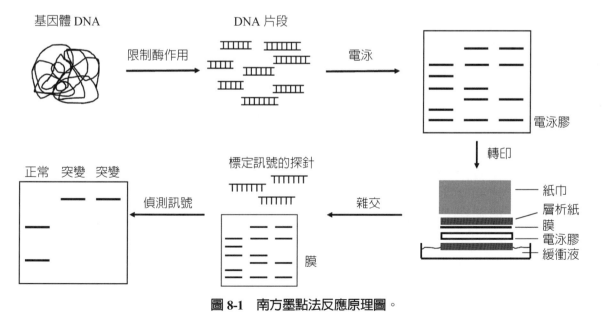

圖 8-1　南方墨點法反應原理圖。

從下向上流動，將膠中的 DNA 轉移到膜上。DNA 轉印的速度取決於 DNA 片段大小、電泳膠的濃度與厚度；較大片段的 DNA 和較厚或濃度較高的膠需要更長的轉印時間。此外，使用高鹽類的緩衝液可以增強 DNA 與膜的結合力。雖然大部分的 DNA 電泳都使用洋菜膠進行，但少數的情況會使用聚丙烯醯胺凝膠（Polyacrylamide gel），由於膠的孔徑較小，DNA 移動較為困難，因此適合使用電轉印法（Electrophoretic transfer）以增加轉印效率[3]。這種方法需使用較低離子濃度的緩衝液，且只能轉印至尼龍膜上。其缺點是在轉印過程中會產生熱，因此需要冷卻系統或在冷房中進行實驗。真空轉印法（Vacuum transfer）為利用真空壓力將 DNA 轉印至硝化纖維素膜或尼龍膜的方法，可大幅縮短轉印時間，具有優異的轉印效率[4]。

轉印後，DNA 與膜的結合是暫時性的，需要進行固定（Immobilization）的步驟。可將硝化纖維素膜在真空高溫烤箱中加熱至 80°C，減少膜上水分，進而增加 DNA 與膜的疏水作用力；或者利用短波長的紫外光照射尼龍膜，使 DNA 與膜進行交聯，形成共價鍵。若使用帶正電荷的尼龍膜，在鹼性的緩衝液下進行轉印，DNA 可以直接與膜形成共價鍵，無需後續的固定步驟，可縮短實驗時間[3]。

起初，核酸雜交主要是利用放射性標定的探針進行，例如：以 ^{32}P、^{3}H、^{35}S 或 ^{125}I 標記的核酸探針。其中，^{32}P 標記的探針可利用自動放射照相術來呈現結果，而 ^{3}H、^{35}S 或 ^{125}I 標記的探針，則可藉由螢光攝影術來分析[1]。為了提高操作的安全性，後來開發出非放射性的偵測方法。例如：使用標有酵素（如鹼性磷酸酶，Alkaline phosphatase）的核酸探針，並與會發出冷光的受質（如 AMPPD）進行反應，最後偵測冷光訊號。為了提升檢測的靈敏度並降低了非放射性偵測系統因步驟過多而導致背景過高的問題，開發出利用毛地黃（Digoxigenin）標記的核酸探針進行雜交的方法，並使用標有鹼性磷酸酶的抗毛地黃抗體與冷光受質進行偵測[5]。

(二)南方墨點法在生物醫學上的應用

1. 基因的多型態性（Polymorphism）之偵測

南方墨點法步驟包括利用限制酶處理 DNA，這些限制酶可以辨認特定的雙股 DNA 序列並對其進行切割。因此，可以偵測限制酶切位點的遺傳變異，與基因的多形態性。這項技術使我們可以研究不同族群的人類特定基因的遺傳變異，例如：β- 球蛋白（beta-globin）基因的 Hpa I 切位會產生 7.6 kilobase（kb）的片段，與 7.0 kb、13.0 kb 的變異型。這些變異型只有在非洲人群可以觀察到，而在亞洲與高加索人群則未被偵測到[6]。此外，這種方法也可用於診斷與基因突變相關的疾病，例如：利用第八因子（Factor VIII）基因 Bcl 切位的多型態性，進行 A 型血友病（Hemophilia A）的產前診斷與帶原者的偵測[7]。

2. 染色體異常的診斷

慢性骨髓性白血病（Chronic Myeloid Leukemia, CML）是由於染色體轉位所引起，會形成所謂的費城染色體（Philadelphia chromosome）。這種轉位是由第 9 對染色體與第 22 對染色體之間的 t(9;22)(q34; q11) 轉位所造成，導致第 9 對染色體上的 BCR 基因與第 22 對染色體上的 ABL 基因結合，形成新的 BCR-ABL 融合基因。藉由設計能夠覆蓋 BCR 區域的 DNA 探針，並且使用特定的限制酶處理 DNA，可以使得生殖細胞系（Germ line）

的基因與轉位後的基因產生不同長度的 DNA 片段，成功辨認病患的細胞中是否存在費城染色體[8]。

3. DNA 指紋鑑定（DNA fingerprints）

人類基因體中含有大量的重複序列（Tandem-repeats），稱為多態性小衛星標記（Polymorphic minisatellite）。這些小衛星標記具有多型態性，可藉由設計探針來偵測，產生個體特有的 DNA 指紋。這種技術可應用於親子鑑定，同時也廣泛用於法醫學，確認犯罪現場所蒐集到的樣品（如血液、精液與髮根等）是否來自於特定嫌疑人[9]。

4. 病毒感染的檢測

利用 B 型肝炎病毒（Hepatitis B Virus, HBV）的序列作為探針，可以檢測肝癌和慢性 B 型肝炎病患的肝臟中是否有 HBV DNA。此外，利用限制酶處理的方式，可檢測 HBV 的 DNA 是以游離型態存在，還是嵌入細胞染色體中[10]。另外，南方墨點法也可以用來檢測特定淋巴癌與 EB 病毒（Epstein Barr Virus, EBV）的感染是否具有關聯[11]，以及子宮頸病變中是否存在人類乳突狀病毒（Human Papilloma Virus, HPV）的 DNA 序列，並且確認所感染 HPV 的基因型[12]。

南方墨點法的部分應用已經逐漸被桑格氏定序法（Sanger sequencing）、聚合酶連鎖反應（Polymerase chain reaction），以及近年來發展的次世代定序（Next-generation sequencing）所取代。此外，螢光原位雜交（Fluorescence In Situ Hybridization, FISH）技術能夠在細胞與組織切片中直接觀察特定的 DNA 序列位置，比南方墨點法提供更多的訊息。

(三)南方墨點法在實驗室開發檢測的項目

目前在醫療院所中，南方墨點法被應用於診斷面肩胛肱肌失養症（Facioscapulohumeral Muscular Dystrophy, FSHD），這是一種體染色體顯性遺傳疾病，主要影響面部、肩胛、肱部、軀幹和下肢的肌肉，造成肌肉萎縮。FSHD 的變異分成 FSHD1 與 FSHD2 兩種，其中 FSHD1 占所有病例的 95%，而 FSHD2 則少於 5%。FSHD1 主要是第 4 條染色體 4q 亞端粒區域中的 D4Z4 縱排重複序列（Tandem repeats）的缺失所造成。D4Z4 重複序列的長度約為 3.3 kb，正常情況下，重複序列的拷貝數在 11-100 以上。FSHD1 患者的 D4Z4 重複序列拷貝數會減少至 11 個以下（圖 8-2）[13]。這種缺失會導致該區域甲基化程度過低，使得在這個區域裡的 *DUX4* 基因無法被抑制，導致基因表

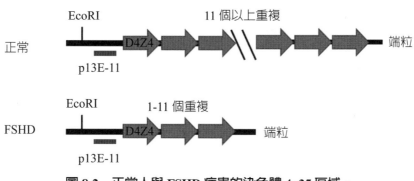

圖 8-2　正常人與 FSHD 病患的染色體 4q35 區域。

現上升，進而引起肌肉病變[14]。利用南方墨點法，將 DNA 利用 EcoRI 酵素切割後，再使用 p13E11 探針進行偵測。FSHD 患者通常有一條染色體爲正常，具有正常長度的 D4Z4 重複序列，但另一條染色體則會出現小於 43 kb 的片段，這包括 D4Z4 重複序列及其鄰近區域，顯示在 4q35 區域有染色體的缺失，這一特徵可用於診斷 FSHD1（圖 8-3）[13,14]。

二、染色體核型分析

(一) 染色體核型的製備

染色體核型分析（Karyotyping）是臨床檢測人類染色體異常的重要方法，主要是檢驗染色體的數量和外觀。染色體核型主是由正在有絲分裂細胞的中期（Metaphase）或前中期（Prometaphase）的細胞所製備的，此時染色體呈現最濃縮的構形。多種組織類型可以提供這些細胞的來源。如癌症診斷，典型的標本包括腫瘤活檢（Tumor biopsies）或骨髓樣本。其他診斷，如染色體核型通常是從周邊血液標本或皮膚活檢中製作生成。而產前診斷，可從羊水（Amniotic fluid）或絨毛膜（Chorionic villus）絨毛標本作爲細胞來源。製備染色體核型的過程始於對樣本細胞進行短期培養，經

過一段時間的細胞生長和增殖後，細胞分裂因添加秋水仙鹼（Colchicine）而停滯於有絲分裂中期，秋水仙鹼會阻止微管的聚合作用，抑制紡錘體的形成，進而阻止有絲分裂。再以低滲透壓溶液（0.075 M 氯化鉀（KCl）或 0.9% 檸檬酸鈉（sodium citrate））處理細胞，導致細胞核膨脹並使細胞破裂。然後用化學固定劑〔3:1（v/v）甲醇 / 冰醋酸（Methanol/glacial acetic acid）〕處理細胞核，滴在玻片上，並用各種染色劑進行處理，以揭示染色體的結構特徵[15]（如圖 8-4）。

1. 染色體染色的技術及核圖帶型

未進行任何處理的染色體結構細節很難在光學顯微鏡下被檢測到，因此，爲了進行更加有效和高效分析，細胞學家開發了各種可與 DNA 結合產生各染色體不同特徵帶型（Banding pattern）的染色劑。若無這些顯示帶型技術開發之前，辨別區分各染色體是非常困難。染色體只能根據其大小和著絲粒的位置進行分組。這種情況在 1970 年發生了改變，當時 Torbjorn Caspersson 和他的同事描述了第一種顯帶技術，稱爲 Q 帶（Q-banding）[16]。Q-banding 涉及螢光染料奎納克林（Quinacrine）的使用，它可使 DNA

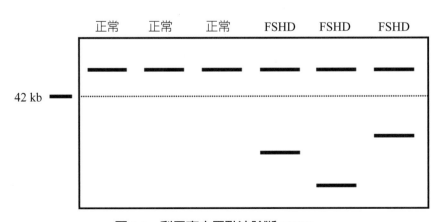

圖 8-3　利用南方墨點法診斷 FSHD。

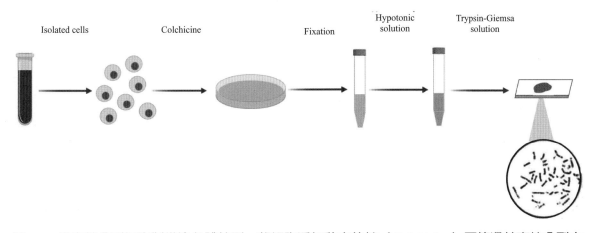

圖 8-4 從有絲分裂細胞製備染色體核型。將細胞添加秋水仙鹼（**Colchicine**）而停滯於有絲分裂中期，進而阻止有絲分裂。再以低滲透壓溶液處理細胞，導致細胞核膨脹並使細胞破裂。然後用化學固定劑處理細胞核，滴灑在玻片上，並用各種染色劑（如 **Giemsa dye** 等）進行染色，於顯微鏡下觀察並製作染色體核圖。

烷基化（Alkylation），並隨著時間的增加而產生螢光淬滅（Quenching）。Caspersson 等則證明 Quinacrine 可為個別染色體產生具有特徵性，且可重複性生成的帶型[17]。透過用 Quinacrine 對染色體進行染色，並在紫外線下檢查染色體帶型，此方法適用於染色體轉位的檢查，尤其是 Y 染色體的轉位[18]。從那時起，研究人員陸續開發了多種其他染色體顯帶技術，在臨床細胞遺傳學中很大程度上取代了 Q-banding 顯帶技術[19]。

　　如今，大多數核型都用吉姆薩染料（Giemsa dye）染色，它可以提供更好的單一條帶分辨率，產生更穩定的製劑，並且可以用普通的明視野光學顯微鏡進行分析。它是由德國科學家 Gustav Giemsa 命名，是 Romanowsky-Nocht'schen 染色法的改進版本[20]。染色體染色差異的分子機制很複雜，包括 DNA 的鹼基組成和染色質結構的局部差異。G 帶（G-banding）是最目前常用的吉姆薩染色改進方法，首先用胰蛋白酶（Trypsin）對中期染色體進行處理，然後再用 Giemsa 對染色體進行染色。

胰蛋白酶消化部分染色體蛋白，從而鬆弛染色質結構，並允許 Giemsa dye 接觸 DNA。一般來說，異染色質（Heterochromatin）區域往往含 AT-rich DNA，此區域基因相對少，在 G-banding 染色較深。相較之下，在真染色質（Euchromatin）因含 GC-rich DNA 並且具有高轉錄活性，則較少被 Giemsa dye 染色，這些區域在 G-banding 中顯示為淺帶。最重要的是，G-banding 為每條染色體產生可重複的帶型模式，並且這些帶型模式可在物種的個體之間共享。通常，吉姆薩染色會產生分布在 23 對人類染色體中的 400-800 個條帶。以 DNA 來衡量，G-banding 代表 DNA 的數百萬到千萬個鹼基對，一段帶型長度足以包含數百個基因[21]。

　　然而，G-banding 並不是唯一用於染色體染色的技術，還有 R-banding 及 C-banding。R-banding 也使用 Giemsa dye 進行染色，但該過程會產生與 G-banding 相反的 Banding pattern，因 R-banding 在使用 Giemsa dye 之前先對染色體進行加熱。熱處理被認為優先熔化

含 AT-rich 中的 DNA 螺旋（Helix），這些區域通常與 Giemsa dye 的結合力最強，相對只留下 GC-rich 的區域來吸收染色劑。R-banding 通常用於提供有關端粒（Telomere）附近基因豐富區域的關鍵細節[22]。有另一種方法是 C-banding 可用於異染色質（Heterochromatin）或基因活性較低之 DNA 區域，但目前較少用於臨床診斷。C-banding 也是使用 Giemsa dye 的技術，主要對染色體的中節（Centromere，或稱著絲點）進行染色，因中節含有大量 AT-rich 的衛星 DNA（Satellite DNA）[23]。這些不同染色方式所產生的 Banding pattern 為臨床細胞遺傳學家提供了診斷患者染色體異常的染色方法庫。

2. 染色體核型圖組成

　　細胞學家將染色體進行拍照，然後剪切每條染色體，並依序置入圖中，產生個體的染色體核型（Karyotype），並將染色體進行排列成標準化格式，稱為核型圖（Karyogram，如圖 8-5），可以透過染色體數量、大小、染色體中節（Centromere）的位置、帶型（Banding pattern）來區分識別[25]。根據國際標準化排列，將染色體配對及排序，體染色體（Autosomes）依大小降序編號為 1-22 號，從最大（1 號染色體）到最小（22 號染色體）的大小順序組合。然而，21 號染色體實際上比 22 號染色體短。這是因為唐氏症（Down's syndrome）被定義為 21 號染色體的三染色體症（Trisomy 21）[26]，反映了這種疾病擁有一個額外的（總共 3 條）21 號染色體。由於不想改變這種重要疾病的定義，21 號染色體保留了其編號，儘管它是最短小的一組體染色體。X 和 Y 染色體則稱為性染色體（Sex chromosomes），性染色體通常位於核型圖的末端（如圖 8-5）。

　　從染色體中節兩端伸出的染色體「臂」（Arm），可以被指定為短臂或長臂，這取決於它們的相對長度。短臂縮寫為 p（代表「petite」），而長臂縮寫為 q（因為它按字母順序位於「p」之後）。短臂及長臂進一步細分並以數字標示，使用此命名系統，可以在科學文獻中一致地描述染色體上的位置[27]。遺傳學家除了根據帶型（Banding pattern）特徵來識別之外，還根據染色體大小和中節（Centromere，又稱著絲點）的位置，進一步辨識染色體的整體形態或形狀。當染色體中節（Centromere）的位置位於中間，具有幾乎相等長度的 p 臂和 q 臂，稱為中節染色體（Metacentric chromosomes）或等臂染色體，例如 1、3 和 16 號染

表 8-1　主要染色體的染色技術

Banding	染劑及染色技術	帶型特徵
G	Trypsin 蛋白水解後加入 Giemsa dye	AT-rich DNA 暗帶；CG-rich DNA 明帶
Q	Quinacrine 及 Hoechst 33258	AT-rich DNA 螢光帶；CG-rich DNA 暗帶
R	加熱變性後加入 Giemsa dye	GC-rich DNA 明帶
C	加入 Barium hydroxide，變性後加入 Giemsa dye	染色體的中節（Centromere）暗帶
NOR[24]	加入 Silver nitrate	近端著絲點染色體（Acrocentric chromosome）的短臂（p-arm）

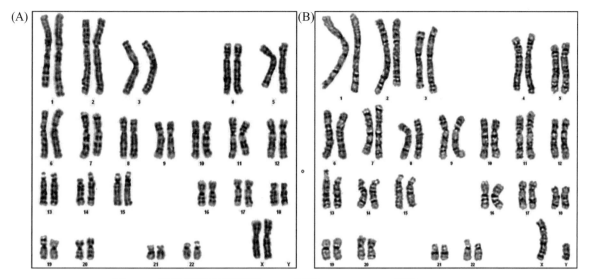

圖 8-5　正常的染色體核圖。(A) 圖為 **46, XX；(B)** 圖為 **46, XY。**

色體。次中節位染色體（Submetacentric chro-mosomes）或不等臂染色體，如 2、6 和 10 號染色體，其中節偏離中心。近端著絲點染色體（Acrocentric chromosomes）或稱近端中節染色，例如：14、15 和 21 號染色體，中節位於其末端附近（如圖 8-6）。

(二) 核型圖分析在生物醫學上的應用

1. 使用核型圖檢測染色體數量異常

基本上染色體核型可以協助揭示是否有染色體異常，即每個細胞的染色體數量過多或過少，或是結構組成異常。如今，常以 G-banding 核型圖診斷個體的各種染色體異常。雖然透過核型分析可檢測到之染色體變異的分辨率通常約為幾兆鹼基，但這可以協助診斷某些類型的異常。例如：非整倍體（Aneuploidy）通常是由染色體缺失或添加數量引起的，透過核型分析，可以容易進行檢測染色體數量變化。如圖 8-7，18 號染色體三染色體症或稱愛德華氏症（Edwards syndrome; Trisomy 18）[28] 和 45X 透納氏症（Turner syndrome；其特徵是女性僅有一條 X 染色體，而不是正常的兩條）[29]。

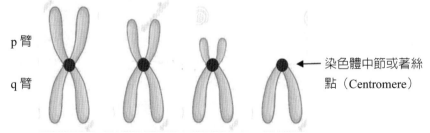

p 臂

q 臂

←染色體中節或著絲
點（Centromere）

Metacenric　Submetacentric　Acrocentric　Telocentric

圖 8-6　依染色體中節進行染色體分類。分別為中節染色體、次中節位染色體、近端著絲點染色體及末端著絲點染色體（**Telocentric chromosome**）。

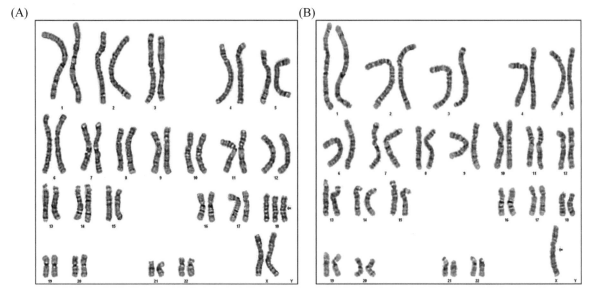

圖 8-7 使用核型圖檢測染色體數量異常。**(A)** 圖為 **18** 三染色體症，或稱為愛德華氏症；**(B)** 圖為 **45 X** 透納氏症。

2. 使用核型圖檢測染色體結構異常

核型分析還可以揭示染色體的結構變化，例如：染色體缺失（Deletion）、重複（Duplication）、轉位（Translocation）或倒位（Inversion）。細胞遺傳學家可以分辨出正常帶型與部分的缺失、插入或轉位的染色體產生的帶型差異（圖8-8）。例如：雅各布森症候群（Jacobsen Syndrome）涉及左心發育不全症和中樞神經系統缺失，透過 11 號染色體 q23-q24 區約有 5-10 Mb 的缺失來識別。缺失斷裂的染色體片段可能附著到另一條染色體，或到同一條染色體的不同部位造成染色體發生轉位。染色體轉位常與某些癌症有關，如慢性骨髓性白血病[30]。

研究人員在核型上觀察到染色體的區域變化時，通常希望能進一步識別關鍵區間內的候選基因，了解這些候選基因的異常是否會導致患者出現症狀。細胞遺傳學家將染色體帶型與 DNA 序列資訊進行關聯，並且運用一系列分子細胞遺傳學技術來分析更高解析度的基因組變化，如以螢光原位雜交（Fluorescence In Situ Hybridization, FISH）、比較基因組雜交（Comparative Genomic Hybridization, CGH）[31]和次世代基因定序（Next generation sequencing）等高解析度方法識別個體的基因異常。隨著醫學遺傳學與臨床醫學的日益融合，染色體核型分析可以視化個體染色體的組成，並成為特定出生缺陷（Birth defect）、遺傳性疾病，甚至癌症的診斷資訊來源或預測後代的遺傳異常。

三、螢光原位雜交（Fluorescence in situ hybridization）

(一)原位雜交的原理

隨著原位雜交（In Situ Hybridization, ISH）的引入，細胞遺傳學進入了分子時代，原位雜交是一種協助研究人員定位染色體上

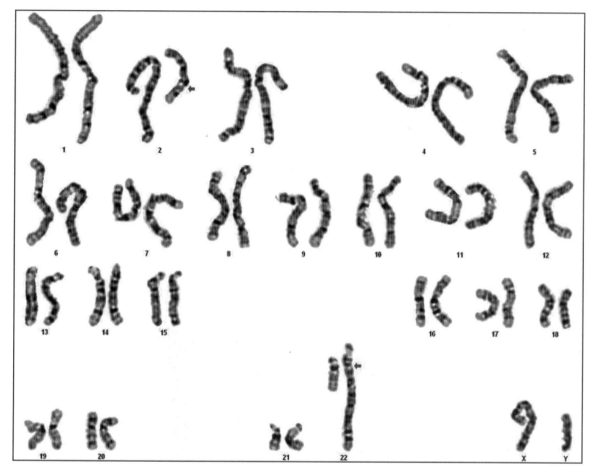

圖 8-8　使用核型圖檢測染色體轉位。此核型圖為 **46, XY, t(2; 22)**，為第 2 號染色體與第 22 號染色體產生轉位。

特定 DNA 序列的方法。自 1969 年發表首次原位雜交實驗[32]，之後陸續開發出多種改良步驟，大大提高 ISH 的敏感度。1953 年詹姆斯·華生（James Watson）和弗朗西斯·克里克（Francis Crick）描述了 DNA 雙螺旋（DNA double helix）以廣泛氫鍵將兩條反平行鏈連接在一起[33]。由於這些鹼基之間形成的氫鍵，因此 DNA 雙螺旋是非常穩定的結構。而 ISH 非常依賴 DNA 雙螺旋的穩定性。這些氫鍵可由加熱或化學物質處理而斷裂，而斷裂的螺旋能夠再重新組成 DNA 螺旋。這種 DNA 螺旋的重新形成（Reform）及復性（Renature）的

能力，提供了分子雜交的基礎。在分子雜交中，以具有標記的 DNA 或 RNA 序列作為探針（probe）來識別該 DNA 或 RNA 序列於生物樣本中的位置或含量。1960 年代，研究人員 Joseph Gall 和 Mary Lou Pardue 意識到分子雜交可用於鑑定 DNA 序列的原位位置（即染色體內的自然位置）的重要性。並於 1969 年發表了一篇具有里程碑意義的論文，證明放射性標記的核醣體 DNA 序列可用於檢測青蛙蛋細胞核中的互補 DNA 序列[32]。目前，ISH 檢測已有多種改進的步驟，增加檢測的多功能性和敏感度，成為細胞遺傳學的重要工具。

(二)螢光原位雜交的原理及螢光探針製備

Gall 和 Pardue 的工作完成後不久，螢光標記迅速取代了放射性標記的雜交探針，因為螢光標記具有更高的安全性、穩定性和易於檢測性[34]。如今，大多數原位雜交使用螢光探針檢測 DNA 序列，通常稱為螢光原位雜交（Fluorescence In Situ Hybridization, FISH），可使用於染色體異常的檢測及診斷[35]。FISH 檢測 DNA 序列需要螢光探針和目標序列，過程的第一步是製作螢光探針。如圖 8-9 所示，於玻片上置放目標染色體，連接 DNA 螺旋兩條鏈的氫鍵以黑線表示。接下來，在進行任何雜交之前，必須用熱或化學物質使目標序列和探針序列變性。為了在隨後的雜交步驟中使目標序列和探針之間形成新的氫鍵，此變性步驟是必要的。然後將探針和標靶序列進行混合，探針與染色體上的互補序列產生特異性雜交。探針與其染色體目標序列之間形成的雜交體（Hybrids），可以使用螢光顯微鏡進行檢測螢光探針的雜交位點（圖 8-9）。

當研究人員設計 FISH 實驗時，他們需要考慮實驗所需的敏感度（Sensitivity）和解析度（Resolution）是否在螢光顯微鏡的技術限制範圍內。敏感度取決於特定顯微鏡的聚光能力，這決定了是否可以檢測出比目標序列更難觀察的微小目標 DNA 或 RNA 序列。解析度又稱分辨率，是指沿著染色體縱軸可以區分出兩點的能力。由於可見光譜的限制，光學顯微鏡無法分辨間隔小於 200-250 nm 的物體。除了考慮到這些技術限制，研究人員還必須考慮染色體內的 DNA 構形。因為中期（Metaphase）染色體的緻密度較高於間期（Interphase）染色體的數千倍，而間期染色體的緻密度比裸露 DNA（Naked DNA）至少高出 10 倍（DNA 螺旋的一圈 3.4 nm 對應於 DNA 為 10 個鹼基對）。考慮所有的因素，研究人員通常期望使用中期染色體或間期染色體來獲得數兆個鹼基至數千萬個鹼基的緻密度。

(三)使用 FISH 定位基因位置

1. FISH 於中期染色體的基因定位

FISH 提供了一種強大的工具來識別 DNA 序列在中期染色體上的位置。在兩條同源染色體（Homologous chromosomes）上的雜交位點檢測到螢光條帶，可以透過其特徵條帶來識別特異的螢光條帶。仔細檢查發現，每個螢光帶實際上由兩個點組成，對應於有絲分裂染色體中的兩姊妹染色分體（Sister chromatids）（圖 8-10）。細胞遺傳學家可以使用這些雜交數據以及帶型圖定位出探針序列在染色體上的位置，進而提供研究人員繪製人類染色體上的基因圖譜。這些雜交的結果被蒐集並編譯到資料庫中，這些資訊在人類基因組計畫（Human Genome Project, HGP）的注解階段（Annotation phase）是非常有用的工具[36]。在基因組尚未定序的物種中，FISH 和原位雜交所提供的實驗數據，可以繼續協助繪製出物種的特定基因在染色體上的位置。目前，人類基因組定序已經完成，研究人員較少使用原位雜交來簡單地確定人類基因的染色體位置，FISH 的應用主要針對臨床癌症或遺傳疾病患者染色體異常的檢測及診斷[36]。

2. FISH 於間期染色體的基因定位

細胞遺傳學家除了以中期染色體進行核型分析，並且能夠以間期（Interphase）染色體分析染色體核型[37]。使用間期染色體分析可以提供了實際優勢，因為在準備染色體進行分析之前，不需要數天或數週的培養細胞，可加速完成診斷。使用間期染色體 FISH 可用於分析實體腫瘤的染色體異常，這些腫瘤標本具有很

大的臨床意義，但不常進行分裂。此外，可以使用多個具有不同螢光團（Fluorophore）的雜交探針來標記不同目標基因，研究人員能夠同時監測多個染色體位點。

慢性骨髓性白血病（Chronic Myelogenous Leukemia, CML）患者是否存在染色體轉位，常以間期染色體 FISH 進行檢測[38]。在大多數 CML 的檢測中發現，9 號染色體片段中的 *ABL 1* 原癌基因（Proto-oncogene）與 22 號染色體上的斷點簇區域（Breakpoint Cluster Region, BCR）相互轉位並產生基因融合。融合衍生的 22 號染色體〔Derived chromosome 22，或（22）〕，也稱為費城染色體（Philadelphia chromosome），產生 *BCR-ABL* 融合基因。因 *BCR-ABL* 含有強大的 *BCR* 啟動子，可以驅動 *ABL* 癌基因轉錄物的合成，從而導致癌症。如圖 8-11A，當 *BCR* 的綠色標記探針與 *ABL* 的紅色標記探針一起分析時，可以透過間期 FISH 識別 *BCR-ABL* 融合體。在此圖像中，9 號和 22 號染色體的正常拷貝，分別被檢測為紅色和綠色點。費城染色體可見為一個複雜的融合點，它有一個中央黃色區域，兩側有紅色和綠色子區域（在螢光顯微鏡中，黃色表示紅色和綠色探針定位非常接近，因此它們看起來重疊）〔如圖 8-11(B)〕。染色體融合點的複雜次結構可以在間期染色體進行檢測，但卻無法以中期染色體 FISH 進行檢測。因此，雙色的染色體間期 FISH（Two-color interphase FISH）提供了一種分析染色體轉位融合的靈敏方法，且無需事先進行細胞培養。

(四) 使用多彩色 FISH 或頻譜式染色體核型繪製染色體

使用位點特異性的探針檢測染色體重組（Chromosome rearrangement）是一項複雜且漫長的工作，特別是發生了染色體的複雜重組，或重組區域難以透過染色體核型的帶型（Banding pattern）模式進行識別。細胞遺傳學家現在可以選擇使用多彩色螢光原位雜交技術〔Multifluor FISH，即頻譜式染色體核型分析（Spectral Karyotyping, SKY）〕來快速掃描及發現中期染色體上的 DNA 重組[39]。多彩色螢光原位雜交技術可以生成「繪製」出每個染色體的個別染色體核型，其中每個染色體被塗上不同的顏色，是由各染色體特定 DNA 序列的雜交探針（Hybridization probes）標定染色體的總合而完成整體染色體塗色。

透過多彩色螢光原位雜交技術或頻譜式染色體核型分析，可以準備一套組 DNA 序列，作為個別染色體的探針（若有 n 種螢光原色，則可使用 2n-1 種螢光探針）。在圖 8-12 中，各染色體探針可以透過流式細胞儀進行分離。接續將 DNA 樣本以螢光染料組合進行標記，為每條染色體產生獨特的顏色。於 *Cot-1* DNA 步驟去除了會與所有染色體結合的重複 DNA 序列〔例如：染色體中節 DNA（Centromeric DNA），又稱著絲點 DNA〕。然後螢光探針與中期染色體雜交。雜交後透過顯微鏡看到的中期染色體的圖像，再以影像的數位處理區分各個染色體之間的光譜差異。正常的人類染色體其全長具有均勻的顏色，但若有重組排列的染色體將具有不同色彩的條紋外觀。

儘管多彩色螢光原位雜交技術可以快速評估中期染色體變化，但該方法的分辨率有限。因此，雖然可以提供研究人員快速識別涉及轉位的染色體，但只能識別大片段缺失和／或重複，其缺點是解析度不夠，染色體的小缺失和重複將無法檢測。另外，接近 Centromere 附近的染色質因不易接合，較不易判讀。如果研究人員需要有關涉及染色體重組之實際序列的更多詳細信息，他們需要使用位點特異性（site-specific）探針進行後續深入研究。

(五)染色體顯微切割技術及螢光原位雜交

一般的 FISH 可稱為正向染色體標示塗色（Forward painting），使用已知的螢光探針來做偵測特異的 DNA 序列。但若有一基因無法判斷其來源，也無臨床症狀可供參考依據時，若使用一般傳統的帶型分析會有局限性，因為無法選擇合適的探針，也無法精確辨識這些染色體重組和標記，使臨床診斷極為困難。這時可使用染色體顯微切割技術及 FISH（Chromosome Microdissection & FISH，簡稱Micro-FISH）。在顯微切割顯微鏡下操作，將有特異的基因片段以顯微切割技術擷取出 DNA 序列，經多變性的寡核酸引子聚合酵素連鎖反應技術（Degenerate Oligonucleotide Primer-PCR, DOP-PCR）擴增 DNA 序列，再將 PCR 產物透過切口平移並以 digoxigenin -11-dUTP 標記，並用作 FISH 螢光染色探針。接著在樣本染色體上尋找同源染色體，即可找到特異目標序列的染色體定位[40]。此技術在不易判斷的腫瘤基因或胎兒異常基因之來源的情形下使用，透過多彩色 FISH 鑑定重組的染色體，然後透過顯微切割直接分離螢光團標記的衍生染色體，並反向繪製以識別出斷點。這種新穎的方法可以快速鑑定重組染色體的組成、起源和斷點，缺點是耗時與成功率不高。

(六)FISH 在實驗室開發診斷的應用

FISH 對於診斷各種染色體異常非常重要，研究人員常使用 FISH 並結合標準染色體核型分析來檢測染色體變異。這些異常除了序列的缺失（Deletions），還包括轉位（Translocations）、擴增（Amplifications）或重複（Duplication）。FISH在實驗室開發診斷中可以提供染色體中的數量差異（如拷貝數變異），以及基因轉位重組等訊息。目前經過實驗室開發認證的 FISH 檢驗項目整理於表 8-2。

以 *ROS1*-FISH 及 *ALK*-FISH 為例（圖 8-13），*ROS1* 基因重組或 *ALK* 的基因重組常被使用於非小細胞肺癌的診斷。由於非小細胞肺癌的患者，在診斷時癌症分期多已經是晚期，必須依賴精確的基因診斷技術及更多標靶藥物的研發，非小細胞肺癌晚期患者的存活也可以獲得改善。在第 6 對染色體（6q22）上的 Proto-oncogene *ROS1*，主要是胰島素接受器上酪氨酸激酶（Tyrosine-protein kinase 1）的接受器，*ROS1* 基因重組被證實為非小細胞肺癌的致癌基因之一，由於 *ROS1* 基因重組患者中可以於治療後表現出較高的緩解率和疾病控制能力，了解是否有 *ROS1* 基因重組成為治療策略的重要依據[42]。此外，在肺癌中的 Anaplastic Lymphoma Kinase（*ALK*）基因重組於染色體 2p 發生微小的倒置（Inversion），而與棘皮動物微管蛋白 4 基因（Echinoderm Microtubule Associated Protein-Like 4, *EML4*）產生 *EML4-ALK* 融合基因（Fusion gene）[43]。在晚期非小細胞肺癌中，表現 *ALK* 基因重組或 *ROS1* 基因重組具有 Tyrosine Kinase Inhibitor（TKI）的敏感性，其診斷為患者提供了高效標靶治療（如 Crizotinib）的機會[43]。

透過不斷的開發 FISH 新應用，擴大了 FISH 的檢測範圍。現今，研究人員能夠透過使用微陣列（Microarray）來提高 FISH 的解析度。有了這些工具，細胞遺傳學已經能夠從上研究整個染色體宏觀變化，轉為研究構成這些染色體 DNA 的細微改變。

學習評估

1. 南方墨點法之基礎原理為何？
2. 南方墨點法有哪些應用？

表 8-2 實驗室開發認證的 FISH 檢驗項目

檢測基因	基因變異	相關疾病[41]
ROS1	基因轉位（重組）〔Gene translocation (rearrangement)〕	非小細胞肺癌（Non-small cell lung cancer）
ALK	基因轉位（重組）〔Gene translocation (rearrangement)〕生成 *EML4-ALK* 融合基因（*EML4-ALK* fusion gene）	非小細胞肺癌（Non-small cell lung cancer）
1p/19q	1p/19q 共同缺失，1p/19q 完全遺失（Codeletion 1p/19q，complete loss of 1p/19q）	瀰漫性膠質瘤（Diffuse glioma）
BCL2/ IGH	*BCL2* 與免疫球蛋白重鏈（*IGH*）基因轉位〔BCL2 translocation with the immunoglobulin heavy chain (*IGH*) gene〕	瀰漫性大 B 細胞淋巴瘤（Diffuse large B-cell lymphoma）
MYC/BCL2/BCL6	基因轉位、點位突變或插入缺失突變（Translocations, point mutations, indel mutations）	瀰漫性大 B 細胞淋巴瘤（Diffuse large B-cell lymphoma）
MYC/BCL2/BCL6/ IGH	基因轉位、點位突變或插入缺失突變（Translocations, point mutations, indel mutations）	瀰漫性大 B 細胞淋巴瘤（Diffuse large B-cell lymphoma）

3. 染色體核型分析前樣品製備的主要步驟是什麼？

4. 染色體核型分析有哪些染色方法？

5. 染色體核型分析可以辨別哪些類型的染色體異常？

6. 螢光原位雜交技術的基礎原理為何？

7. 螢光原位雜交技術可以辨別哪些類型的染色體異常？

參考文獻

1. Southern EM. Detection of specific sequences among DNA fragments separated by gel electrophoresis. *J Mol Biol* 1975; 98(3): 503-17.

2. Green MR, Sambrook J. Southern Blotting. *Cold Spring Harb Protoc* 2021; 2021(7).

3. Southern E. Southern blotting. *Nat Protoc* 2006; 1(2): 518-25.

4. Green MR, Sambrook J. Analysis of DNA by Southern Blotting. *Cold Spring Harb Protoc* 2021; 2021(7).

5. Engler-Blum G, Meier M, Frank J, Muller GA. Reduction of background problems in nonradioactive northern and Southern blot analyses enables higher sensitivity than 32P-based hybridizations. *Anal Biochem* 1993; 210(2): 235-44.

6. Kan YW, Dozy AM. Polymorphism of DNA sequence adjacent to human beta-globin structural gene: relationship to sickle mutation. *Proc Natl Acad Sci U S A* 1978; 75(11): 5631-5.

7. Gitschier J, Drayna D, Tuddenham EGD, White RL, Lawn RM. Genetic-Mapping and

Diagnosis of Hemophilia-a Achieved through a Bcli Polymorphism in the Factor-Viii Gene. *Nature* 1985; 314(6013): 738-40.

8. McKeithan TW, Rowley JD, Shows TB, Diaz MO. Cloning of the chromosome translocation breakpoint junction of the t(14;19) in chronic lymphocytic leukemia. *Proc Natl Acad Sci U S A* 1987; 84(24): 9257-60.

9. Gill P, Jeffreys AJ, Werrett DJ. Forensic application of DNA 'fingerprints'. *Nature* 1985; 318(6046): 577-9.

10. Brechot C, Hadchouel M, Scotto J, et al. State of hepatitis B virus DNA in hepatocytes of patients with hepatitis B surface antigen-positive and -negative liver diseases. *Proc Natl Acad Sci U S A* 1981; 78(6): 3906-10.

11. Anagnostopoulos I, Herbst H, Niedobitek G, Stein H. Demonstration of monoclonal EBV genomes in Hodgkin's disease and Ki-1-positive anaplastic large cell lymphoma by combined Southern blot and in situ hybridization. *Blood* 1989; 74(2): 810-6.

12. Crum CP, Nagai N, Levine RU, Silverstein S. In situ hybridization analysis of HPV 16 DNA sequences in early cervical neoplasia. *Am J Pathol* 1986; 123(1): 174-82.

13. Wijmenga C, Hewitt JE, Sandkuijl LA, et al. Chromosome 4q DNA rearrangements associated with facioscapulohumeral muscular dystrophy. *Nat Genet* 1992; 2(1): 26-30.

14. Schatzl T, Kaiser L, Deigner HP. Facioscapulohumeral muscular dystrophy: genetics, gene activation and downstream signalling with regard to recent therapeutic approaches: an update. *Orphanet J Rare Dis* 2021; 16(1): 129.

15. Howe B, Umrigar A, Tsien F. Chromosome preparation from cultured cells. *J Vis Exp* 2014; (83): e50203.

16. Caspersson T, Zech L, Modest EJ. Fluorescent labeling of chromosomal DNA: superiority of quinacrine mustard to quinacrine. *Science* 1970; 170(3959): 762.

17. Caspersson T, Lomakka G, Zech L. The 24 fluorescence patterns of the human metaphase chromosomes - distinguishing characters and variability. *Hereditas* 1972; 67(1): 89-102.

18. Balkan W, Burns K, Martin RH. Sperm chromosome analysis of a man heterozygous for a pericentric inversion of chromosome 3. *Cytogenet Cell Genet* 1983; 35(4): 295-7.

19. Golomb HM, Vardiman J, Rowley JD. Acute nonlymphocytic leukemia in adults: correlations with Q-banded chromosomes. *Blood* 1976; 48(1): 9-21.

20. Fleischer B. Editorial: 100 years ago: Giemsa's solution for staining of plasmodia. *Trop Med Int Health* 2004; 9(7): 755-6.

21. Wikhager C, Ogard I, Martinsson T, Abrahamsson J, Palmqvist L, Sjogren H. High-resolution copy number array in the molecular cytogenetic diagnostics of pediatric malignant hematological disorders. *Oncol Rep* 2012; 27(5): 1429-34.

22. Ronne M, Kirpekar F, Shibasaki Y, Poulsen BS, Kristiansen K. R-banding and in situ hybridization localization of single copy genes on high resolution banded chromosomes. *Anticancer Res* 1990; 10(2A): 375-7.

23. Webb GC, Krumins EJ, Eichenbaum SZ, Voullaire LE, Earle E, Choo KH. Non C-banding variants in some normal families might be homogeneously staining regions. *Hum Genet* 1989; 82(1): 59-62.

24. Dittes H, Krone W, Bross K, Schmid M, Vogel W. Biochemical and cytogenetic studies on the nucleolus organizing regions (NOR) of man. II. A family with the 15/21 translocation. *Humangenetik* 1975; 26(1): 47-59.

25. Gartler SM. The chromosome number in humans: a brief history. *Nat Rev Genet* 2006; 7(8): 655-60.

26. Papp Z. Pre-natal counselling and diagnosis in Down's syndrome. *Med Gynaecol Androl Sociol* 1973; 7(4): 10-5.

27. Searle AG. Nature and consequences of induced chromosome damage in mammals. *Genetics* 1974; 78(1): 173-86.

28. Huang CB, Huang SC. Trisomy 18 (Edwards syndrome): report of two cases. *Changgeng Yi Xue Za Zhi* 1992; 15(4): 210-4.

29. Nielsen J, Sillesen I, Hansen KB. Fertility in women with Turner's syndrome. Case report and review of literature. *Br J Obstet Gynaecol* 1979; 86(11): 833-5.

30. Verma RS, Dosik H. The value of reverse banding in detecting bone marrow chromosomal abnormalities: translocation between chromosomes 1, 9, and 22 in a case of chronic myelogenous leukemia (CML). *Am J Hematol* 1977; 3: 171-5.

31. Weiss MM, Hermsen MA, Meijer GA, et al. Comparative genomic hybridisation. *Mol Pathol* 1999; 52(5): 243-51.

32. Gall JG, Pardue ML. Formation and detection of RNA-DNA hybrid molecules in cytological preparations. *Proc Natl Acad Sci U S A* 1969; 63(2): 378-83.

33. Watson JD, Crick FH. Molecular structure of nucleic acids; a structure for deoxyribose nucleic acid. *Nature* 1953; 171(4356): 737-8.

34. Rudkin GT, Stollar BD. High resolution detection of DNA-RNA hybrids in situ by indirect immunofluorescence. *Nature* 1977; 265(5593): 472-3.

35. Speicher MR, Carter NP. The new cytogenetics: blurring the boundaries with molecular biology. *Nat Rev Genet* 2005; 6(10): 782-92.

36. O'Connor SJM, Turner KR, Barrans SL. Practical Application of Fluorescent In Situ Hybridization Techniques in Clinical Diagnostic Laboratories. *Methods Mol Biol* 2020; 2148: 35-70.

37. Tibiletti MG. Interphase FISH as a new tool in tumor pathology. *Cytogenet Genome Res* 2007; 118(2-4): 229-36.

38. Tkachuk DC, Westbrook CA, Andreeff M, et al. Detection of bcr-abl fusion in chronic myelogeneous leukemia by in situ hybridization. *Science* 1990; 250(4980): 559-62.

39. Speicher MR, Gwyn Ballard S, Ward DC. Karyotyping human chromosomes by combinatorial multi-fluor FISH. *Nat Genet* 1996; 12(4): 368-75.

40. Cheung VG, Nowak N, Jang W, et al. Integration of cytogenetic landmarks into the draft sequence of the human genome. *Nature* 2001; 409(6822): 953-8.

41. El-Deiry WS, Goldberg RM, Lenz HJ, et al. The current state of molecular testing in the treatment of patients with solid tumors, 2019. *CA Cancer J Clin* 2019; 69(4): 305-43.

42. Rossi G, Jocolle G, Conti A, et al. Detection of ROS1 rearrangement in non-small cell lung cancer: current and future perspectives. *Lung Cancer (Auckl)* 2017; 8: 45-55.

43. Thunnissen E, Lissenberg-Witte BI, van den Heuvel MM, et al. ALK immunohistochemis-

try positive, FISH negative NSCLC is infrequent, but associated with impaired survival following treatment with crizotinib. *Lung Cancer* 2019; 138: 13-8.

第九章　LDT生物資訊分析

黃柏榕、孫孝芳

內容大綱

基因與疾病的關係

遺傳疾病檢測介紹與說明

    全基因體定序

    全外顯子組定序

    目標區間定序

次世代定序數據形態與保存方式

    BED格式

    FASTQ格式

    BAM格式

    VCF格式

    數據保存與法規規範

次世代定序生物資訊分析方法與重點

    數據品質控制

    序列比對／基因定位（Mapping/
    Alignment）

    變異定位（Variant calling）

    變異點的功能評估與判定（Annotation of
    variant）

    鑑定致病性變異（Assessment of pathogenic
    variant）

常用工具軟體

    數據品質控制

    序列比對

    變異定位

    變異點的功能評估與判定

學習評估

參考文獻

學習目標

1. 了解何謂遺傳類疾病檢測。

2. 了解次世代定序如何應用於檢測遺傳類疾病。

3. 了解次世代定序的數據型態與保存方式。

4. 了解次世代定序生物資訊分析方法與重點。

5. 了解常用工具軟體。

一、基因與疾病的關係

隨著可獲取數據的增加和新型分子生物學技術的發展，識別疾病基因的新方法不斷湧現。連鎖研究和突變篩選變得越來越容易，已識別的疾病基因數量迅速增加。自 2003 年人類基因體測序完成以來，目前已知基因數量設定為 20,000-25,000 個。隨著所有遺傳學技術的到位，孟德爾單基因疾病中的疾病相關突變識別，主要取決於是否有合適的患者和家庭。然而，複雜疾病的遺傳分析仍是一項艱巨的任務，多數多因子疾病的致病基因仍待發現。透過連鎖分析進行的遺傳圖譜，是人類遺傳學研究的基礎。雖然位置資訊可以減少候選致病基因的數量，但這種減少通常不足以快速識別疾病基因。候選基因優先排序方法旨在選擇最有可能致病的基因進行詳細的突變分析，因為定位方法可能會留下多達 100 個不同基因作為候選。因此，確定優先順序的附加資訊至關重要。

二、遺傳疾病檢測介紹與說明

檢測是透過研究染色體結構和 DNA 序列，評估是否可能得到遺傳性疾病或病人具有哪些特定基因突變，以找出適合的藥物與治療方式。基因檢測主要可以分為：

1. **單基因遺傳性疾病（Single-gene disorders）**：由單一基因突變所導致的疾病，例如：鐮刀型紅血球貧血、血友病等，為產前遺傳疾病檢測常見的項目。

2. **多因子遺傳性疾病（Multi-factorial disorders）**：和多個基因變化有關，例如：早發性失智症、糖尿病、肥胖、憂鬱症及栓塞風險等，致病基因較多，且會受環境影響。

根據最新全球統計結果，已知單基因遺傳疾病超過 10 萬多種，而線上人類孟德爾遺傳目錄（Online Mendelian Inheritance in Man, OMIM）中登錄的已知疾病臨床表徵與其分子機轉者，大約有 6,600 多種，已知基因突變會導致疾病的基因數量大約為 4,200 多個基因（https://www.omim.org/about）。其中，「單基因隱性遺傳疾病」約有 1,800 多種，疾病症狀通常導致患者身形殘障、畸形，甚至危及生命，且多沒有根治藥物，造成許多家庭壓力及衍生出社會負擔。且平均每個人身上有 2 個隱性遺傳疾病的帶因基因，預估全球 100 對夫妻中，約有 2-3 對有機會生下罹患隱性遺傳疾病的小孩。

「單基因隱性遺傳疾病」的遺傳模式分為兩種，若為「常染色體遺傳疾病」，當父母雙方都是帶有一個缺陷基因的帶因者，則下一代每一胎不分性別皆有 1/4 的機率生下患者。若為「X 染色體之性聯遺傳疾病」，當母親帶有 1 個 X 染色體異常，因其具有另一個正常 X 染色體保護下變成帶因者，其與 X 染色體正常之父親所生出的男嬰，將有 1/2 機率為患者，女嬰則有 1/2 機率為帶因者。

依據衛福部統計資料，在臺灣新生兒死亡的原因首位為先天性畸形、變形及染色體異常，其中新生兒罹患單基因遺傳疾病是重要的原因之一，但因為帶因夫妻本身不會有任何臨床症狀而不自知，容易輕忽其嚴重性。傳統帶因者篩檢是基於個人的家族史或種族背景，提供特定一至數個隱性遺傳疾病的篩檢，通常只有檢測少數基因是否具有遺傳變異。在臺灣，衛福部國健署已經針對特定的隱性遺傳疾病提供夫妻免費或部分補助之基因檢測，例如：甲型和乙型海洋性貧血（α- or β-thalassemia）、脊髓性肌肉萎縮症（Spinal Muscular Atrophy, SMA）等。但是與傳統的帶因者篩檢相比，擴展性帶因篩檢（Expanded Carrier Screening,

ECS）一次可以檢查數十或是數百種隱性遺傳疾病，並且已經開始應用在臨床醫學上，以鑑定出沒有種族特異性或家族史的疾病帶因者。

依據美國醫學遺傳學暨基因體學學會（ACMG）、美國婦產科醫師學會（ACOG）、美國遺傳諮詢學會（NSGC）、周產期品質基金會（PQF）及美國母胎醫學學會（SMFM）於 2015 年針對擴展性帶因者篩檢發布了聯合聲明和指導方針，藉由擴展性帶因篩檢（ECS）一次檢查多種遺傳性疾病，提供家庭更經濟和精準的基因檢測服務。美國婦產科醫師學會於 2017 年發布聲明，建議所有欲生育下一代的夫妻可在孕前或產前進行帶因篩檢，並透過遺傳疾病諮詢讓夫妻雙方了解是否為帶因者，以大幅降低新生兒罹患疾病的風險。國際醫學學會並且建議擴展性帶因篩檢挑選之疾病需符合以下條件：(1) 帶因率為 1/100 或更高；(2) 有明確的臨床表徵；(3) 對生活品質有明顯不利的影響；(4) 造成認知／智能或身體上的缺損；(5) 需要手術或醫學介入治療；(6) 在嬰幼兒時早期發作（不包括成人發作表型）。

由於部分疾病的高度異質性，導致對於臨床表徵判斷變得困難，基因診斷也越具有挑戰性。因此對於複雜且罕見的遺傳疾病，就需要使用多功能性的次世代基因定序檢測平台（Next-Generation Sequencing, NGS）。NGS 是一種高通量的 DNA 或 RNA 定序技術。它利用同時將數百萬或數十億個 DNA 或 RNA 片段進行平行定序的方法，快速而準確地分析生物體的基因體或轉錄體。NGS 技術的應用非常廣泛，包括基因體學、轉錄體學、表觀遺傳學等領域，並被廣泛應用於癌症、罕見疾病、人類學、微生物學等領域的研究。比起傳統的桑格定序（Sanger-sequencing）來說，可以同時檢測數千或上萬個基因，不僅省時且效率高。目前被廣泛使用的次世代基因定序

檢測平台包括全基因體定序（Whole Genome Sequencing, WGS）、全外顯子組定序（Whole Exome Sequencing, WES）和目標區間定序（Targeted Sequencing）。以下將依序介紹此 3 種定序平台的優缺點：

(一) 全基因體定序

全基因體定序的檢測範圍是整個基因體，優勢是可以分析大範圍的染色體結構變異，包括色體重組、染色體倒置、染色體平衡性轉位、染色體不平衡性轉位、單一親源染色體等等，但若要檢測單一鹼基變異（Single Nucleotide Variant, SNV），其定序深度必須到達 30x 以上，準確率才能到達，因此其價格非常昂貴，每個檢體大約新臺幣 20-30 萬元，且我們現今對於人類全基因體的了解仍然有限，就算拿到得這麼龐大的序列資料，後續的生物資訊分析不僅耗時，也會因為無資料庫可以參考對比，而無法解釋分析結果的真實生理意義。

(二) 全外顯子組定序

全外顯子組定序針對人類基因體的蛋白質編碼區域進行分析。雖然外顯子組僅占全基因體的不到 2%，但卻涵蓋了約 85% 由遺傳變異導致的人類疾病。目前，科學界對人類外顯子組的研究較為深入，擁有龐大的遺傳疾病資料庫和功能性預測工具，這些工具可用於分析外顯子組中的變異位點。近年來，許多研究已利用全外顯子組定序應用於臨床，鑑定出遺傳性罕見疾病和癌症遺傳基因。當全外顯子組定序的深度達到 100x 時，其準確率可達 99.9%，且價格僅約新臺幣 3-5 萬元（具體價格因試劑、定序平台和生物資訊分析的不同而有所差異）。相較於全基因體定序，全外顯子組定序是一個快速、成本低且效率高的檢測平台。其

檢測限制在於無法檢測大範圍的染色體結構變異，包括染色體重組、染色體倒置、染色體平衡性轉位、染色體不平衡性轉位及單一親源染色體等。但近年來，許多生物資訊工具已克服全外顯子組定序這種不連續短片段定序的缺點，能成功分析拷貝數變異（Copy Number Variation, CNV），並可應用於生殖細胞突變（Germline mutation）和體細胞突變（Somatic mutation）的檢測。

(三)目標區間定序

目標區間定序可以根據欲檢測的疾病設計不同的基因區段，其優勢在於可以靈活選擇非蛋白質編碼區（如內含子和啟動子），且由於定序範圍較小，能在成本較低的情況下達到較高的準確率。然而，其缺點在於所欲分析的疾病通常是研究透徹且相關基因變異形式已明確的，故所選基因區段對檢測結果的影響極大。

由於檢測的目的是為了診斷臨床上懷疑有發育遲緩、先天生理功能障礙或身體畸形等遺傳疾病。部分罕見疾病的致病性變異（Pathogenic variant）是從未報導過的新穎突變，因此全外顯子組定序是最佳選擇。此外，近年來的研究亦發現，全外顯子組定序能大幅提升以往無法診斷的疾病的檢出率，使其達到30-50%，顯示全外顯子組定序非常適合應用於臨床罕見疾病的檢測。

三、次世代定序數據形態與保存方式

本節中，我們將介紹4種常見的次世代定序數據格式：BED、FASTQ、BAM和VCF。每種格式都有其特定的用途和結構，理解這些格式對於數據的處理、分析和儲存相當重要。此外，我們還將探討數據保存的方式和法規規範，以確保數據的完整性和可重現性。

(一)BED 格式

BED（Browser Extensible Data）格式是一種簡單且靈活的文件格式，用於描述基因體中特定區域的訊息。這種格式常見於 UCSC 基因體瀏覽器（UCSC Genome Browser）的描述文件，並被廣泛應用於基因座標、外顯子座標、染色體片段區域與基因體特徵的注釋與可視化。

BED 文件包含多個欄位，每個欄位用 tab 分隔。最基本的 BED 文件至少有 3 個欄位：染色體名稱、起始位置和結束位置。根據需要，還可以包含其他可選欄位。在基因檢測中，BED 格式常用於記錄基因探針（Gene Probes）與目標基因（Target Genes）的座標訊息（見範例 1）。

(二)FASTQ 格式

FASTQ 格式是用於儲存次世代定序資料與其對應之品質分數的一種檔案格式。每個序列記錄包含四行：

1. 第一行開始於一個「@」符號，包含讀取序列的 ID 和其他相關信息。
2. 第二行是原始的核酸序列（如 DNA 的 A、T、C、G）。
3. 第三行開始於一個「+」符號，可能後面跟著與第一行相同的序列標識符號。
4. 第四行包含與第二行序列相對應的品質分數，品質分數用 ASCII 字符表示，每個字符對應到一個品質分數（見範例 2）。

以下是一些品質分數 Q、對應的 ASCII 字符和錯誤概率 P 的對應表（見表 9-1）：

範例 1

```
chr1    100    500    geneA    960    +
chr1    700    900    geneB    500    -
chr2    100    300    geneC    880    +
```

基本欄位

· chrom：染色體名稱，例如：chr1、chr2、chrX。

· chromStart：區域的起始位置，表示該區域從染色體上的哪個位置開始。

· chromEnd：區域的結束位置，表示該區域在染色體上的哪個位置結束。

可選欄位

· name：區域名稱，可用於標識此區域，如基因名稱。

· score：得分，數值範圍為 0-1,000，用於表示該區域的重要性或其他定量信息。

· strand：鏈方向，可以是「+」（正鏈）或「-」（負鏈），表示該區域位於哪條 DNA 鏈上。

範例 2

```
@SEQ_ID_1
GATTTGGGGTTTAAAGGGTGCCAAGCC
+
! ! '*((((***+))%%%++)(%%%%).1***-+*' '))**55CCF>>>>>>CCCCCCC65
@SEQ_ID_2
CGTCAGGGGGCCTCTCGGGGGCCTTG
+
! ! '*((((***+))%%%++)(%%%%).1***-+*' '))**44CCF>>>>>>CCCCCCC75
```

品質分數 Q 是一個量化的值，用來表示定序錯誤的機率。最常用的轉換方式是 Phred33（特別是 Illumina 1.8+ 之後版本）。

品質分數 Q = ASCII 值 - 33

品質分數 Q 與定序錯誤機率 P 之間的關係為：$Q = -10\log_{10}P$

(三) BAM 格式

BAM（Binary Alignment/Map）格式是一種用於儲存序列比對資訊的二進位檔案格式，它是 SAM（Sequence Alignment/Map）格式的壓縮版本。可額外建立索引檔（.bai），提高數據的存取與搜索效能。

表 9-1 展示了從品質分數 Q 到 ASCII 字符以及對應的錯誤概率 P 之轉換關係。品質分數越高，對應的錯誤概率越低，表示測序數據的質量越高。

品質分數 Q	ASCII 字符	錯誤概率 P
0	!	1.0000
1	"	0.7943
2	#	0.6300
3	$	0.5012
省略	省略	省略
9	*	0.1259
10	+	0.1000
…	…	…
20	5	0.0100
21	6	0.0079
省略	省略	省略
30	?	0.0010
省略	省略	省略
40	I	0.0001

BAM 檔案包括 3 個主要部分：

1. **標頭（Header）**：包含關於樣本和測序實驗的原始數據，如參考基因體的版本、排序的順序和其他 SAM 標籤。
2. **比對記錄（Alignment records）**：每個紀錄表示一個序列與參考基因體的比對結果，包括序列本身、質量分數、比對位置、標記和其他可選的字段。
3. **索引（Index）**：雖然不是檔案本身，但通常會額外生成一個索引檔（.bai），用於提高訪問特定區域的效率（見範例 3）。

(四) VCF 格式

VCF（Variant Call Format）是一種專為儲存基因體變異訊息而設計的檔案格式，這些變異可能包括單核苷酸多態性（SNPs）、插入和缺失（Indels）以及更複雜的結構變異。VCF 格式被廣泛應用於基因體研究和臨床基因體學，提供了一個標準化的方法來描述和交換變異數據。

VCF 檔案主要由以下幾部分組成：

1. **標頭（Header）**：用來描述檔案格式的版本以及每一列數據的詳細信息，標頭行以 ## 開頭。
2. **列標題行**：以 # 開頭，列出每一列數據的名稱，如 #CHROM、POS、ID、REF、ALT、QUAL、FILTER、INFO 等。
3. **數據行**：每一行代表一個基因變異，包含如染色體位置、參考與變異序列、品質分數、過濾狀態和其他附加訊息（見範例4）。

範例 3

由於 BAM 格式是二進位的，無法直接在文字編輯器中閱讀。可以使用工具如 **samtools** 來查看 BAM 檔案的內容。例如：使用 **samtools view** 命令可以將 BAM 格式轉換爲可讀的 SAM 格式。假設我們有一個名爲 example.bam 的 BAM 文件，可使用 **samtools view** 查看內容：

```
SRR1234567.1    16    chr1    10160    255    36M    *    0    0    ATCGATCGATCGATCGATCGATCGATCGATCG    *    AS:i:89 XS:i:44
SRR1234567.2    0     chr1    10275    255    35M    *    0    0    GCTAGCTAGCTAGCTAGCTAGCTAGCTAGCTA    *    AS:i:90 XS:i:60
```

每行代表一條序列，主要描述序列比對到參考序列（如：chr1）上的位置與比對品質等訊息，有助於研究人員分析和理解基因體讀取的對齊情況，從而進行進一步的生物資訊分析。

範例 4

```
##fileformat=VCFv4.2
##FILTER=<ID=PASS,Description="All filters passed">
##INFO=<ID=DP,Number=1,Type=Integer,Description="Total Depth">
##FORMAT=<ID=GT,Number=1,Type=String,Description="Genotype">
#CHROM    POS       ID      REF      ALT      QUAL     FILTER    INFO       FORMAT    SAMPLE1
chr1      123456    .       G        A        99       PASS      DP=100     GT        0/1
chr1      123789    .       T        C        92       PASS      DP=120     GT        0/1
```

· 第一列 #CHROM 表示染色體名稱。
· POS 列顯示變異發生的位置。
· ID 列通常用於放置與外部數據庫相關聯的紀錄（如 dbSNP 標識碼），這裡用「.」表示沒有對應的標識碼。
· REF 和 ALT 列分別代表參考和變異的序列。
· QUAL 列表示變異檢測的品質分數。
· FILTER 列顯示變異是否通過了品質過濾，PASS 表示通過。
· INFO 列提供更多變異的詳細訊息，例如：這裡的 DP=100 表示總深度爲 100。
· FORMAT 和 SAMPLE1 列描述樣本的基因型格式和結果，這裡 GT 表示基因型，0/1 表示異基因型合子（Heterozygote）。

(五)數據保存與法規規範

次世代定序（NGS）產生的數據和分析過程產生的衍生檔案通常會隨著樣本累積日漸龐大。此外，依特定醫療技術檢查檢驗醫療儀器施行管理辦法第 39 條第 1 項規定，施行實驗

室開發檢測之認證實驗室,其紀錄及報告至少保存 7 年。因此有效的數據保存和管理相當重要。

1. 原始數據壓縮和儲存

請見下方表。

2. 中間數據保存

BAM 格式是將對齊的 SAM 文件轉換為二進制格式,並且已經進行了壓縮。配合索引文件(.bai),BAM 格式能顯著提高數據的讀取速度和效率。CRAM 格式則是另一種用於存儲基因體定序數據的壓縮格式。與 BAM 格式相比,CRAM 格式利用參考序列進行壓縮,只保存與參考序列的差異部分,從而顯著減少數據量,提供更高的壓縮率,節省大量存儲空間。對於 VCF 文件保存,可使用 bgzip 進行壓縮並使用 tabix 進行索引,是目前最常用且最有效的方案。這種方法在壓縮率和訪問速度之間提供了良好的平衡,能在實際應用中顯著減少存儲空間,並提高數據檢索效率。

3. 異地備援

除上述特管法規定紀錄及報告至少保存 7 年外,衛福部食藥署於民國 111 年 7 月公告的「精準醫療分子檢測實驗室檢測與服務指引符合性查核基準」第 5.7 條規定,實驗室應具備資訊流程管理機制並重視資訊系統管理,確保使用者能取得必要的數據與資訊。數據需存放於專門的存儲伺服器上,並設定自動備份和存檔策略,確保數據在多個地理位置保存。此外,生物資訊分析相關程式碼可使用 git(https://git-scm.com)這類的分散式版本控制系統,並配合 GitHub、GitLab 或 Bitbucket 等平台進行版本控管與保存。

四、次世代定序生物資訊分析方法與重點

次世代定序技術搭配生物資訊分析方法,已成為基因檢測的新利器。這種技術能同時偵測數百萬個鹼基,並通過序列比對檢測出已知及未知的變異。依據臺灣衛福部食藥署民國 109 年公告訂定之「精準醫療分子檢測實驗室檢測技術指引——次世代定序應用於遺傳類疾病檢測」,並且同時參考美國食品暨藥物管理局 2018 年公布之指引——Considerations for Design, Development, and Analytical Validation of Next Generation Sequencing (NGS)-Based In Vitro Diagnostics (IVDs) Intended to Aid in the

名稱	描述	參考連結
gzip	gzip 兼容性高且提供良好的壓縮率和速度,常用於壓縮原始的 FASTQ 文件。	https://www.gzip.org/
Pigz	支援多線程壓縮和解壓縮,可加速壓縮過程。	https://zlib.net/pigz/
pbzip2	支援多線程壓縮和解壓縮,可加速壓縮過程。	https://github.com/ruanhuabin/pbzip2
Genozip	提供高效的壓縮,適用於基因體數據,需付費。	https://www.genozip.com/product
DRAGEN ORA	提供高效的壓縮,適用於基因體數據,需付費。	https://support.illumina.com/sequencing/sequencing_software/DRAGENORA.html

Diagnosis of Suspected Germline Diseases，訂定檢測之定序品質，包括高通量基因定序品質標準（Per run_QC）和檢體之定序資料品質標準（Per sample_QC）。

由於影響次世代定序品質之因素包括過程中使用之試劑、耗材、儀器、軟體、基因資料庫等，這些因素因檢測目的及實驗設計而有不同選擇，並影響效能的評估方式，故實驗室需要確立良好的標準作業流程、針對影響其檢測結果的因素設立允收基準，並選用相對應的變異評估軟體，完整執行檢測確效，而非只著重於變異的臨床解釋。數據分析由以下步驟組成。

WES 是使用基於雜交的全外顯子捕獲技術進行的。變異檢測使用 GATK（基因體分析工具包），隨後通過 ANNOVAR 和變異評分系統（Variant Scoring System, VSS），進行數據庫注釋和致病性評估。

(一)數據品質控制

品質控制（Quality Control, QC）是確保定序數據準確性的重要步驟，並可在不同的層級與分析階段進行，包括每次運行的 QC（Per run QC）、每個樣本的 QC（Per sample QC）、序列比對前的 QC（Pre-alignment QC）以及序列比對後的 QC（Post-alignment QC）。

1. **Per run QC**：在整個定序運行結束後進行，用來評估整個運行的品質。主要包括定序儀器性能、基因體覆蓋率和定序錯誤率的評估。

2. **Per sample QC**：針對每個單獨的樣本進行質量評估。包括樣本的定序品質、汙染和覆蓋深度的評估。

3. **Pre-alignment QC**：在將序列與參考基因體進行比對之前，可以使用 FastQC 或 fastp 來檢查定序的鹼基品質分數分布、GC 含量和序列重複性。此外，還可以使用 FASTQ Screen 和 Kraken 來檢測樣本中的細菌、病毒或其他非目標物種的汙染。

4. **Post-alignment QC**：在將序列與參考基因體進行比對之後，可使用 Samtools、Picard 和 Bedtools 來檢查序列比對的結果，包括比對率、重複序列比例、插入片段大小分布與基因體或目標基因覆蓋深度。

5. **QC Report**：MultiQC（https://multiqc.

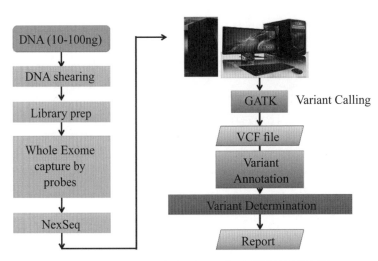

圖 9-1 全外顯子組定序（WES）和變異檢測流程。

info）支援多種常用 QC 工具，如 FastQC、Fastp、Samtools、BEDTools 等，可將這些工具的結果整合到一個 HTML 報告中。

（二）序列比對／基因定位（Mapping/Alignment）

全外顯子組定序所獲得的 FASTQ 數據，適合使用 BWA 或 Bowtie2 分析工具進行回對標準序列（Mapping），雖然 BWA 比 Bowtie2 速度慢，但其靈敏度（Sensitivity）較佳。BWA-mem 指令適合定序長度介於 70bp-1Mb 之間的讀序，BWA-aln 指令則適合定序長度小於 100bp 讀序。因為人類外顯子的平均長度約為 200bp，大多外顯子組定序均會選擇 75bp-150bp 的讀序長度，因此以 BWA-mem 指令最為適合。

（三）變異定位（Variant calling）

目前應用於定序的變異分析的工具非常多，包括 Genome Analysis Tool Kit（GATK; https://gatk.broadinstitute.org/hc/en-us）發展的 HaplotypeCaller 和 Mutect2，或 Freebayes、Samtools mpileup、DeepVariant 等工具。由於 GATK 發展的工具以 Haplotype-base 分析為主，而非以往的 Position-base 分析，因此對於分析單一鹼基變異（Single Nucleotide Variant, SNV）和小片段 DNA 異常（Small insertion/deletion, small indel）來說，具有較佳的敏感度，故 GATK 的分析工具也是目前最為廣泛使用的變異分析工具之一。

進行拷貝數變異分析（Copy Number Variation, CNV）時，由於全外顯子定序的讀序短且不連續分布，對於拷貝數變異分析頗具挑戰。雖然目前已有許多研究利用全外顯子組定序的讀序深度來計算染色體拷貝數異常，但這些方法仍不夠完善。近年來，有研究同時使用讀序深度和單核苷酸多態性（Single Nucleotide Polymorphism, SNP）來分析拷貝數變異，大幅提升了檢測的準確率，包括 GATK 提出的 ModelSegments 和 Dr. Talevich 在 2016 年提出的 CNVkit。許多文獻已經使用 CNVkit 作為生殖細胞（Germline）和體細胞（Somatic）拷貝數變異分析的工具。

（四）變異點的功能評估與判定（Annotation of variant）

次世代定序越來越多地用於識別導致疾病或表型的因果突變。非同義單核苷酸變異（nsSNV）占觀察到的變異之很大一部分，平均外顯子組包含 10,500-13,500 nsSNV。一些研究表明該數字低於預期，說明 nsSNV 對基因功能有害影響而受到負面選擇。此外，根據人類基因突變資料庫（HGMD），nsSNV 占 5,700 個基因之致病突變的 45%。因此，解釋 WES 數據的一個關鍵挑戰是，如何將潛在的致病突變與耐受性或良性突變區分開來。

識別有害變異的一個重要步驟，即是使用能夠區分致病變異和良性變異的電腦預測程序，對變異進行優先排序。致病突變通常出現在演化保守區域，並集中在重要的功能區域。因此，許多常用的 nsSNV 預測方法，依賴於保守性和結構特徵來評估變異的致病性。這些方法利用一些共享和獨特的特徵來提供變異有害性的評分。一些常見的算法包括 SIFT、PolyPhen2、MutationTaster2、CADD 和 LRT。多項研究表明，結合多種算法及其獨特功能可以提高預測的準確性。例如：CADD 綜合了 SIFT 和 PolyPhen 的評分，以及 GERP、DNase I 超敏位點和 Grantham 評分等特徵，以預測 SNV 和小插入或缺失的有害性。這些多方法結合的改進顯示，nsSNV 預測算法的發展潛力仍然很大。

能夠預測變異影響及其遺傳模式的方法，在基於孟德爾家族的分析和群體遺傳學方法中都很有價值。通常，外顯子組定序研究中因果變異的鑑定，是透過鑑定與受影響之先證者分離的變異來進行的。當遺傳模式已知時，更容易設計過濾策略，以從與先證者分離的候選變異清單中識別因果變異。然而，通常沒有足夠的訊息，或家庭成員或家庭太少，無法識別與受影響個體分離的等位基因，需要使用具有不同遺傳模式的多個模型。在這種情況下，可以根據預測的致病性和遺傳模式的組合，對變異進行優先排序。此外，雖然離散過濾方法對於隱性疾病效果很好，但對於顯性疾病卻不太有用，因為一個人可以攜帶 10,000-12,000 個 ns-SNV。此外，研究表明，50 倍以上的基因可能含有雜合子與純合子的蛋白質改變變異，這顯著增加了分析的複雜性。與顯性疾病相比，WES 研究在識別隱性疾病的致病基因方面取得了更大的成功，這反映了這一點。因此，能夠識別候選顯性雜合突變，並將其與僅在純合子狀態下導致疾病的攜帶者變異體以及良性變異體區分開來的方法至關重要。

(五)鑑定致病性變異（Assessment of pathogenic variant）

檢測應僅針對相關基因進行分析，並依據美國醫學遺傳學暨基因體學學會（American College of Medical Genetics and Genomics, ACMG）和分子病理學協會（Association for Molecular Pathology, AMP）於 2015 年時共同提出序列變異的解釋標準和指引。依照多種不同的分析條件，包括家族遺傳病史與疾病遺傳特性、變異類型、變異是否改變基因產物，或是否存在蛋白質重要功能區，變異在族群中的等位基因頻率等給予評分，最後統整所有評比，將變異分成五大類：致病性變異（Pathogenic）、可能致病性變異（Likely pathogenic）、未明確變異（Variant of uncertain significance）、可能良性變異（Likely benign）、良性變異（Benign）等。拷貝數變異之致病性分析，請參考美國醫學遺傳學暨基因體學學會於 2020 年公布之拷貝數變異解釋標準和指引。

五、常用工具軟體

(一) 數據品質控制

工具	功能描述	參考連結
fastp	fastp 是一個用於快速處理次世代定序數據的工具。它集合了品質控制、過濾、修剪、UMI 處理等多種功能，速度快且易於使用。	https://github.com/OpenGene/fastp
FastQC	FastQC 是一個用於檢查次世代定序數據品質的工具。它可以生成多種圖表，幫助使用者評估數據的品質。	https://www.bioinformatics.babraham.ac.uk/projects/fastqc/
FastQ Screen	FastQ Screen 用於檢查 fastQ 文件中的序列是否與指定的參考基因體數據庫匹配。它可以幫助識別樣本汙染和多重測序。	https://www.bioinformatics.babraham.ac.uk/projects/fastq_screen/
MultiQC	MultiQC 用於彙總和可視化多個質控工具（如 FastQC、fastp）的報告。它可以生成整合的 HTML 報告，便於查看和比較結果。	https://multiqc.info/

(二) 序列比對

軟體名稱	簡單功能描述	參考連結
BWA	高效的基因體序列比對工具，適用於短序列的比對。	https://github.com/lh3/bwa
Bowtie2	快速、高效的短序列比對工具，支持比對到大基因體。	http://bowtie-bio.sourceforge.net/bowtie2/index.shtml
HISAT2	基於 FM 索引的高效比對工具，支持大規模基因體比對。	https://daehwankimlab.github.io/hisat2/
NovoAlign	高精度的短序列比對工具，適用於 WGS、WES 和 Gene panel 數據。	http://www.novocraft.com/products/novoalign/
GATK	序列比對後的數據處理套件，包含 SortSam（排序 BAM 檔案）、MarkDuplicates（標記重複序列）、BaseRecalibrator 和 ApplyBQSR（校正位點的品質資訊）。	https://gatk.broadinstitute.org/hc/zh-tw
Picard	一套 Java 工具，用於操作和整理 BAM 文件，包括排序、標記重複讀數和驗證文件格式。	https://github.com/broadinstitute/picard

(三) 變異定位

軟體名稱	描述	參考連結
GATK	知名的變異檢測工具包，提供多種工具進行從原始數據處理到變異檢測的全流程分析。	https://gatk.broadinstitute.org
FreeBayes	一個快速且靈活的變異檢測工具，支持多個樣本的聯合變異檢測，特別適合處理高覆蓋度的 NGS 數據。	https://github.com/freebayes/freebayes
MuTect2	GATK 的一部分，用於檢測體細胞突變，特別針對癌症樣本設計。	https://gatk.broadinstitute.org/hc/en-us/articles/360037593851-Mutect2
Samtools/ BCFtools	Samtools 和 BCFtools 一起使用進行變異檢測，提供高效的處理和分析工具，適合處理大規模基因組數據。	http://www.htslib.org
DeepVariant	由 Google 開發的深度學習變異檢測工具，利用神經網絡模型來提高變異檢測的準確性。	https://github.com/google/deepvariant
VarDict	一個靈活且快速的變異檢測工具，適用於癌症和生殖細胞變異檢測，支持多種輸出格式。	https://github.com/AstraZeneca-NGS/VarDict

(四) 變異點的功能評估與判定

軟體名稱	描述	參考連結
ANNOVAR	一個功能性注釋從多樣基因體檢測到的遺傳變異的工具，包括人類基因體。	http://annovar.openbioinformatics.org/en/latest/
VEP (Variant Effect Predictor)	使用 Ensembl 數據庫進行基因體變異分析、注釋和優先排序的一個強大工具。	https://www.ensembl.org/info/docs/tools/vep/index.html
Funcotator	一個將遺傳變異功能注釋的工具，能夠根據多個數據庫，為每個變異提供詳細的功能信息。	https://software.broadinstitute.org/cancer/cga/funcotator

學習評估

1. 目前被廣泛使用的次世代基因定序檢測平台有哪些？
2. 次世代定序常見的數據形態有哪些？
3. 依特管辦法規定，施行實驗室開發檢測之認證實驗室，其紀錄及報告需保存幾年？
4. 全外顯子組定序（WES）變異檢測流程，包含哪些步驟？
5. 依據美國醫學遺傳學暨基因體學學會（American College of Medical Genetics and Genomics, ACMG）和分子病理學協會（Association for Molecular Pathology, AMP）提出序列變異的解釋標準和指引，將變異分成哪幾類？

參考文獻

1. Sullivan PF & Geschwind DH (2019) Defining the Genetic, Genomic, Cellular, and Diagnostic Architectures of Psychiatric Disorders. *Cell* 177(1): 162-183.
2. Antonarakis SE (2019) Carrier screening for recessive disorders. Nature reviews. *Genetics* 20(9): 549-561.
3. Edwards JG, Feldman G, Goldberg J, Gregg AR, Norton ME, Rose NC, Schneider A, Stoll K, Wapner R, & Watson MS (2015) Expanded carrier screening in reproductive medicine-points to consider: a joint statement of the American College of Medical Genetics and Genomics, American College of Obstetricians and Gynecologists, National Society of Genetic Counselors, Perinatal Quality Foundation, and Society for Maternal-Fetal Medicine. *Obstetrics and Gynecology* 125(3): 653-662.
4. Anonymous (2017) Committee Opinion No. 690 Summary: Carrier Screening in the Age of Genomic Medicine. *Obstetrics and Gynecology* 129(3): 595-596.
5. Committee on G (2017) Committee Opinion No. 690: Carrier Screening in the Age of Genomic Medicine. *Obstetrics and Gynecology* 129(3): e35-e40.
6. Hodges E, Xuan Z, Balija V, Kramer M, Molla MN, Smith SW, Middle CM, Rodesch MJ, Albert TJ, Hannon GJ, et al. (2007) Genome-wide in situ exon capture for selective resequencing. *Nature Genetics* 39(12): 1522-1527.
7. Porreca GJ, Zhang K, Li JB, Xie B, Austin D, Vassallo SL, LeProust EM, Peck BJ, Emig CJ, Dahl F, et al. (2007) Multiplex amplification of large sets of human exons. *Nature Methods* 4(11): 931-936.
8. Albert TJ, Molla MN, Muzny DM, Nazareth L, Wheeler D, Song X, Richmond TA, Middle CM, Rodesch MJ, Packard CJ, et al. (2007) Direct selection of human genomic loci by microarray hybridization. *Nature Methods* 4(11): 903-905.
9. Ng SB, Turner EH, Robertson PD, Flygare SD, Bigham AW, Lee C, Shaffer T, Wong M, Bhattacharjee A, Eichler EE, et al. (2009) Targeted capture and massively parallel sequencing of 12 human exomes. *Nature* 461(7261): 272-276.
10. Choi M, Scholl UI, Ji W, Liu T, Tikhonova IR, Zumbo P, Nayir A, Bakkaloglu A, Ozen S, Sanjad S, et al. (2009) Genetic diagnosis by whole exome capture and massively parallel DNA sequencing. Proceedings of the National Academy of Sciences of the United States of America 106(45): 19096-19101.

11. Mamanova L, Coffey AJ, Scott CE, Kozarewa I, Turner EH, Kumar A, Howard E, Shendure J, & Turner DJ (2010)Target-enrichment strategies for next-generation sequencing. *Nature Methods* 7(2): 111-118.

12. Cibulskis K, Lawrence MS, Carter SL, Sivachenko A, Jaffe D, Sougnez C, Gabriel S, Meyerson M, Lander ES, & Getz G (2013) Sensitive detection of somatic point mutations in impure and heterogeneous cancer samples. *Nature Biotechnology* 31(3): 213-219.

13. Hwang S, Kim E, Lee I, & Marcotte EM (2015) Systematic comparison of variant calling pipelines using gold standard personal exome variants. *Scientific Reports* 5: 17875.

14. Kumaran M, Subramanian U, & Devarajan B (2019) Performance assessment of variant calling pipelines using human whole exome sequencing and simulated data. *BMC Bioinformatics* 20(1): 342.

15. Xu C (2018) A review of somatic single nucleotide variant calling algorithms for next-generation sequencing data. *Computational and Structural Biotechnology Journal* 16: 15-24.

16. Richards S, Aziz N, Bale S, Bick D, Das S, Gastier-Foster J, Grody WW, Hegde M, Lyon E, Spector E, et al. (2015) Standards and guidelines for the interpretation of sequence variants: a joint consensus recommendation of the American College of Medical Genetics and Genomics and the Association for Molecular Pathology. *Genetics in Medicine: Official Journal of the American College of Medical Genetics* 17(5): 405-424.

17. Riggs ER, Andersen EF, Cherry AM, Kantarci S, Kearney H, Patel A, Raca G, Ritter DI, South ST, Thorland EC, et al. (2020) Technical standards for the interpretation and reporting of constitutional copy-number variants: a joint consensus recommendation of the American College of Medical Genetics and Genomics (ACMG)and the Clinical Genome Resource (ClinGen). *Genetics in Medicine: Official Journal of the American College of Medical Genetics* 22(2): 245-257.

18. 臺灣衛福部食藥署（2020）精準醫療分子檢測實驗室檢測技術指引—次世代定序應用於遺傳類疾病檢測。版本：109.08.12。

19. U.S. Department of Health and Human Services, Food and Drug Administration (2018) Considerations for Design, Development, and Analytical Validation of Next Generation Sequencing (NGS)-Based In Vitro Diagnostics (IVDs)Intended to Aid in the Diagnosis of Suspected Germline Diseases.

20. Trivedi UH, Cézard T, Bridgett S, Montazam A, Nichols J, Blaxter M, Gharbi K. Quality control of next-generation sequencing data without a reference. *Front Genet*. 2014 May 6; 5: 111.

21. Chen S, Zhou Y, Chen Y, Gu J. fastp: an ultra-fast all-in-one FASTQ preprocessor. *Bioinformatics*. 2018 Sep 1; 34(17): i884-i890.

22. Ewels P, Magnusson M, Lundin S, Käller M. Multi QC: summarize analysis results for multiple tools and samples in a single report. *Bioinformatics*. 2016 Oct 1; 32(19): 3047-8.

23. Li H, Durbin R. Fast and accurate long-read alignment with Burrows-Wheeler transform. *Bioinformatics*. 2010 Mar 1; 26(5): 589-95.

24. Langmead B, Salzberg SL. Fast gapped-read alignment with Bowtie 2. *Nat Methods*. 2012

Mar 4; 9(4): 357-9.

25. Kim D, Paggi JM, Park C, Bennett C, Salzberg SL. Graph-based genome alignment and genotyping with HISAT2 and HISAT-genotype. *Nat Biotechnol*. 2019 Aug; 37(8): 907-915.

26. McKenna A, Hanna M, Banks E, Sivachenko A, Cibulskis K, Kernytsky A, Garimella K, Altshuler D, Gabriel S, Daly M, DePristo MA. The Genome Analysis Toolkit: a MapReduce framework for analyzing next-generation DNA sequencing data. *Genome Res*. 2010 Sep; 20(9): 1297-303.

27. Li H, Handsaker B, Wysoker A, Fennell T, Ruan J, Homer N, Marth G, Abecasis G, Durbin R; 1000 Genome Project Data Processing Subgroup. The Sequence Alignment/Map format and SAMtools. *Bioinformatics*. 2009 Aug 15; 25(16): 2078-9.

28. Poplin R, Chang PC, Alexander D, Schwartz S, Colthurst T, Ku A, Newburger D, Dijamco J, Nguyen N, Afshar PT, Gross SS, Dorfman L, McLean CY, DePristo MA. A universal SNP and small-indel variant caller using deep neural networks. *Nat Biotechnol*. 2018 Nov; 36(10): 983-987.

29. Lai Z, Markovets A, Ahdesmaki M, Chapman B, Hofmann O, McEwen R, Johnson J, Dougherty B, Barrett JC, Dry JR. VarDict: a novel and versatile variant caller for next-generation sequencing in cancer research. *Nucleic Acids Res*. 2016 Jun 20; 44(11): e108.

30. Wang K, Li M, Hakonarson H. ANNOVAR: functional annotation of genetic variants from high-throughput sequencing data. *Nucleic Acids Res*. 2010 Sep; 38(16): e164.

31. McLaren W, Gil L, Hunt SE, Riat HS, Ritchie GR, Thormann A, Flicek P, Cunningham F. The Ensembl Variant Effect Predictor. *Genome Biol*. 2016 Jun 6; 17(1): 122.

第三單元　實驗室開發檢測的臨床應用

黃溫雅

實驗室開發檢測（Laboratory Developed Tests, LDTs）在精準醫學領域中扮演重要角色。LDTs 是由具認證的臨床實驗室自行開發並使用的檢測方法，應用於診察、診斷或治療特定疾病。相較於體外診斷（in vitro Diagnostics, IVD）檢測套組，LDTs 的主要優勢在於能夠即時配合新藥治療需求，快速開發和調整檢測方法，有助於醫生和病患選擇最適合的個人化治療策略。隨著 LDTs 應用範圍的擴大，也帶來了需要監管和管理的挑戰。LDTs 特管法即是規範並監督實驗室自行研發的檢測技術具有充分的品質管控，並能夠達到預設的檢測標準和效能。

根據台灣衛福部所頒布之 LDTs 指引，進行 LDTs 檢測的產業實驗室需要明確定義每個檢測項目的詳細資訊，包括檢測名稱、分析標的（包括檢體型態、基因數量和名稱）、檢測技術以及所需的關鍵儀器設備等。目前 LDTs 規範的臨床檢測項目共分為七大類：抗癌瘤藥物的伴隨檢測，癌症的篩檢、診斷、治療及預後的基因檢測，產前及新生兒的染色體與基因變異檢測，藥物不良反應或藥物代謝的基因檢測，遺傳代謝與罕見疾病的基因檢測，病原體鑑定、毒性及抗藥性基因檢測，其他藥物伴隨的基因檢測（在藥物仿單中，明載在使用藥物前應執行檢測）。這些指引的訂定旨在確保 LDTs 檢測的品質、安全性及臨床應用的範圍，以支持更有效的醫療應用和病患治療。此外，根據 LDTs 規範，分子檢測技術依其複雜性和成熟度可分為兩大類。第一類技術通常涉及多個基因的同步分析，具有較高的複雜性。典型的技術包括次世代基因定序、微陣列晶片、基因表現圖譜等，這些技術產生的實驗數據量大，通常需要生物資訊方法和相關專業人員來整理和解讀分析數據。第二類技術則通常用於分析一個或數個特定基因，主要依賴 PCR 技術的應用，包括反轉錄酶鏈反應、三核苷酸重複序列分析、多重聚合酶連鎖反應（multiplex PCR）、數位聚合酶連鎖反應（Digital PCR）以及基因甲基化分析等。由於目前特管法規定第一類 LDTs 申請每次只能申請一個檢測項目，而第二類 LDTs 申請每次最多可以申請十個檢測項目。因此，開發 LDTs 檢測時應審慎評估各方法之特性，選擇效能高且符合臨床治療需求之檢測方法。

本單元將分別闡述 LDTs 規範之七大疾病應用領域，並說明各領域檢測標的目前常用之檢測方法及使用概況。然而，隨著分子檢驗技術之快速進展，許多過去較費時與複雜之技術操作上已漸方便，費用也隨之下降，可預期各檢測標的之技術將持續進展更新。因此，本單元旨在闡述目前 LDTs 特管法涵蓋之七大類疾病之臨床使用及檢測技術，期使讀者了解 LDTs 檢測於各領域精準醫療之應用情形與展望。

第十章　抗癌瘤藥物之伴隨式檢測與癌症篩檢、診斷、治療及預後之基因檢測

何祥齡

內容大綱

前言

抗癌瘤藥物伴隨式診斷在精準醫療的應用

抗癌瘤藥物伴隨式診斷的檢驗方法學

免疫組織化學染色法

原位雜交染色法

即時聚合酶連鎖反應法

桑格氏定序

次世代基因定序

常見的癌症相關基因檢測

大腸直腸癌的基因檢測

非小細胞肺癌的基因檢測

乳癌的基因檢測

免疫檢查點抑制劑的伴隨式診斷

未來展望

學習評估

參考文獻

學習目標

1. 了解抗癌瘤藥物伴隨式診斷在精準醫療的應用。

2. 了解抗癌瘤藥物伴隨式診斷的檢驗方法。

3. 了解特定癌症的基因檢測標的及臨床應用性。

4. 了解免疫檢查點抑制劑的生物標記、檢測方法及臨床應用性。

前言

　　自 1982 年起至今，癌症（惡性腫瘤）已經連續 42 年成爲臺灣十大死因之首，且死亡率有逐年增加的趨勢。研究顯示，癌症的形成主要由正常細胞不斷累積基因突變引起，這些突變導致細胞異常增生，進而發展成癌症[1]。所謂的癌症生物標記（Cancer biomarker）是指在癌症患者體內，由體細胞或癌細胞分泌的生物分子，包括蛋白質、DNA、RNA 等，這些生物分子可能存於血液、尿液、組織或其他體液中。癌症生物標記的臨床應用，主要包含篩檢、診斷、預後評估、治療選擇和疾病監測等方面[2]。癌症治療的發展在 1900 年初主要以手術、放射線和初期化療藥物爲主。1940 年到 1970 年間，許多新的化療藥物開始快速發展，並陸續應用於臨床。1980 年末期，由於癌症診斷從病理學的顯微鏡觀察擴展到分子生物學領域，開啟癌症標靶治療的新篇章，其中最著名的就是針對乳癌的第二型人類表皮生長因子受體（Human Epidermal Growth Factor Receptor 2, HER2）之單株抗體。2000 年後，隨著第一個人類基因體定序完成及次世代基因定序（Next Generation Sequencing, NGS）技術的引入，更加速基因導向的標靶治療藥物開發。此外，免疫治療的興起也將癌症治療帶入另一個新的里程碑。現今，癌症治療策略越來越注重個體化，根據患者腫瘤的分子基因特徵，制定不同的治療方案，以提高整體治療效果和存活期。這種由分子基因變異引導的癌症突破性療法，促使癌症基因檢測從過去的單基因檢驗模式，逐漸轉向以次世代基因定序爲主的多基因檢驗模式（圖 10-1）[3]。有鑒於癌症相關基因檢測技術日益進步，且多爲實驗室自行開發的檢驗或服務，爲了確保基因檢測的品質，臺灣衛福部民國 110 年修正「特定醫療技術檢查檢驗醫療儀器施行或使用管理辦法」（簡稱特管法），針對實驗室自行開發的檢測，包含抗癌瘤藥物之伴隨式診斷與癌症篩檢、診斷、治療及預後之基因檢測項目等，正式納入管理，以把關國內實驗室的檢測品質。因此，本章節的內容主要著重介紹實務上重要的癌症相關基因檢測及其臨床應用價值。

一、抗癌瘤藥物伴隨式診斷在精準醫療的應用

　　1980 年代，美國科學家 Dennis J. Slamon 發現第二型人類表皮生長因子受體（HER2）基因放大（Gene amplification）與乳癌預後不佳有關，這個發現導致一種革命性藥物——抗 HER2 單株抗體藥物，Trastuzumab（Herceptin®；賀癌平）的誕生，此藥物是由羅氏旗下的基因泰克（Genentech）公司所開發。在當時，基因泰克公司不僅開發這種藥物，還同步開發以免疫組織化學染色法（Immunohistochemistry, IHC），來檢查乳癌病人的腫瘤是否有 HER2 蛋白過度表現的情況，以篩選出可能受益的患者來進行治療[4]。後來，Dako 試劑診斷公司改良這種以免疫組織化學染色技術檢測 HER2 過度表現的方法，進一步開發出 HercepTest™，用於檢測乳癌患者腫瘤細胞中的 HER2 蛋白表現情況[5]。因此，1998 年 9 月，美國食品暨藥物管理局（U.S. Food and Drug Administration, US FDA）同時批准 Herceptin® 藥物和 HercepTest™ 檢測的臨床使用；HercepTest™ 也成爲全球第一個與特定藥物使用有關診斷檢測[6]。然而，「伴隨式診斷（Companion diagnostic）」這個名詞最早是在 2006 年於 *Nature Biotechnology* 雜誌的文章中所提出，當時作者認爲特定藥物與診斷檢測並行的開發方式，可以簡化藥物開發過程，提

升臨床試驗的成效，有助於實踐個人化醫療的願景[7]。如今，伴隨式診斷已普遍被各國的監管機構認定爲一種與特定藥物同步開發，且用來預測該藥物治療成效的生物標記（Biomarker）檢測。也就是說，在開發新藥的同時，會配合開發一種或多種特定的診斷檢測方法，用來確定哪些患者最有可能從該藥物治療中受益，同時減少可能的副作用，以確保藥物的安全性及有效性。

由於伴隨式診斷的結果對病人的治療至關重要時，錯誤的檢測結果，會導致病人有被施行適當的治療或被施行不當的治療，使病人面臨不必要的治療風險。因此，美國食品暨藥物管理局在 2014 年發布的 *In vitro Companion Diagnostic Devices* 指引內定義，體外伴隨式診斷（In vitro companion diagnostic devices）爲一種體外診斷檢測工具，用來提供對應治療藥物的使用安全與療效的必要資訊，包括：(1) 辨識最有可能從治療藥物中獲益的患者；(2) 辨識可能因接受治療藥物而面臨高風險副作用的族群；(3) 監測患者對藥物的反應，調整治療方案（如治療週期、劑量，或是否中止治療），以提高治療的安全性與有效性；(4) 辨識已經過充分臨床研究，並證實對特定人群安全有效的患者群體[8]。美國食品暨藥物管理局從 1997 年至 2024 年 4 月所核准之與癌症用藥相關的伴隨式診斷總數爲 166 項，共包含 54 種不同的檢測項目，可作爲大於 27 種癌症治療用藥的參考依據（表 10-1）。其中，伴隨式診斷的方法學涵蓋免疫組織化學染色法（Immunohistochemistry, IHC）、原位雜交染色法（In Situ Hybridization, ISH）、聚合酶連鎖反應法（Polymerase Chain Reaction, PCR）、即時聚合酶連鎖反應法（Real-Time PCR, RT-PCR）、次世代基因定序（Next Generation Sequencing, NGS）及微滴式數位聚合酶連鎖反應法（Droplet Digital PCR, ddPCR）。在 2015 年以前，伴隨式診斷的方法以 IHC 和 ISH 爲主，之後則逐漸以 RT-PCR 和 NGS 爲主流（圖 10-2）[6]。

二、抗癌瘤藥物伴隨式診斷的檢驗方法學

臨床實務中，癌症相關的基因檢測最標準的檢體種類是福馬林固定石蠟包埋（Formalin-Fixed Paraffin-Embedded, FFPE）的病理組織檢體。這類檢體的主要優勢之一是病理醫師可以透過顯微鏡觀察來確定檢體內腫瘤組織的形態及腫瘤細胞的百分比，並對腫瘤細胞較多的區域進行宏觀或微觀的切割（Macro- or Micro-dissection），以增加腫瘤細胞的比例，提升檢測的靈敏度。由於不同的檢驗方法學，其檢測的靈敏度不同，例如：桑格氏定序（Sanger sequencing）的檢測靈敏度（最小可測得的突變等位基因比例）約爲 20-25%，即時聚合酶連鎖反應約爲 5-10%，次世代基因定序爲 1-5%。若檢體內突變等位基因比例（Mutation Allele Frequency, MAF）低於檢測方法的最小可偵測極限，則可能導致僞陰性結果的產生[9]。雖然 FFPE 檢體是臨床上應用最廣泛的腫瘤組織保存方法，但檢體處理過程中，有許多的檢驗前（Preanalytical）因素，如檢體由開刀取出至放入福馬林的時間（Time to fixation）、檢體在福馬林固定的時間，甚至組織是否經過脫鈣（Decalcification）處理等，都會影響到檢體內核酸的完整性，進而影響基因檢測結果的可信度[10-13]。爲了確保癌症基因檢測的品質，實驗室針對病理組織蠟塊的處理、固定及保存都必須具有標準化的作業程序及管理。近年來，另一種熱門的檢測方法——液態切片（Liquid biopsy）逐漸興起，成爲癌症精準檢測的新利器。所謂液態切片就是利用癌

表 10-1　美國食品暨藥物管理局核准伴隨式診斷（統計至 2024.04.30）

方法學	伴隨式診斷	標靶藥物	癌症類型	生物標記
免疫組織化學染色法（Immunohistochemistry）	INFORM HER-2/neu (Ventana Medical Systems, Inc.)	Trastuzumab	Breast Cancer	HER2
	Dako c-KIT pharmDx (Dako North America, Inc.)	Imatinib mesylate	Gastrointestinal Stromal Tumors	c-KIT
	Dako EGFR pharmDx Kit (Dako North America, Inc.)	Cetuximab, Panitumumab	Colorectal Cancer	EGFR
	Bond Oracle HER2 IHC System (Leica Biosystems)	Trastuzumab	Breast Cancer	HER2
	HercepTest (Dako Denmark A/S)	Trastuzumab、Pertuzumab、Ado-trastuzumab emtansine	Breast Cancer、Gastric and Gastroesophageal Cancer	HER2
	Ventana PD-L1 (SP142) Assay (Ventana Medical Systems, Inc.)	Atezolizumab	Non-Small Cell Lung Cancer、Urothelial Carcinoma	PD-L1
	PD-L1 IHC 28-8 pharmDx (Dako North America, Inc.)	Nivolumab in combination with Ipilimumab	Non-Small Cell Lung Cancer	PD-L1
	Ki-67 IHC MIB-1 pharmDx (Dako Omnis) (Agilent Technologies)	Abemaciclib	Breast Cancer	Ki-67
	Ventana ALK (D5F3) CDx Assay (Ventana Medical Systems, Inc.)	Crizotinib、Ceritinib、Alectinib、Abemaciclib、Lorlatinib	Non-Small Cell Lung Cancer	ALK
	Ventana PD-LI (SP263) Assay (Ventana Medical Systems, Inc)	Atezolizumab	Non-Small Cell Lung Cancer	PD-L1
	PATHWAY anti-Her2/neu (4B5) Rabbit Monoclonal Primary Antibody (Ventana Medical Systems, Inc.)	Trastuzumab、Ado-trastuzumab emtansine、Fam-trastuzumab deruxtecan-nxki	Breast Cancer	HER2

續表 10-1 美國食品暨藥物管理局核准伴隨式診斷（統計至 2024.04.30）

方法學	伴隨式診斷	標靶藥物	癌症類型	生物標記
	Ventana FOLR1 (FOLR-2.1) RxDx Assay (Ventana Medical Systems, Inc.)	Mirvetuximab soravtansine-gynx	Epithelial Ovarian Cancer、Fallopian Tube Cancer、Primary Peritoneal Cancer	FOLR1
	Ventana MMR RxDx Panel (Ventana Medical Systems, Inc.)	Dostarlimag-gxly、Pembrolizumab、Pembrolizumab in combination with Lenvatinib	Endometrial Carcinoma、Solid Tumor	MLH1、PMS2、MSH2、MSH6
	InSite Her-2/neu (CB11) Monoclonal Antibody (Biogenex Laboratories, Inc.)	Trastuzumab	Breast Cancer	HER2
	PD-L1 IHC 22C3 pharmDx (Dako North America, Inc.)	Pembrolizumab、Cemiplimab-rwlc	Non-Small Cell Lung Cancer、Cervical Cancer、Head and Neck Squamous Cell Carcinoma、Esophageal Squamous Cell Carcinoma、Triple-Negative Breast Cancer、Gastric and Gastroesophageal Junction Adenocarcinoma	PD-L1
原位雜交染色法 (In situ hybridization)	HER2 CISH pharmDx Kit (Dako Denmark A/S)	Trastuzumab	Breast Cancer	HER2
	HER2 FISH pharmDx Kit (Dako Denmark A/S)	Trastuzumab、Pertuzumab、Ado-trastuzumab emtansine	Breast Cancer、Gastric and Gastroesophageal Cancer	HER2
	INFORM HER2 Dual ISH DNA Probe Cocktail (Ventana Medical Systems, Inc.)	Trastuzumab、Ado-trastuzumab emtansine	Breast Cancer	HER2
	PathVysion HER-2 DNA Probe Kit (Abbott Molecular Inc.)	Trastuzumab	Breast Cancer	HER2

續表 10-1　美國食品暨藥物管理局核准伴隨式診斷（統計至 2024.04.30）

方法學	伴隨式診斷	標靶藥物	癌症類型	生物標記
	PDGFRB FISH Assay (ARUP Laboratories, Inc.)	Imatinib mesylate	Myelodysplastic Syndrome、Myeloproliferative Disease	PDGFRB
	SPOT-LIGHT HER2 CISH Kit (Life Technologies Corporation)	Trastuzumab	Breast Cancer	HER2
	Ventana HER2 Dual ISH DNA Probe Cocktail (Ventana Medical Systems, Inc.)	Trastuzumab	Breast Cancer	HER2
	Vysis ALK Break Apart FISH Probe Kit (Abbott Molecular Inc.)	Crizotinib、Brigatinib	Non-Small Cell Lung Cancer	ALK
	Vysis CLL FISH Probe Kit (Abbott Molecular, Inc.)	Venetoclax	B-cell Chronic Lymphocytic Leukemia	TP53
聚合酶連鎖反應法 (Polymerase chain reaction)	BRACAnalysis CDx (Myriad Genetic Laboratories, Inc.)	Olaparib、Talazoparib、Rrucaparib	Ovarian Cancer、Breast Cancer、Pancreatic Cancer、Metastatic Castrate Resistant Prostate Cancer	BRCA1、BRCA2
	SeCore CDx HLA Sequencing System (One Lambda Inc.)	Tebentafusp-tebn	Uveal Melanoma	HLA-A*02:01
	LeukoStrat CDx FLT3 Mutation Assay (Invivoscribe Technologies, Inc.)	Midostaurin、Gilterinib、Quizartinib	Acute Myelogenous Leukemia	FLT3
	Abbott RealTime IDH1 (Abbott Molecular, Inc.)	Ivosidenib、Olutasidenib	Acute Myeloid Leukemia、Myelodysplastic Syndromes	IDH1
	Abbott RealTime IDH2 (Abbott Molecular, Inc.)	Enasidenib	Acute Myeloid Leukemia	IDH2
即時聚合酶連鎖反應法 (Real-time polymerase chain reaction)	cobas 4800 BRAF V600 Mutation Test (Roche Molecular Systems, Inc.)	Vemurafenib、Cobimetinib in combination with Vemurafenib	Melanoma	BRAF

續表 10-1 美國食品暨藥物管理局核准伴隨式診斷（統計至 2024.04.30）

方法學	伴隨式診斷	標靶藥物	癌症類型	生物標記
	cobas EGFR Mutation Test v1 (Roche Molecular Systems, Inc.)	Erlotinib	Non-Small Cell Lung Cancer	EGFR
	cobas EGFR Mutation Test v2 (Roche Molecular Systems, Inc.)	Erlotinib、Gefitinib、Osimertinib	Non-Small Cell Lung Cancer	EGFR
	cobas EZH2 Mutation Test (Roche Molecular Systems, Inc.)	Tazemetostat	Follicular Lymphoma Tumor	EZH2
	cobas KRAS Mutation Test (Roche Molecular Systems, Inc.)	Cetuximab、Panitumumab	Colorectal Cancer	KRAS
	CRCDx RAS Mutation Detection Assay Kit (EntroGen, Inc.)	Panitumumab	Colorectal Cancer	KRAS、NRAS
	MRDx BCR-ABL Test (MolecularMD Corporation)	Nilotinib	Chronic Myeloid Leukemia	BCR-ABL
	therascreen BRAF V600E RGQ PCR Kit (QIAGEN GmbH)	Encorafenib in combination with cetuximab	Colorectal Cancer	BRAF
	therascreen EGFR RGQ PCR Kit (Qiagen Manchester, Ltd.)	Afatinib、Gefitinib、Dacomitinib	Non-Small Cell Lung Cancer	EGFR
	therascreen FGFR RGQ RT-PCR Kit (QIAGEN Manchester Ltd.)	Erdafitinib	Urothelial Cancer	FGFR3
	therascreen KRAS RGQ PCR Kit (Qiagen Manchester, Ltd.)	Cetuximab、Panitumumab、Sotorasib、Adagrasib	Non-Small Cell Lung Cancer、Colorectal Cancer	KRAS
	therascreen PDGFRA RGQ PCR Kit (QIAGEN GmbH)	Avapritinib	Gastrointestinal Stromal Tumors	PDGFRA
	therascreen PIK3CA RGQ PCR Kit (QIAGEN GmbH)	Alpelisib	Breast Cancer	PIK3CA
	THXID BRAF Kit (bioMérieux Inc.)	Trametinib、abrafenib、Encorafenib in combination with	Melanoma	BRAF

續表 10-1　美國食品暨藥物管理局核准伴隨式診斷（統計至 2024.04.30）

方法學	伴隨式診斷	標靶藥物	癌症類型	生物標記
次世代基因定序法（Next generation sequencing）	Foundation Focus CDxBRCA Assay (Foundation Medicine, Inc.)	Rucaparib	Ovarian Cancer	BRCA1、BRCA2
	Praxis Extended RAS Panel (Illumina, Inc.)	Panitumumab	Colorectal Cancer	KRAS、NRAS
	Myriad myChoice CDx (Myriad Genetic Laboratories, Inc.)	Olaparib	Ovarian Cancer	Myriad HRD
	ONCO/Reveal Dx Lung & Colon Cancer Assay (O/RDx-LCCA) (Pillar Biosciences, Inc.)	Cetuximab、Panitumumab	Non-Small Cell Lung Cancer、Colorectal Cancer	EGFR、KRAS
	Agilent Resolution ctDx FIRST assay (Resolution Bioscience, Inc.)	Adagrasib	Non-Small Cell Lung Cancer	KRAS
	FoundationOne CDx (Foundation Medicine, Inc.)	Afatinib、Gefitinib、Erlotinib、Osimertinib、Alectinib、Crizotinib、Ceritinib、Dabrafenib in combination with Trametinib、Trastuzumab、Pertuzumab、Ado-trastuzumab emtansine、Cetuximab、Panitumumab、Trametinib、Olaparib、Alpelisib、Osimertinib、Capmatinib、Pemigatinib、Pembrolizumab、larotrectinib、Atezolizumab in combination with Vemurafenib、Entrectinib、Encorafenib in combination with Binimetinib、Selpercatinib、Capivaertib in combination with Fulvestrant、Niraparib + Abiraterone acetate	Non-Small Cell Lung Cancer、Breast Cancer、Ovarian Cancer、Colorectal Cancer、Melanoma、Cholangiocarcinoma、Prostate Cancer、Solid Tumors	EGFR、ALK、ROS1、BRAF、HER2、KRAS、NRAS、BRCA1、BRCA2、MET、FGFR2、NTRK、PIK3CA、NTRK、Microsatellite instability、Tumor mutation burden

續表 10-1　美國食品暨藥物管理局核准伴隨式診斷（統計至 2024.04.30）

方法學	伴隨式診斷	標靶藥物	癌症類型	生物標記
	FoundationOne Liquid CDx (Foundation Medicine, Inc.)	Gefitinib、Osimertinib、Erlotinib、Rucaparib、Alectinib、Alpelisib、Olaparib、Capmatinib、Entrectinib、Mobocertinib、Encorafenib in combination with Binimetinib、Encorafenib in combination with Cetuximab	Non-Small Cell Lung Cancer、Metastatic Colorectal Cancer、Solid Tumors	ROS1、NTRK、EGFR、BRAF
	Guardant360 CDx (Guardant Health, Inc.)	osimertinib、amivantamb、sotorasib、fam-trastuzumab deruxtecan-nxki、elacestrant	Non-Small Cell Lung Cancer、Breast Cancer	HER2、ESR1
	Oncomine Dx Target Test (Life Technologies Corporation)	Osimertinib、Amivantamam、Sotorasib、Fam-trastuzumab deruxtecan-nxki、Elacestrant	Non-Small Cell Lung Cancer、Cholangiocarcinoma、Medullary Thyroid Cancer、Thyroid Cancer、Anaplastic Thyroid Cancer	EGFR、BRAF、IDH1、HER2、ROS1、RET
	xT CDx (Tempus Labs, Inc.)	Cetuximab、Panitumumab	Colorectal Cancer	KRAS、NRAS
微滴式數位聚合酶連鎖反應（Droplet digital PCR）	KIT D816V Assay (ARUP Laboratories, Inc.)	Imatinib mesylate	Aggressive Systemic Mastocytosis	c-KIT

症患者周邊血液的循環腫瘤 DNA（Circulating Tumor DNA, ctDNA）、循環腫瘤細胞等物質來分析腫瘤細胞基因突變的檢測工具。目前，在臨床應用最廣泛的液態切片類型就是循環腫瘤 DNA，其最大的優勢是可利用採血這種低侵入性的方式取得腫瘤細胞的核酸物質進行分析，而且檢驗結果較不受腫瘤異質性的影響，適合應用於動態監測治療過程中腫瘤基因的變化，評估治療效果，甚至可以早期發現是否有抗藥性基因產生，導致復發的可能性。由於循環腫瘤 DNA 在周邊血液內的濃度不高，因此，實務上必須使用較靈敏的檢驗方法，例如：次世代基因定序、高敏感度的即時聚合酶連鎖反應、微滴式數位聚合酶連鎖反應等，才可提升檢驗的準確度[14,15]。以下將針對常用的癌症伴隨式診斷檢驗方法做介紹。

(一)免疫組織化學染色法

免疫組織化學染色（Immunohistochemistry, IHC）是一種常用於病理組織診斷的檢測方法，其原理為利用抗體與抗原的專一性結合，來偵測組織中目標蛋白的表現及位置。相較於其他分子檢測方法，IHC 的優勢在於方法普及、操作簡單、檢測成本較低、檢測時間較短，並且可以同時觀察目標蛋白質的表現與病理組織的形態特徵，提高診斷的靈敏度和特異性。然而，IHC 方法的潛在限制為染色結果的判讀依賴觀察者的經驗和訓練程度，存在一定的主觀性，增加檢測結果的不一致性。另外，IHC 染色為定性或半定量的結果，故檢測的正確性與判讀閾值（Cut-off）的準確度息息相關[16]。目前，臨床上針對腫瘤細胞內 HER2 蛋白表現、ALK 基因轉置、PD-L1 蛋白表現等，主要都先以 IHC 方法來進行檢測。

(二)原位雜交染色法

原位雜交染色（In Situ Hybridization, ISH）是一種以標記的單鏈核酸為探針，利用核苷酸分子間特異配對（也就是 A::T 與 G::C）原理，將探針與組織上的單鏈核酸進行雜交後，應用不同的呈色原理來檢視組織檢體中特定 DNA 或 RNA 表現位置的技術。依據呈色方式的不同，ISH 又可分為螢光原位雜交法（Fluorescence In Situ Hybridization, FISH）及顯色原位雜交法（Chromogenic In Situ Hybridization, CISH）[17]。FISH 為利用螢光標定的核酸探針與染色體上特定的 DNA 或 RNA 片段結合後，透過螢光顯微鏡觀察結果。這種方法的缺點是操作時間長，染色結果無法長期保存，且病理醫師在暗視野下不易觀察組織細胞形態。CISH 和 FISH 的基本原理相似，不同之處在於 CISH 使用辣根過氧化物酶（Horseradish Peroxidase, HRP）與二氨基聯苯胺（Diaminobenzidine, DAB）的呈色反應來代替螢光定位探針，染色結果可於一般光學顯微鏡下觀察，技術上較簡單、快速，且染色結果可長期保存[12]。整體來說，ISH 檢測的限制在於方法靈敏度及解析度較低，對於低拷貝數的基因標的或某些特殊的基因變異，可能無法成功偵測。另外，ISH 有時可能會因為染色訊號重疊或相鄰的情況，導致檢測結果難以判讀。臨床上，ISH 檢測常應用於偵測標的基因放大或基因轉置情形，例如：HER2 基因放大、ALK 及 ROS1 基因轉置等。

(三)即時聚合酶連鎖反應法（Real-time Polymerase Chain Reaction, Real-time PCR）

即時聚合酶連鎖反應（Real-time PCR），又稱為即時定量聚合酶連鎖反應（Quantitative Real-Time PCR, qRT-PCR），其主要原理是

利用專一的引子（Primer）和螢光標記的探針（Probe），在聚合酶連鎖反應過程中，偵測每個循環所釋放的螢光強度，從而推算標的物的含量，達到即時定量的目的。此外，由於 Real-time PCR 檢測的靈敏度比傳統桑格定序佳，操作流程又不像次世代基因定序複雜，且檢測成本較低，檢測時間較短，故廣泛應用於單目標序列或單基因突變分析檢測，例如：EGFR、KRAS、BRAF、FLT3、IDH2 或 KIT 基因變異等[18]。另外，利用多重即時聚合酶連鎖反應（Multiplex real-time PCR）技術，亦可應用於同時偵測多目標序列或多基因的表現、突變和融合狀態分析。然而，Real-time PCR 方法最大的限制就是只能針對已知的突變位點或類型進行檢測，因此，其在檢測突變類型和數量上具有一定的限制。

(四) 桑格氏定序（Sanger sequencing）

在 2004 年次世代基因定序技術問世之前，桑格氏定序法長期被視爲基因突變分析的黃金標準[19]。儘管目前許多桑格氏定序的臨床應用已逐漸被次世代基因定序所取代，但由於桑格氏定序的準確度高達 99% 以上，因此，它依然被視爲一種可靠的基因突變檢測標準，在某些情況下可作爲次世代基因定序的輔助參考方法[20]。桑格氏定序的主要優勢在於其定序數據容易分析且操作穩定，然而，其在癌症基因檢測的限制，包含檢測靈敏度相較於即時聚合酶連鎖反應及次世代基因定序低，故針對腫瘤細胞比例較低的檢體，易有偽陰性的疑慮；另外，桑格氏定序檢測通量低，在執行多目標序列分析時，需進行多個獨立的實驗，導致檢測效率降低、成本提高，因此，不適合用於多目標序列或多熱點突變檢驗。目前臨床上桑格氏定序主要應用於單基因或單熱點突變分析，

例如：BRAF V600、KRAS G12/G13 等基因突變檢測[21]。

(五) 次世代基因定序（Next Generation Sequencing, NGS）

次世代基因定序（NGS）是一種高通量 DNA 定序技術，能夠同時對數百萬至數十億個 DNA 片段進行平行定序。NGS 的主要檢測流程包括文庫製備（Library preparation）、文庫擴增（Library amplification）、定序反應（Sequencing reaction）以及數據分析（Data analysis）（圖 10-3）[22]。文庫製備是將待測 DNA 片段化後，於片段兩端添加轉接子序列（Adapter）以進行樣本庫製備。文庫擴增是利用轉接子序列，將待測 DNA 片段結合於微磁珠或固相的晶片上，以乳化聚合酶連鎖反應（Emulsion PCR）或橋式聚合酶連鎖反應（Bridge PCR）來放大樣本庫。定序反應是將放大後的樣本庫執行高通量的定序反應，讀取每個 DNA 片段的核苷酸序列；這一步驟通常會產生大量的短序列（Reads）[23]。數據分析爲將定序所得的大量短序列進行整理、組裝及分析，並找出變異位點的過程，分析流程包含鹼基偵測（Base calling）、定序片段比對（Read alignment）、變異確認（Variant calling）及變異注解（Variant annotation）[24]。由於 NGS 數據分析必須處理大量的定序資料，過程相對複雜，且分析流程的準確度對檢測的品質至關重要，是臨床實驗室在發展 NGS 檢測的一大挑戰。

由於癌症是一種複雜的疾病，常常涉及多基因的變化，因此，NGS 技術在癌症基因檢測領域最大的優勢是它可在同一次反應中，針對多檢體、多目標基因及多變異種類進行偵測。NGS 技術可偵測的變異種類包含單核苷酸變異、小片段插入／缺失變異、拷

貝數變異、結構變異、基因融合。另外，透過生物資訊分析，NGS 可以同時檢測腫瘤組織的微衛星不穩定性（Microsatellite Instability, MSI）、腫瘤突變負荷（Tumor Mutation Burden, TMB）和同源重組缺陷（Loss of Heterozygosity, LOH）等變異 [18,25,26]。有鑑於 NGS 檢測在癌症精準治療應用的重要性，美國食品暨藥物管理局自 2016 年起，陸續核准多項 NGS 檢測成爲癌症用藥的伴隨式診斷（圖 10-2），例如：FoundationOne CDx 可適用於 7 種以上癌症類型及超過 9 種伴隨用藥指示，檢測涵蓋範圍包含 EGFR、BRAF、HER2、KRAS、NRAS 和 BRCA1/2 等 324 個癌症相關的基因變異及微衛星不穩定性和腫瘤突變負荷等。臺灣因應全球精準醫療發展的趨勢，2024 年 5 月，健保署也正式將 NGS 檢測納入健保給付，給付範圍包含 19 種不同癌症類型，用來協助國內癌症患者選擇最適合的治療策略。

三、常見的癌症相關基因檢測

(一) 大腸直腸癌的基因檢測

　　大腸直腸癌在臺灣是最常見的癌症之一。根據衛福部國民健康署民國 111 年的資料統計，大腸直腸癌位列國內癌症十大死因的第三名，平均每年約有 15,000-16,000 人被診斷罹患大腸直腸癌，其中約有 6,000 人死於此疾病 [27]。過去的研究指出，大腸直腸癌的發生與基因突變有關。隨著基因變異的累積，正常的黏膜細胞可能會產生不正常的增生，形成腺瘤（Adenoma），最終可能進展爲腺癌（Adenocarcinoma）。目前，美國國家綜合癌症網絡（National Comprehensive Cancer Network, NCCN）和歐洲醫學腫瘤學會（European

Society for Medical Oncology, ESMO）建議將 RAS、BRAF 基因突變以及微衛星不穩定現象（MSI）納爲大腸直腸癌的生物標記檢測，因爲這些生物標記與大腸直腸癌的治療選擇和預後密切相關 [28]。此外，PIK3CA 基因突變和 HER2 蛋白的過度表現，亦可能可用來預測大腸直腸癌標靶藥物——抗表皮生長因子受體（Epidermal Growth Factor Receptor, EGFR）單株抗體之治療效果 [29,30]。

　　Cetuximab（Erbitux®；爾必得舒）和 Panitumumab（Vectibix®；維必施）是抗 EGFR 單株抗體藥物，可破壞細胞膜表面 EGFR 與其配體（Ligand）的結合，抑制 EGFR 下游訊息傳遞路徑的活化 [31]。KRAS 爲細胞內重要的原致癌基因（Proto-oncogene），其基因產物爲一種鳥苷三磷酸結合蛋白（GTP-binding protein），亦稱爲小型 G 蛋白（Small G-protein），作用於 EGFR 訊息傳遞路徑下游。約有 40% 的大腸直腸癌病患帶有 KRAS 第 12 或第 13 密碼子突變，這樣的突變導致 EGFR 下游的訊息傳遞路徑不受調控的持續活化，進而對抗 EGFR 單株抗體藥物的治療產生抗藥性。因此，KRAS 第 12 和 13 密碼子突變可作爲預測轉移性大腸直腸癌病患使用抗 EGFR 單株抗體藥物治療的預測性生物標記 [32]。除了第 12 和 13 密碼子突變之外，後來的研究發現，KRAS 第 59、61、117 和 146 密碼子突變及 NRAS 基因突變也與抗 EGFR 單株抗體藥物之抗藥性有關 [33]。目前國際指引建議轉移性大腸直腸癌在使用抗 EGFR 單株抗體藥物治療前，須先執行 RAS 基因（含 KRAS 及 NRAS）檢測，RAS 基因爲野生型才建議使用抗 EGFR 單株抗體藥物治療 [34,35]。臺灣在 2020 年 6 月已將 RAS 基因檢測納入轉移性大腸直腸癌患者健保給付範疇內。

　　B-RAF（BRAF）基因產物是 RAF 激酶家族的成員，位於 EGFR 訊息傳遞路徑中

RAS 蛋白的下游，因此，BRAF 突變亦會導致抗 EGFR 單株抗體藥物治療的抗藥性。約有 5-9% 的大腸直腸癌患者具有 BRAF V600E 突變，通常與預後不良相關[36]。此外，BRAF 基因突變與高度微衛星不穩定性（Microsatellite Instability High, MSI-H）及高度 CpG 島甲基化表型（CpG Island Methylator Phenotype High, CIMP-H）具相關性；在 BRAF 突變的大腸直腸癌中，約有 70% 呈現 CIMP-H；而在具有 MSI-H 的大腸直腸癌中，BRAF 突變的頻率為 30-50%[37]。

微衛星不穩定性（Microsatellite Instability, MSI）是由於細胞內 DNA 錯誤配對修復基因（Mismatch Repair, MMR）缺陷而引起的現象，在大腸直腸癌中是一個重要的生物標記，可用於疾病診斷、預後評估及治療預測[38]。約有 12-15% 的大腸直腸癌具有高度微衛星不穩定性（MSI-H）。MSI-H 的發生率在大腸直腸癌的不同階段呈現變化，早期階段（第一期和第二期）約為 20%，第三期約為 12%，第四期僅約 3.5%，這樣的分布顯示 MSI-H 的腫瘤相對預後較佳，較不容易發生轉移[39,40]。MSI-H 的大腸直腸癌可分為兩類：(1) 遺傳性非息肉大腸直腸癌綜合症（Hereditary Nonpolyposis Colorectal Cancer, HNPCC），又稱林奇氏綜合症（Lynch syndrome），約占 MSI-H 大腸直腸癌的四分之一。其特徵是 DNA 錯誤配對修復基因（包括 MLH1、PMS2、MSH2 和 MSH6）發生遺傳性基因突變（Germline mutation）；(2) 偶發性（Sporadic），約占 MSI-H 大腸直腸癌的四分之三。這是由於 MLH1 的基因啟動子被高度甲基化，導致基因不表現[38]。臨床上，微衛星不穩定性除了可以用來鑑別診斷林奇氏症之外，也可作為明確的預後因子，尤其是在第二期疾病中，MSI-H 的大腸直腸癌通常與較好的預後相關。此外，MSI-H 的腫瘤對於接受 5-Fluorouracil 藥物作為術後輔助治療通常較不敏感[41]。

近年來的研究顯示，MSI 也可做為轉移性大腸直腸癌使用免疫檢查點抑制劑（Immune Checkpoint Inhibitors, ICIs）的療效預測因子[42-44]。MSI-H 的腫瘤因 DNA 錯誤配對修復基因功能缺失，會產生較高的腫瘤突變負荷（Tumor Mutation Burden, TMB）及腫瘤新生抗原（Neoantigen），引發身體免疫細胞的毒殺作用。腫瘤細胞為了逃脫免疫系統的攻擊會大量表現 PD-L1（Programmed Death Ligand 1）與 T 細胞表面的 PD-1（Programmed Death 1）結合，進而抑制 T 細胞的活化[45]。先前臨床試驗結果顯示，PD-1/PD-L1 免疫檢查點抑制劑對於 MSI-H 之轉移性大腸直腸癌有突破性的療效[42-44]。目前，美國國家綜合癌症網絡（NCCN）指引已將 Pembrolizumab（PD-1 抑制劑）和 Nivolumab（PD-1 抑制劑）+/- Ipilimumab（CTLA-4 抑制劑）納為轉移性高度微衛星不穩定大腸直腸癌的第一線治療用藥[28]。

第二型人類表皮生長因子受體（Human Epidermal Growth Factor Receptor 2, HER2）是 ErbB 蛋白家族的成員之一。HER2 蛋白的活化在調控細胞增殖、分化和抑制細胞凋亡中扮演重要角色[46]。在大腸直腸癌中，HER2 基因放大並不常見，但在 RAS/BRAF 野生型的腫瘤中發生率較高，約占 5-14%。研究發現，HER2 基因放大會導致 EGFR 下游的訊息傳遞持續活化，因此，HER2 基因放大可作為評估抗 EGFR 單株抗體藥物治療效果的生物標記[30]。PIK3CA 基因產物是磷酸肌醇 3-激酶（Phosphoinositide 3-Kinases, PI3Ks）的調節次單元（p110），其突變會導致 PI3K 訊息傳遞路徑過度活化，使細胞不受控制生長，進而促進腫瘤發生[47]。PIK3CA 突變在大腸直腸癌中約占 10-20%，且 80% 以上的突變集中在外顯子 9 和 20。在 RAS 野生型的大腸直腸癌中，PIK3CA 突變被認為可能可作為抗 EGFR

單株抗體藥物治療效果不佳的生物標記[48,49]。

(二)非小細胞肺癌的基因檢測

　　肺癌是全球發生率及致死率最高的癌症之一。根據衛福部國民健康署的資料統計，在2002年臺灣每10萬人口有34.1人死於肺癌，而2022年增加到每10萬人口有43.1人，顯示近數十年間，臺灣肺癌的死亡率呈現逐年上升的趨勢[27]。肺癌依照病理組織形態可分為兩大類，85%以上為非小細胞肺癌（Non-Small Cell Lung Cancer, NSCLC），小於15%為小細胞肺癌（Small Cell Lung Cancer, SCLC）。非小細胞肺癌又可細分為腺癌（Adenocarcinoma）、鱗狀細胞癌（Squamous cell carcinoma）及分化不佳的大細胞癌（Undifferentiated large cell carcinoma）。由於肺癌在早期症狀不明顯，多數患者在初次診斷時已處於無法手術的晚期，因此，過去肺癌的治療方式多以化學療法為主[50]。近年來，隨著癌症基因體學及標靶藥物的發展，在非小細胞肺癌中發現許多可進行標靶治療的致癌驅動突變（Oncogenic driver mutation），包括EGFR、KRAS、ALK、ROS1、BRAF、MET、RET以及HER2等（圖10-4）[51-53]。這些致癌驅動突變的發現徹底改變晚期非小細胞肺癌的治療策略和預後。美國國家綜合癌症網絡（NCCN）指引建議非小細胞肺癌患者在使用標靶藥物治療前，需先進行致癌驅動突變基因檢測，且建議使用多基因同時聯合檢驗的方法，以提供更精確的治療方案[54]。

　　表皮生長因子受體（Epidermal Growth Factor Receptor, EGFR）基因突變好發於非小細胞肺癌的肺腺癌亞型，可用來預測病患對EGFR酪胺酸激酶抑制劑（EGFR Tyrosine Kinase Inhibitors, EGFR-TKIs）的治療反應，在非小細胞肺癌為一個重要的生物標記[55]。

　　目前，EGFR-TKI藥物可分為三代，第一代藥物與EGFR的結合為可逆，包括Gefitinib（IRESSA®；艾瑞莎）和Erlotinib（TARCEVA®；得舒緩®）；第二代藥物與EGFR的結合為不可逆，包括Afatinib（GIOTRIF®；妥復克®）和Dacomitinib（VIZIMPRO®；肺欣妥®）；第三代藥物同樣與EGFR為不可逆的結合，且能夠針對第一、二代藥物無效之外顯子20的T790M突變進行治療，代表藥物為Osimertinib（TAGRISSO®；泰格莎®）[56,57]。在肺腺癌中，EGFR基因突變的類型十分多樣，且不同的突變類型會影響病患對EGFR-TKI治療的敏感度。其中，外顯子21的L858R和外顯子19的胺基酸缺失（Deletion）是最常見的EGFR突變類型，這兩者對EGFR-TKI治療的敏感性非常高。然而，外顯子20的胺基酸插入（Insertion）突變對目前的EGFR-TKI不具敏感性；外顯子20的T790M突變常見於使用第一代或第二代EGFR-TKI治療後產生抗藥性的患者中，第三代EGFR-TKI（如Osimertinib）則能針對T790M突變提供治療[58]。其他罕見的EGFR突變，如外顯子18的G719X及外顯子21的L861Q等，第二代EGFR-TKI（如Afatinib）可能可提供某些治療優勢，但具體效果仍需依據個體差異評估[59]。由於EGFR突變存在與否及類型對非小細胞肺癌治療方案選擇具關鍵影響，因此，EGFR基因突變檢測已成為臨床制定非小細胞肺癌治療計畫前不可或缺的一部分。

　　ALK（Anaplastic Lymphoma Kinase）和ROS1（c-Ros Oncogene 1）兩者都是細胞膜上的受體酪胺酸激酶（Receptor Tyrosine Kinase, RTK），先前研究發現，在非小細胞肺癌中，ALK和ROS1基因會與細胞內的其他基因發生轉置，形成ALK或ROS1轉置突變，導致下游的訊息傳遞路徑不正常地活化，刺激細胞的生長、增殖和分化，進而促進腫瘤的

發生與生長 [60,61]。ALK 最常發生轉置的基因為 EML4，發生率約為 7-8%，而 ROS1 則為 CD74，發生率約為 1-2%。這些轉置突變主要好發在較年輕、從未吸菸或輕度吸菸的患者中。治療 ALK 基因轉置的藥物為 ALK 酪胺酸激酶抑制劑（ALK-TKIs），包括第一代 Crizotinib（XALKORI®；截剋瘤），第二代 Alectinib（ALECENSA®；安立適）、Ceritinib（ZYKADIA®；立克癌）、Brigatinib（ALUNBRIG®；癌能畢），以及第三代 Lorlatinib（LORVIQUA®；瘤利剋）。由於 ALK 和 ROS1 蛋白在酪胺酸激酶 ATP 結合區域具有 77% 的胺基酸序列相似度，因此，ALK-TKI 也發現可用於治療 ROS1 基因轉置陽性的非小細胞肺癌患者 [62,63]。除了 ALK 和 ROS1 基因轉置外，約有 1-2% 的非小細胞肺癌病患帶有 RET（Rearranged during Transfection）基因轉置。RET 基因同樣會與細胞內許多基因發生轉置（如 CCDC6、NCOA4、TRIM33 等），其中最常見的是 KIF5B [64]。RET 基因轉置的標靶治療藥物，包括 Pralsetinib（BLU667）和 Selpercatinib（LOXO-292）。

由於 ALK、ROS1 和 RET 會與細胞內許多不同的基因發生轉置，因此，檢測這些基因轉置的黃金標準方法為分離螢光原位雜交法（Break-apart FISH），即利用帶有紅色及綠色螢光的探針，分別標定在 ALK 或 ROS1 基因斷裂點的上游及下游序列。當未發生基因轉置時，紅綠螢光會靠在一起，形成一個整體的螢光訊號；若發生轉置，紅綠螢光會分開，形成兩個獨立的螢光訊號。透過觀察螢光訊號的位置和分離程度，可用來判斷是否發生基因轉置 [65]。另外，使用免疫組織化學染色來檢查 ALK 和 ROS1 轉置蛋白的過度表現，也可以用來確認腫瘤組織是否具有基因轉置突變，但針對 RET 轉置因使用免疫組織化學染色的敏感性和特異性都不高，臨床上還是以分離螢光原位雜交法、反轉錄聚合酶連鎖反應法（Reverse transcription PCR）及次世代基因定序為主。

間質上皮轉化因子（c-Mesenchymal-Epithelial-Transition Factor, c-MET）為細胞膜上的受體酪胺酸激酶，其配體為肝細胞生長因子（Hepatocyte Growth Factor, HGF）。當 c-MET 蛋白被活化後，下游會啟動與細胞存活、增殖、遷移和侵襲相關的訊息傳遞路徑 [66]。在非小細胞肺癌中，c-MET 外顯子 14 缺失變異（c-MET exon 14 skipping, MET Δ ex14）約占 3%，好發於年齡超過 70 歲，有吸菸史，且組織型態為多形性肺癌（Pleomorphic carcinoma）及腺鱗癌（Adenosquamous cell carcinoma）的患者 [67]。MET Δ ex14 變異會導致 c-MET 蛋白缺乏近膜蛋白質片段（Juxtamembrane domain），使得 c-MET 蛋白的泛素化（Ubiquitination）減少，進而提升 c-MET 蛋白在細胞內的穩定度，活化 c-MET 下游的訊息傳遞路徑。目前，針對 MET Δ ex14 變異的標靶治療藥物為 MET 抑制劑，包含 Tepotinib（TEPMETKO®；德邁特）和 Capmatinib（TABRECTA®；泰芮塔），兩者皆已取得美國食品暨藥物局核准可作為 MET Δ ex14 變異陽性之轉移性非小細胞肺癌患者的第一線治療用藥 [68]。臺灣健保署在 2023 年 7 月也將 Tepotinib 納入轉移性非小細胞肺癌治療的給付用藥，申請時需檢附 MET Δ ex14 檢測的陽性報告。MET Δ ex14 變異檢測主要是以反轉錄聚合酶連鎖反應法及次世代基因定序為主。

(三) 乳癌的基因檢測

乳癌是臺灣女性最常見的癌症。與歐美國家相比，臺灣女性罹患乳癌的年齡較早，集中在 45 至 64 歲之間。其中，45-49 歲年齡層的發病率最高，其次是 50-64 歲 [27]。乳癌為一種高度異質性的腫瘤，依據腫瘤細胞的動情激

素受體（Estrogen Receptor, ER）、黃體激素受體（Progesterone Receptor, PR）、第二型人類表皮生長因子受體（HER2）及其他基因表現，可分為 4 種分子亞型，分別為乳管 A 型（Luminal A）、乳管 B 型（Luminal B）、HER2 擴增型（HER2 enriched）及類基底型（Basal-like）（表 10-2）[69,70]。

在侵襲性乳癌中，約有 70-75% 呈現 ER 陽性，其中約有 50% 會同時呈現 PR 陽性；而在 ER 陰性的侵襲性乳癌中，PR 的表現很少。ER 和 PR 被認為是乳癌診斷和預後的重要生物標記，尤其 PR 的高度表現與乳癌患者的整體存活率、復發時間及治療失效時間成正相關。在臨床治療上，若乳癌細胞呈現 ER 或 PR 陽性，可使用荷爾蒙治療藥物，如 Tamoxifen，來阻斷動情激素和動情激素受體的結合，抑制癌細胞的生長與復發。除了 ER

和 PR 之外，約有 15-25% 的乳癌具 HER2 基因放大現象，導致細胞表面 HER2 過度表現，呈現 HER2 陽性。HER2 陽性的乳癌通常被認為生長速度較快、較易復發轉移且預後較差。然而，隨著抗 HER2 單株抗體之標靶藥物（例如 Trastuzumab、Pertuzumab）的開發，已可有效提升病患的總存活率和無疾病存活期。當乳癌細胞既不表現 ER 及 PR，且 HER2 呈現陰性時，就是所謂的三陰性乳癌。這種乳癌因其惡性度高，較易產生遠端轉移及復發，且無法使用荷爾蒙治療和 HER2 標靶治療，在臨床上被視為不容易治療的乳癌類型，治療方式多以化學療法為主[71-73]。ER、PR 及 HER2 檢測對乳癌病患治療策略的選擇及預後評估十分重要，ER 及 PR 主要是使用免疫組織化學染色判讀蛋白質在腫瘤組織中的表現程度；HER2 的檢測流程則是先進行免疫組織化學染色，若

表 10-2　乳癌的分子分型

分子分型	乳管 A 型 （Luminal A）	乳管 B 型 （Luminal B）	HER2 擴增型 （HER2 enriched）	類基底型 （Basal-like）
分布比例	40-60%	~15%	~10%	10-25%
病理組織分級	低度惡性 （中度至高度分化）	中度到高度惡性 （低度至中度分化）	高度惡性 （低度分化）	高度惡性 （低度分化）
常見的分子標記	· ER 陽性 · PR 陽性 · HER2 陰性 · Ki-67 表現較低	· ER 陽性（較弱） · PR 陽性 · HER2 陽性或陰性 · Ki-67 表現較高	· ER 陰性 · PR 陰性 · HER2 陽性 · TP53 突變較常見	· ER 陰性 · PR 陰性 · HER2 陰性 · CK5/6 陽性 · EGFR 陽性 · TP53 及 BRCA 突變較常見
預後	良好	中等	差	差
標靶治療	荷爾蒙治療	荷爾蒙治療	HER2 標靶治療	化學治療 PARP 抑制劑（BRCA 突變）

免疫組織化學染色判讀分數爲 0 或 1+，代表 HER2 陰性；若爲 3+，代表 HER2 陽性；若分數爲 2+，則爲不確定（Equivocal），建議使用原位雜交染色確認腫瘤基因是否有過度表現情況[74]。

磷酸肌醇 3- 激酶（Phosphoinositide 3-Kinases, PI3Ks）是細胞內重要的異源二聚體脂質激酶，由調節次單元（p85）和催化次單元（p110）組成，其下游透過活化 PTEN、AKT 及 mTORC1 調控與細胞增殖、存活、黏附和移動有關的訊息傳遞路徑。PI3K 訊息傳遞路徑在許多癌症中常出現過度活化的現象，包括乳癌。PIK3CA 基因產物爲 PI3K 的催化次單元（p110），因此，PIK3CA 突變會導致 PI3K 訊息傳遞路徑過度活化。PIK3CA 突變在乳癌患者中相當常見，尤其在荷爾蒙受體陽性（Hormone Receptor, HR）且 HER2 陰性的轉移性乳癌中約占 40% 左右[75]。在乳癌第三期隨機分配的臨床試驗 SOLAR-1 結果顯示，具有 PIK3CA 突變的荷爾蒙受體陽性且 HER2 陰性的轉移性乳癌患者，使用荷爾蒙藥物合併 PI3K 抑制劑治療，與單用荷爾蒙藥物相比，可顯著改善患者的無惡化存活期，從 5.7 個月延長至 11 個月[76]。因此，美國食品暨藥物管理局於 2019 年 5 月核准 PI3K 抑制劑 Alpelisib（PIQRAY ®；愛克利）爲晚期或轉移性乳癌的治療用藥，同時也核准 therascreen PIK3CA RGQ PCR 檢測試劑爲 PI3K 抑制劑的伴隨式診斷[6]。這套試劑的原理是以即時聚合酶連鎖反應技術檢測 11 種已知對治療有意義的 PIK3CA 點突變，包含外顯子 7 的 C420R，外顯子 9 的 E542K、E545A/D/G/K，以及外顯子 20 的 H1047L/R/Y。

乳癌第一型易感蛋白（BReast CAncer Type 1 Susceptibility Protein, BRCA1）與乳癌第二型易感蛋白（BReast CAncer Type 2 Susceptibility Protein, BRCA2）是細胞內重要的抑癌基因（Tumor suppressor gene），其主要功能爲參與雙股 DNA 斷裂修復，以維持基因體的穩定性。一般來說，當細胞內發生雙股 DNA 斷裂時，會採取兩種方式來進行修復：第一種修復方式稱爲同源重組（Homologous recombination），另一種是非同源端連接（Non-homologous end joining）。同源重組的方式是一種高效且準確的 DNA 修復機制，只有透過這種方式，才能維持雙股 DNA 序列的正確無誤；非同源端連接方式雖然可以修復雙股 DNA 斷裂，但卻可能導致 DNA 序列產生變異[77,78]。BRCA1 和 BRCA2 的功能正是參與在同源重組的修復機制。因此，當 BRCA1 或 BRCA2 基因功能缺失時，會使細胞內的雙股 DNA 斷裂無法進行正確的修復，導致基因體不穩定（Genome instability）現象，增加癌症發生的風險。

所謂遺傳性 BRCA1 與 BRCA2 帶因者的定義，是指父母之一的生殖細胞帶有 BRCA1 或 BRCA2 的基因突變，這樣的帶因者在生長過程受到環境或其他因素的影響，使得另一個等位基因上的 BRCA1 或 BRCA2 也發生變異時，會導致 BRCA1 或 BRCA2 功能完全喪失，進而容易產生家族性乳癌、卵巢癌、胰臟癌和攝護腺癌等癌症，其中最著名的就是遺傳性乳癌卵巢癌綜合症（Hereditary Breast and Ovarian Cancer syndrome, HBOC）[79]。研究發現，遺傳性 BRCA1 與 BRCA2 帶因者終其一生發生乳癌的機率約爲 40-87%，罹患卵巢癌的機率則爲 16-60%。除了遺傳性突變外，BRCA 基因也有可能發生後天突變，此類突變稱爲體細胞突變或後天性突變（Somatic mutations）[80]。

臨床實務上，BRCA 基因檢測除了可應用於具有早發性乳癌或卵巢癌家族史的個體，初步篩檢是否屬於罹癌高風險族群之外，還可用於判斷乳癌或卵巢癌患者是否可能受益於核糖聚合酶（Poly ADP-Ribose Polymerase, PARP）

抑制劑的治療。因此，近年來，BRCA 基因檢測在臨床上受到越來越多的重視[81]。先前第三期臨床試驗的結果顯示，PARP 抑制劑 Olaparib 及 Talazoparib 與標準化療相比，可有效延長具有遺傳性 BRCA1 或 BRCA2 基因突變之晚期乳癌患者的無惡性存活期[82]。PARP 蛋白為細胞內一種 DNA 修復酵素，其作用為辨識細胞內單股 DNA 斷裂並與之結合，這樣的結合使得 PARP 蛋白產生多二磷酸腺苷核糖基化（Poly ADP-ribosylation）而活化。活化後的 PARP 蛋白會促使其他 DNA 修復相關蛋白（如 DNA ligase III、DNA polymerase beta 等）針對單股 DNA 斷裂進行修復。因此，BRCA1 或 BRCA2 突變的癌細胞給予 PARP 抑制劑抑制 PARP 活性時，會導致細胞內的單股 DNA 斷裂無法修復，進而轉變成雙股 DNA 斷裂。細胞因累積大量的雙股 DNA 斷裂又無法執行高效正確的修復時，就會引起嚴重的基因體不穩定現象，最後走向細胞凋亡，這種新穎的癌症治療策略，又稱為合成致死（Synthetic lethality）（圖 10-5）[83]。PARP 抑制劑即是全球第一個根據合成致死原理所研發的癌症治療用藥。臺灣健保署也在近年陸續將 PARP 抑制劑 Olaparib（LYNPARZA ®；令癌莎）及 Talazoparib（TALZENNA ®；達勝癌）納為具有遺傳性 BRCA1 或 BRCA2 突變的三陰性乳癌給付用藥。除了乳癌之外，Olaparib（LYNPARZA ®；令癌莎）也納入健保給付，適用於具有遺傳性或後天性之 BRCA1 或 BRCA2 突變之晚期卵巢癌患者合併第一線含鉑化療的維持治療。

BRCA 基因（包含 BRCA1 及 BRCA2）的變異非常複雜，根據 BRCA Exchange 網站的資料顯示，目前已知的變異類型超過 70,000 種，包括單核苷酸變異（Single Nucleotide Variation, SNV）、插入 / 缺失變異（Insertion/Deletion, InDel）、拷貝數變異（Copy Number Variation, CNV）以及大片段基因重組（Large Genomic Rearrangement, LGR）等[84]。然而，並非所有的 BRCA 變異都具有臨床意義。事實上，真正具有臨床意義的致病性突變（Pathogenic variants）或疑似致病性突變（Likely pathogenic variants）約只占 7% 左右，大多數的變異目前仍無法確定其是良性還是致病性，故被分類為未明確的變異（Variants of Uncertain Significance, VUS）[85,86]。針對遺傳性的 BRCA 基因變異，通常使用血液樣本進行檢測；而針對後天性的變異則使用腫瘤組織樣本。早期 BRCA 基因檢測的黃金標準是使用桑格氏定序。但由於桑格氏定序的定序通量小且無法檢測大片段基因重組，需要借助其他技術來進行分析。多重連接依賴性探針擴增法（Multiplex Ligation-dependent Probe Amplification, MLPA）是最常用來分析 BRCA 大片段基因重組的方法。此技術原理為利用設計的特異性探針，透過雜交技術將探針結合到目標序列上。如果探針完全與目標序列結合，連接酵素（Ligase）會將兩個探針連接起來，則此目標序列可利用探針組兩端的引子序列進行聚合酶連鎖反應放大；若目標序列發生缺失或變異，探針組兩端則不會成功連接，目標序列無法進行放大。後續利用毛細管電泳分析放大產物，便可以確定變異情況（圖 10-6）。MLPA 檢測雖可用來分析大片段基因重組，但是仍有些許的限制，包括：(1) 只能針對特定的已知變異進行分析，檢測涵蓋範圍有限；(2) 檢測的特異性較低，可能會與非特定序列發生交叉反應，導致假陽性結果[87,88]。因此，近年來，BRCA 基因檢測已逐漸轉向使用次世代基因定序技術來進行。不過，次世代基因定序在檢測 BRCA 的大片段基因重組和拷貝數變異的準確度，與目標序列富集方法（Enrichment）有關。一般而言，使用雜交捕獲（Hybridization-based）的富集方法，比使

用擴增子（Amplicon-based）的富集方法更為準確。然而，隨著次世代基因定序平台及生物資訊分析流程的不斷進步，這些技術之間的性能差異已逐漸縮小。

此外，近年來乳癌多基因檢測（Multi-gene testing）成為另一種重要的生物標記，可用於預後（如復發和存活）或預測（如治療效果）評估[89]，特別是在臨床病理特徵不明確的情況下，多基因檢測的結果可以協助決定是否需要使用輔助化療。目前，美國國家綜合癌症網絡（NCCN）指引建議在臨床實踐中納入乳癌多基因檢測，例如：Oncotype DX®、MammaPrint®、Prosigna® 等，作為乳癌預後和治療效果預測的參考。以下將針對幾種常用的乳癌多基因檢測進行介紹（表 10-3）。

1. OncoType DX®

OncoType DX® 復發評分是一種用於評估早期荷爾蒙受體陽性，且 HER2 陰性的乳癌治療預後基因檢測。這項檢測使用定量反轉錄聚合酶連鎖反應（Quantitative Reverse Transcriptase PCR, RT-qPCR）分析 16 個癌症相關

表 10-3　常見乳癌多基因檢測比較

檢測名稱	Oncotype DX®	MammaPrint®	EndoPredict®	Prosigna®
方法學	RT-qPCR	Microarray	RT-qPCR	Nanostring
分析基因數量	21 個基因（16 個基因 +5 個參考基因）	70 個基因	12 個基因（8 個基因 +3 個參考基因 +1 個 DNA 控制基因）	58 個基因（50 個基因 +8 個參考基因）
檢驗執行方式	集中化檢驗服務	集中化檢驗服務	集中化檢驗或以試劑盒方式提供服務	以試劑盒方式提供服務
適用檢體類別	福馬林固定石蠟包埋腫瘤組織	福馬林固定石蠟包埋腫瘤組織	福馬林固定石蠟包埋腫瘤組織	福馬林固定石蠟包埋腫瘤組織
輔助化療評估適合對象	荷爾蒙受體陽性，HER2 陰性，淋巴結轉移陰性或陽性（1-3 顆）之早期乳癌患者	荷爾蒙受體陽性，HER2 陰性，淋巴結轉移陰性或陽性（1-3 顆）之早期乳癌患者	荷爾蒙受體陽性，HER2 陰性，淋巴結轉移陰性或陽性（1-3 顆）之早期乳癌患者	荷爾蒙受體陽性，淋巴結轉移陰性或陽性（1-3 顆）之早期停經後乳癌患者
ASCO/NCCN 建議	是	是	是	是
結合臨床參數的評分評估	否	是（Adjuvant Online 評估之臨床風險）	是（腫瘤大小及淋巴結轉移情況）	是（細胞增生分數及腫瘤大小）
結果呈現	復發分數（Recurrence Score），分高、中及低風險	MammaPrint 指數，分高及低風險	EPclin 分數，分高及低風險	復發風險（Risk of Recurrence）分數，分高、中及低風險

基因和 5 個參考基因的表現。依據每個基因的加權，計算出復發分數（Recurrence Score, RS）。復發分數越高，表示遠端復發風險越大，患者接受化療（加上荷爾蒙治療）的獲益也越大。OncoType DX® 復發風險分為 3 組：11 分以下屬於低風險；12 到 25 分為中等風險；26 分或以上為高復發風險[89,90]。在 2016 年 2 月發表的第三期隨機對照臨床試驗中，共有 3,198 位早期乳癌患者（荷爾蒙受體陽性、HER2 呈陰性，且淋巴結轉移數目在0-3之間）參與。在此試驗中，OncoType DX® 低風險的 348 名患者僅接受荷爾蒙治療，3 年存活率高達 98%；中等風險的患者在接受術後化療後，3 年存活率同樣可達到 98%；高復發風險患者，即使加上術後化療，3 年存活率也僅為 92%[91]。因此，OncoType DX® 已被廣泛應用於評估早期乳癌患者是否需要接受手術後輔助化療。目前，OncoType DX® 屬於一種檢測服務，受檢者的檢體必須寄送至製造商的中央實驗室（美國加利福尼亞州）進行檢測與分析。

2. MammaPrint®

MammaPrint® 是第一個獲得美國食品暨藥物管理局核准的乳癌多基因分析檢測，其原理是使用微陣列（Microarray）平台分析 70 個基因的表現，並與預後良好的對照組進行比較，計算 MammaPrint 指數，依指數結果分為低風險和高風險組別[89,90]。在 2016 年的 MINDACT 第三期臨床試驗中，共納入了 6,693 名早期乳癌患者（淋巴結轉移數目介於 0-3 之間），根據患者的臨床病理評分和 MammaPrint 基因測試結果分為 4 組：臨床高風險／基因高風險、臨床低風險／基因低風險、臨床高風險／基因低風險以及臨床低風險／基因高風險。研究顯示，在臨床高風險／基因低風險組中，無論是否接受化療，其 5 年存活率均無統計學上的差異（95.9% vs. 94.4%）。因此，

MammaPrint® 檢測可以幫助更精確地辨識出真正需要接受化療的患者，避免對低風險患者施加不必要的化療副作用[92]。與 OncoType DX® 一樣，MammaPrint® 同樣屬於一種檢測服務，集中在製造商的兩個中央實驗室進行，分別位於荷蘭阿姆斯特丹和美國加利福尼亞州。

3. Prosigna®

Prosigna® 乳癌預後基因印記檢測，又稱為 PAM50，採用 NanoString 檢測技術為平台，分析乳癌組織內 50 個腫瘤基因與 8 個基礎基因（Housekeeping genes）的表現，並將腫瘤基因表現圖譜與 4 種乳癌分子亞型（乳管 A 型、乳管 B 型、HER2 擴增型及類基底型）的基因表現圖譜進行比較，同時，整合基因表現、腫瘤大小和淋巴結轉移情況，計算復發風險評分（Risk of Recurrence, ROR），分數介於 0-100 之間。檢測結果依據復發風險評分及腋下淋巴結受到影響的程度，評估未來 10 年遠端復發的風險，包含低、中或高風險[89,90]。在 ABCSG-8 臨床試驗中，回顧性蒐集停經後荷爾蒙受體陽性的早期女性乳癌患者的腫瘤組織檢體進行 Prosigna® 檢測分析，發現針對淋巴結轉移為陰性的患者，「低風險」、「中風險」或「高風險」族群的 10 年無遠端復發百分比分別為 96.6%、90.4% 及 84.3%；針對淋巴結轉移陽性（1-3 個淋巴結）的患者，3 個族群的 10 年無遠端復發百分比為 100%、93.6%、75.8%，顯示 Prosigna® 可有效幫助乳癌患者評估 10 年內遠端復發的機率[93]。Prosigna® 檢測已通過美國食品暨藥物管理局核准以及歐盟 CE 認證，並以試劑盒的形式提供實驗室進行檢測。

4. EndoPredict®

EndoPredict® 是一種以定量反轉錄聚合

酶鏈反應（RT-qPCR）分析乳癌腫瘤組織 12 個基因表現的檢測，其中包含 8 個乳癌相關基因、3 個參考基因以及 1 個控制基因（用於監控 DNA 汙染），透過基因的表現，計算出 EP 基因分數（EP score），同時，結合患者腫瘤大小和淋巴結轉移情況，計算 EP 風險分數（EPclin score）。EP 分數 <5（EPclin 分數 <3.3）的患者被歸類為遠端復發的低風險族群，而 EP 分數 ≥ 5（EPclin 分數 ≥ 3.3）的患者則被歸類為高風險族群 [89,90]。在 GEICAM 第三期臨床試驗的結果顯示，EndoPredict® 可作為荷爾蒙受體陽性、HER2 陰性且具淋巴結轉移陽性的乳癌患者接受輔助化療與荷爾蒙治療的預後指標。後續在另外兩個隨機第三期臨床試驗（ABCSG6 和 ABCSG8）的結果，也進一步證明 EndoPredict® 可用來預測在無淋巴結轉移和有淋巴結轉移的乳癌患者中，10 年遠端復發的機率 [94]。整體而言，EndoPredict® 可用於評估乳癌術後治療方式的選擇（包含化療的效益）及 10 年遠端復發的機率。Endo-Predict® 檢測可以試劑盒的形式提供實驗室進行檢測或可將受檢者的檢體送至製造商的中央實驗室（美國猶他州鹽湖城）進行。

四、免疫檢查點抑制劑的伴隨式診斷

腫瘤免疫治療（Cancer immunotherapy）是繼標靶治療之後，癌症治療的新趨勢。詹姆斯・艾利森（James Allison）博士和本庶佑（Tasuku Honjo）博士，因其在研究免疫檢查點抑制劑（Immune Checkpoint Inhibitors, ICIs）領域的貢獻，獲得 2018 年諾貝爾生理醫學獎。免疫檢查點抑制劑的發現將癌症治療帶入了一個全新的領域，被視為近年來癌症治療中的重要突破 [95]。

所謂免疫檢查點（Immune checkpoint）是存在於免疫細胞或其他組織細胞表面的分子（包含受體或配體），用來調節身體免疫反應的強度與持續時間，對於維持免疫系統的平衡及防止免疫系統過度活化至關重要。因此，免疫檢查點是生物體內正常的保護機制，作用在限制或抑制免疫反應，避免自身免疫反應對正常組織造成損害。近年來，與癌症免疫檢查點抑制劑治療最相關的免疫檢查點機制就是 CTLA-4（Cytotoxic T Lymphocyte-Associated protein 4；細胞毒性 T 淋巴細胞相關抗原 4）、PD-1（Programmed Death-1；程序化死亡蛋白 1）及 PD-L1（Programmed Death Ligand 1；程序化死亡配體 1）。CTLA-4 及 PD-1 為 T 細胞表面的免疫檢查點分子，屬於共抑制型受體。CTLA-4 會與共刺激型受體 CD28 競爭性地結合到抗原呈現細胞（Antigen Presenting Cell, APC）表面的 CD80（B7-1）或 CD86（B7-2），進而抑制 T 細胞的活化和增殖；PD-1 在 T 細胞活化時會大量表現，透過與 PD-L1 的結合來抑制 T 細胞的活化。這些共抑制受體在免疫反應中扮演著「剎車」的角色，限制免疫反應的強度，確保免疫系統在適當的時機對抗病原體或異物，同時防止免疫反應過度活化而導致對自身組織的損傷。

研究發現，癌細胞可直接或間接利用免疫檢查點機制，例如：透過大量表現 PD-L1 或活化 CTLA-4 功能來抑制體內免疫系統的功能，逃避免疫監視（Immune surveillance），進而促進腫瘤的生長和擴散；癌症治療藥物—免疫檢查點抑制劑的作用機制，則是阻斷共抑制受體與其配體的結合，進而活化自身免疫系統對腫瘤細胞的攻擊能力（圖 10-7）[96,97]。近年來，美國食品暨藥物管理局已批准許多不同類型的免疫檢查點抑制劑，用於各種類型的癌症治療，包括黑色素瘤、肺癌、膀胱癌、頭頸癌等。這些抑制劑主要可分為三大類：(1) 抗

PD-1 單株抗體（例如：Nivolumab、Pembro-lizumab 及 Cemiplimab）；(2) 抗 PD-L1 單株抗體（例如：Atezolimumab、Durvalumab 及 Avelumab）；(3) 抗 CTLA-4 單株抗體（例如：Ipilimumab）[98]。另外，在免疫檢查點抑制劑的生物標記檢測方面，PD-L1 表現量、微衛星不穩定性、DNA 錯誤配對修復功能缺失以及腫瘤突變負荷已獲得美國食品暨藥物管理局批准，可用於臨床評估病患是否適合接受免疫檢查點抑制劑治療[99,100]。

PD-L1 表現量是利用免疫組織化學染色評估腫瘤組織中，癌細胞或免疫細胞的 PD-L1 表現高低；研究顯示，在一般情況下，PD-L1 表現量較高的腫瘤對免疫檢查點抑制劑治療有較好的反應。2016 年具代表性的第三期臨床試驗 KEYNOTE-024 顯示，非小細胞肺癌病患的腫瘤細胞若超過 50% 具有 PD-L1 表現，使用 Pembrolizumab 治療的效果，相較於化療，能夠獲得更長的無疾病存活期和總存活期[101]。這個結果促使美國食品暨藥物管理局批准 Pembrolizumab（Keytruda®；吉舒達）可作為具 PD-L1 表現大於 50% 之轉移性非小細胞肺癌的第一線治療用藥。然而，目前仍然缺乏足夠的證據支持在所有癌別中皆可使用 PD-L1 表現量作為臨床治療預後指標，主要的原因是現有證據受到研究間不一致性的限制，例如：在不同的臨床試驗中，使用不同藥廠製造的免疫檢查點抑制劑、不同的 PD-L1 抗體株、不同的免疫組織化學染色平台和不同的染色判讀陽性閾值，都可能導致結果出現差異[102]。因此，臺灣健保署在給付抗 PD-1/PD-L1 單株抗體治療藥物方面，要求針對不同的癌別及不同的治療藥物，必須使用特定的 PD-L1 伴隨式診斷試劑及染色判讀標準（表 10-4）。

微衛星不穩定性是指當細胞內 DNA 錯誤配對修復基因，如 MLH1、PMS2、MSH3 和 MSH6 發生功能缺失時，DNA 在複製過程中無法正確修復短序列重複區域（又稱微衛星區域）的錯誤，使得某些短序列重複出現長度增加或減少的情況[103]。在 2015 年發表的第二期臨床研究顯示，具有 DNA 錯誤配對修復基因缺失的晚期實體腫瘤患者（包括大腸直腸癌、膽管癌、子宮內膜癌、小腸癌和胃癌），對 Pembrolizumab 治療的反應率高於無 DNA 錯誤配對修復基因缺失的患者[42]。後來，第三期 KEYNOTE-177 臨床試驗的結果顯示，在 DNA 錯誤配對修復基因缺失或高度微衛星不穩定的轉移性大腸直腸癌患者中，使用 Pembrolizumab 作為第一線治療，與化療相比，可顯著延長無惡性存活期[43]。因此，Pembrolizumab（Keytruda®；吉舒達）於 2017 年獲得美國食品暨藥物管理局批准，可用於治療 DNA 錯誤配對修復基因缺失或高度微衛星不穩定的晚期實體腫瘤。微衛星不穩定性可使用聚合酶連鎖反應或次世代基因定序技術檢測；而 DNA 錯誤配對修復基因功能缺失，則可透過免疫組織化學染色來評估腫瘤細胞是否存在 MLH1、MSH2、MSH6、PMS2 等 4 種蛋白的缺失。

除了 PD-L1 表現量、微衛星不穩定性和 DNA 錯誤配對修復基因功能缺失之外，另一個與免疫檢查點抑制劑療效有關的生物標記是腫瘤突變負荷[104]。腫瘤突變負荷是指腫瘤細胞基因體突變的總量。當腫瘤突變負荷較高時，則有較大機會產生更多的腫瘤新生抗原（Tumor neoantigen），進而激發更強烈的免疫反應。因此，高腫瘤突變負荷被認為對免疫檢查點抑制劑有較佳的療效反應（圖 10-8）[105]。在一項針對第二期臨床試驗 KEYNOTE-158 的回顧性研究顯示，具有高腫瘤突變負荷的晚期或轉移性實體腫瘤患者對免疫檢查點抑制劑的治療反應較好[106]。因此，美國食品暨藥物管理局於 2020 年 6 月批准 Pembrolizumab 可用於治療具高腫瘤突變負荷

表 10-4 免疫檢查點 PD-1、PD-L1 抑制劑藥品給付規定（參考健保署資料）

疾病類型	PD-1/PD-L1 免疫抑制劑			
	Pembrolizumab	Nivolumab	Atezolizumab	Avelumab
抗體標的	Anti-PD-1	Anti-PD-1	Anti-PD-L1	Anti-PD-L1
伴隨式診斷	Dako 22C3 或 Ventana SP263	Dako 28-8 或 Ventana SP263	Ventana SP142	Ventana SP142
各癌別給付之判讀標準				
黑色素瘤	不需檢附報告	不需檢附報告	本藥品尚未給付於此適應症	本藥品尚未給付於此適應症
非小細胞肺癌第一線用藥	TPS ≥ 50%	本藥品尚未給付於此適應症	TC ≥ 50% 或 IC ≥ 10%	本藥品尚未給付於此適應症
非小細胞肺癌第二線用藥	TPS ≥ 50%	TC ≥ 50%	TC ≥ 50% 或 IC ≥ 10%	本藥品尚未給付於此適應症
非小細胞肺癌第三線用藥	TPS ≥ 50%	TC ≥ 50%	TC ≥ 50% 或 IC ≥ 10%	本藥品尚未給付於此適應症
鱗狀非小細胞肺癌第一線用藥	TPS 1-49%	本藥品尚未給付於此適應症	本藥品尚未給付於此適應症	本藥品尚未給付於此適應症
典型何傑金氏淋巴瘤	不需檢附報告	不需檢附報告	本藥品尚未給付於此適應症	本藥品尚未給付於此適應症
泌尿道上皮癌第一線用藥	CPS ≥ 10	本藥品尚未給付於此適應症	IC ≥ 5%	本藥品尚未給付於此適應症
泌尿道上皮癌第二線用藥	CPS ≥ 10	TC ≥ 5%	IC ≥ 5%	本藥品尚未給付於此適應症
泌尿道上皮癌維持治療	本藥品尚未給付於此適應症	本藥品尚未給付於此適應症	本藥品尚未給付於此適應症	TC ≥ 25% 或 IC ≥ 25%（如 IC 占腫瘤區域超過 1%）或 IC=100%（如 IC 占腫瘤區域等於 1%）
頭頸部鱗狀細胞癌第一線用藥	CPS ≥ 20	本藥品尚未給付於此適應症	本藥品尚未給付於此適應症	本藥品尚未給付於此適應症

續表 10-4　免疫檢查點 PD-1、PD-L1 抑制劑藥品給付規定（參考健保署資料）

疾病類型	PD-1/PD-L1 免疫抑制劑			
	Pembrolizumab	Nivolumab	Atezolizumab	Avelumab
頭頸部鱗狀細胞癌第二線用藥	TPS ≥ 50%	TC ≥ 10%	本藥品尚未給付於此適應症	本藥品尚未給付於此適應症
胃癌	CPS ≥ 1	不需附報告	本藥品尚未給付於此適應症	本藥品尚未給付於此適應症
晚期腎細胞癌	本藥品尚未給付於此適應症	不需附報告	本藥品尚未給付於此適應症	本藥品尚未給付於此適應症
晚期肝細胞癌	本藥品尚未給付於此適應症	不需附報告	本藥品尚未給付於此適應症	本藥品尚未給付於此適應症
晚期肝細胞癌第一線用藥（併用 bevacizumab）	本藥品尚未給付於此適應症	本藥品尚未給付於此適應症	不需附報告	本藥品尚未給付於此適應症
默克細胞癌	本藥品尚未給付於此適應症	本藥品尚未給付於此適應症	本藥品尚未給付於此適應症	不需附報告
小細胞肺癌（併用化療）	本藥品尚未給付於此適應症	本藥品尚未給付於此適應症	不需附報告	本藥品尚未給付於此適應症
胃癌第一線用藥（併用化療）	本藥品尚未給付於此適應症	CPS ≥ 5	本藥品尚未給付於此適應症	本藥品尚未給付於此適應症
食道鱗狀細胞癌	本藥品尚未給付於此適應症	TC ≥ 1%	本藥品尚未給付於此適應症	本藥品尚未給付於此適應症

TC: Tumor Cell; IC: Immune Cell; TPS: Tumor Proportion Score; CPS: Combined Positive Score.

表 10-5　以目標區域定序為主的腫瘤突變負荷檢測比較

檢測名稱	目標基因數	總覆蓋區域 (Mb)	腫瘤突變負荷覆蓋區域 (Mb)	分析的基因異常類型 (Aberration in Algorithm)	遺傳背景過濾方式 (Germline Filtering)	癌症基因偏差校正 (Cancer Gene Bias Correction)	FFPE 誤差校正 (FFPE Error Correction)	目標基因富集技術 (Target Enrichment)
MSK-IMPACT	468	1.5	1.14	非同義變異、插入或刪除變異	配對正常樣本	否	正常樣本池	混合捕獲法
FoundationOne CDx	324	2.2	0.8	非同義變異、同義變異、插入或刪除變異	數據庫，SGZ	是	生物資訊演算	混合捕獲法
Illumina TSO500	523	1.9	1.3	非同義變異、同義變異、插入或刪除變異	數據庫，SGZ	是	唯一分子標記（Unique Molecular Identifier, UMI）	混合捕獲法
Thermo Fisher Oncomine	409	1.7	1.2	非同義變異	數據庫	否	尿嘧啶-DNA糖基化酶（Uracil-DNA Glycocasylase, UDG）：去氨基化指標	擴增子法
Qiagen QIAseq TMB	486	1.3	1.3	非同義變異、插入或刪除變異	數據庫	否	唯一分子標記（unique molecular identifier, UMI）	擴增子法
Caris SureSelect XT	592	1.6	1.4	非同義變異、插入或刪除變異	數據庫	否	生物資訊演算	混合捕獲法

（≧ 10 mutations/Mb）之無法切除或已發生轉移的實體腫瘤病患。腫瘤突變負荷主要透過次世代基因定序技術進行檢測，其中最理想的方法是使用全外顯子定序，分析約 30 Mb 的基因體範圍。然而，由於全外顯子定序的操作流程較爲耗時複雜，後來市面上發展出許多利用目標區域定序（Targeted panel sequencing）來預測腫瘤突變負荷的方法，這些方法與全外顯子定序的結果具有高度相關性（表 10-5）。例如：FoundationOne CDx 檢測，不僅能檢驗 324 個癌症相關基因之變異（包括單核苷酸變異、插入和缺失、拷貝數變異、基因融合），還能同時分析微衛星不穩定性、腫瘤突變負荷以及基因體廣泛損失異質性（gLOH）。然而，腫瘤突變負荷檢測在臨床應用上也面臨一些挑戰，例如：不同的腫瘤突變負荷檢測試劑與平台的一致性差異、不同腫瘤類型對於高低腫瘤突變負荷閾值的差異，以及腫瘤組織的異質性等因素，都可能影響腫瘤突變負荷在預測免疫檢查點抑制劑療效的準確性[107-109]。

　　由於目前用於評估免疫檢查點抑制劑療效之生物標記的準確度仍存在限制。如何有效整合這些不同生物標記的檢測結果，甚至開發新穎生物標記，提高預測的準確性，是未來持續努力與實踐的方向。

五、未來展望

　　隨著分子檢測技術日益進步和基因體科學的快速發展，癌症治療已逐漸邁入個人化精準醫療的時代。癌症基因檢測不僅能更精確地識別個體癌症的分子特徵，還能預測患者對特定治療的反應，協助醫生爲每位患者量身訂做治療方案，提升整體癌症治療的成效。此外，隨著近年人工智能和機器學習技術的導入，大幅提升基因數據處理和解讀的效率，將有助於從大量的基因數據中尋找潛在的治療標靶，甚至預測藥物之間的交互作用和副作用，提高治療的安全性與有效性。然而，要達到癌症個人化精準治療的普及化，還需更多努力。在全球精準醫學的浪潮中，藥廠、醫療技術行業以及學術界之間的合作，對推動癌症精準醫療的發展與普及至關重要。藥廠和醫療技術行業擁有豐富的研發資源和技術，提供開發新藥物、診斷工具和治療技術的實力；學術界則具有深入的科學研究和理論基礎，爲新技術的發展給予重要的方向與支持。在國家政策層面，如何有效地針對癌症治療藥物及相關基因檢測進行監督與管理，確保藥物和基因檢測試劑的安全性、準確性和可及性，才能眞正保障病患的權益和隱私，有效推動精準醫療的發展。

學習評估

1. 是否充分理解抗癌瘤藥物伴隨式診斷的重要性？
2. 是否充分理解抗癌瘤藥物伴隨式診斷常用的檢驗方法學？
3. 是否充分理解常見癌症治療藥物的生物標記及癌症類別？
4. 是否充分理解免疫檢查點抑制劑的生物標記及檢驗方法？

參考文獻

1. Vogelstein B, Papadopoulos N, Velculescu VE, Zhou S, Diaz LA, Jr., Kinzler KW. Cancer genome landscapes. *Science.* 2013; 339(6127): 1546-1558.
2. Henry NL, Hayes DF. Cancer biomarkers. *Mol Oncol.* 2012; 6(2): 140-146.
3. Mosele F, Remon J, Mateo J, et al. Recom-

mendations for the use of next-generation sequencing (NGS) for patients with metastatic cancers: a report from the ESMO Precision Medicine Working Group. *Ann Oncol.* 2020; 31(11): 1491-1505.

4. Slamon DJ, Leyland-Jones B, Shak S, et al. Use of chemotherapy plus a monoclonal antibody against HER2 for metastatic breast cancer that overexpresses HER2. *N Engl J Med.* 2001; 344(11): 783-792.

5. Jan Trøst Jørgensen HW. The Development of the HercepTest™-from Bench to Bedside. *Molecular Diagnostics.* 2010:18.

6. FDA U. List of Cleared or Approved Companion Diagnostic Devices (In Vitro and Imaging Tools). *Available from: https://wwwfdagov/ medical-devices/in-vitro-diagnostics/list-cleared-or-approved-companion-diagnostic-devices-in-vitro-and-imaging-tools.*

7. Papadopoulos N, Kinzler KW, Vogelstein B. The role of companion diagnostics in the development and use of mutation-targeted cancer therapies. *Nat Biotechnol.* 2006; 24(8): 985-995.

8. FDA U. In Vitro Companion Diagnostic Devices: s: Guidance for Industry and Food and Drug Administration Staff. *Available from: https://wwwfdagov/regulatory-information/ search-fda-guidance-documents/in-vitro-companion-diagnostic-devices.* 2014.

9. Pao W, Ladanyi M. Epidermal growth factor receptor mutation testing in lung cancer: searching for the ideal method. *Clin Cancer Res.* 2007; 13(17): 4954-4955.

10. Yildiz-Aktas IZ, Dabbs DJ, Bhargava R. The effect of cold ischemic time on the immunohistochemical evaluation of estrogen receptor, progesterone receptor, and HER2 expression in invasive breast carcinoma. *Mod Pathol.* 2012; 25(8): 1098-1105.

11. Portier BP, Wang Z, Downs-Kelly E, et al. Delay to formalin fixation 'cold ischemia time': effect on ERBB2 detection by in-situ hybridization and immunohistochemistry. *Mod Pathol.* 2013; 26(1): 1-9.

12. Rosa FE, Santos RM, Rogatto SR, Domingues MA. Chromogenic in situ hybridization compared with other approaches to evaluate HER2/neu status in breast carcinomas. *Braz J Med Biol Res.* 2013; 46(3): 207-216.

13. Einaga N, Yoshida A, Noda H, et al. Assessment of the quality of DNA from various formalin-fixed paraffin-embedded (FFPE) tissues and the use of this DNA for next-generation sequencing (NGS) with no artifactual mutation. *PLoS One.* 2017; 12(5): e0176280.

14. Crowley E, Di Nicolantonio F, Loupakis F, Bardelli A. Liquid biopsy: monitoring cancergenetics in the blood. *Nat Rev Clin Oncol.* 2013; 10(8): 472-484.

15. Caputo V, Ciardiello F, Corte CMD, Martini G, Troiani T, Napolitano S. Diagnostic value of liquid biopsy in the era of precision medicine: 10 years of clinical evidence in cancer. *Explor Target Antitumor Ther.* 2023; 4(1): 102-138.

16. Duraiyan J, Govindarajan R, Kaliyappan K, Palanisamy M. Applications of immunohistochemistry. *J Pharm Bioallied Sci.* 2012; 4(Suppl 2): S307-309.

17. Jensen E. Technical review: In situ hybridization. *Anat Rec (Hoboken).* 2014; 297(8): 1349-1353.

18. Murakami S, Shinada K, Otsutsumi Y, et al. Comparison between next-generation sequencing and multiplex polymerase chain reaction assays for nonsmall-cell lung cancer molecular diagnosis. *Cancer Med.* 2024; 13(7): e7162.

19. Sanger F, Nicklen S, Coulson AR. DNA sequencing with chain-terminating inhibitors. *Proc Natl Acad Sci U S A.* 1977; 74(12): 5463-5467.

20. Cheng C, Fei Z, Xiao P. Methods to improve the accuracy of next-generation sequencing. *Front Bioeng Biotechnol.* 2023; 11: 982111.

21. Tsiatis AC, Norris-Kirby A, Rich RG, et al. Comparison of Sanger sequencing, pyrosequencing, and melting curve analysis for the detection of KRAS mutations: diagnostic and clinical implications. *J Mol Diagn.* 2010; 12(4): 425-432.

22. Naito Y, Aburatani H, Amano T, et al. Clinical practice guidance for next-generation sequencing in cancer diagnosis and treatment (edition 2.1). *Int J Clin Oncol.* 2021; 26(2): 233-283.

23. Yadav D, Patil-Takbhate B, Khandagale A, Bhawalkar J, Tripathy S, Khopkar-Kale P. Next-Generation sequencing transforming clinical practice and precision medicine. *Clin Chim Acta.* 2023; 551: 117568.

24. Roy S, Coldren C, Karunamurthy A, et al. Standards and Guidelines for Validating Next-Generation Sequencing Bioinformatics Pipelines: A Joint Recommendation of the Association for Molecular Pathology and the College of American Pathologists. *J Mol Diagn.* 2018; 20(1): 4-27.

25. Goodwin S, McPherson JD, McCombie WR. Coming of age: ten years of next-generation sequencing technologies. *Nat Rev Genet.* 2016; 17(6): 333-351.

26. Ascierto PA, Bifulco C, Palmieri G, Peters S, Sidiropoulos N. Preanalytic Variables and Tissue Stewardship for Reliable Next-Generation Sequencing (NGS) Clinical Analysis. *J Mol Diagn.* 2019; 21(5): 756-767.

27. 衛生福利部 111 年國人死因統計結果。*Available from: https://wwwmohwgovtw/cp-16-74869-1html.*

28. NCCN Guidelines Insights: Colon Cancer, Version 2. 2024.

29. Eklof V, Wikberg ML, Edin S, et al. The prognostic role of KRAS, BRAF, PIK3CA and PTEN in colorectal cancer. *Br J Cancer.* 2013; 108(10): 2153-2163.

30. Martin V, Landi L, Molinari F, et al. HER2 gene copy number status may influence clinical efficacy to anti-EGFR monoclonal antibodies in metastatic colorectal cancer patients. *Br J Cancer.* 2013; 108(3): 668-675.

31. Martinelli E, Ciardiello D, Martini G, et al. Implementing anti-epidermal growth factor receptor (EGFR) therapy in metastatic colorectal cancer: challenges and future perspectives. *Ann Oncol.* 2020; 31(1): 30-40.

32. Tan C, Du X. KRAS mutation testing in metastatic colorectal cancer. *World J Gastroenterol.* 2012; 18(37): 5171-5180.

33. Al-Shamsi HO, Alhazzani W, Wolff RA. Extended RAS testing in metastatic colorectal cancer-Refining the predictive molecular biomarkers. *J Gastrointest Oncol.* 2015; 6(3): 314-321.

34. Garcia-Alfonso P, Garcia-Foncillas J, Salazar R, et al. Updated guidelines for biomarker

testing in colorectal carcinoma: a national consensus of the Spanish Society of Pathology and the Spanish Society of Medical Oncology. *Clin Transl Oncol.* 2015; 17(4): 264-273.

35. Bando H, Yamaguchi K, Mitani S, et al. Japanese Society of Medical Oncology clinical guidelines: Molecular testing for colorectal cancer treatment, 5th edition. *Cancer Sci.* 2024; 115(3): 1014-1021.

36. Westwood M, van Asselt T, Ramaekers B, et al. KRAS mutation testing of tumours in adults with metastatic colorectal cancer: a systematic review and cost-effectiveness analysis. *Health Technol Assess.* 2014; 18(62): 1-132.

37. Weisenberger DJ, Siegmund KD, Campan M, et al. CpG island methylator phenotype underlies sporadic microsatellite instability and is tightly associated with BRAF mutation in colorectal cancer. *Nat Genet.* 2006; 38(7): 787-793.

38. Hewish M, Lord CJ, Martin SA, Cunningham D, Ashworth A. Mismatch repair deficient colorectal cancer in the era of personalized treatment. *Nat Rev Clin Oncol.* 2010; 7(4): 197-208.

39. Koopman M, Kortman GA, Mekenkamp L, et al. Deficient mismatch repair system in patients with sporadic advanced colorectal cancer. *Br J Cancer.* 2009; 100(2): 266-273.

40. 傅雅涵、鄧豪偉。微衛星不穩定在大腸直腸癌的臨床重要性。*臨床醫學*。2023; 92(1): 463-466.

41. Ribic CM, Sargent DJ, Moore MJ, et al. Tumor microsatellite-instability status as a predictor of benefit from fluorouracil-based adjuvant chemotherapy for colon cancer. *N Engl J Med.* 2003; 349(3): 247-257.

42. Le DT, Uram JN, Wang H, et al. PD-1 Blockade in Tumors with Mismatch-Repair Deficiency. *N Engl J Med.* 2015; 3 72(26): 2509-2520.

43. Andre T, Shiu KK, Kim TW, et al. Pembrolizumab in Microsatellite-Instability-High Advanced Colorectal Cancer. *N Engl J Med.* 2020; 383(23): 2207-2218.

44. Cercek A, Lumish M, Sinopoli J, et al. PD-1 Blockade in Mismatch Repair-Deficient, Locally Advanced Rectal Cancer. *N Engl J Med.* 2022; 386(25): 2363-2376.

45. Jiang Y, Chen M, Nie H, Yuan Y. PD-1 and PD-L1 in cancer immunotherapy: clinical implications and future considerations. *Hum Vaccin Immunother.* 2019; 15(5): 1111-1122.

46. Niu G, Carter WB. Human epidermal growth factor receptor 2 regulates angiopoietin-2 expression in breast cancer via AKT and mitogen-activated protein kinase pathways. *Cancer Res.* 2007; 67(4): 1487-1493.

47. Cantley LC. The phosphoinositide 3-kinase pathway. *Science.* 2002; 296(5573): 1655-1657.

48. Ogino S, Nosho K, Kirkner GJ, et al. PIK3CA mutation is associated with poor prognosis among patients with curatively resected colon cancer. *J Clin Oncol.* 2009; 27(9): 1477-1484.

49. Stec R, Semeniuk-Wojtas A, Charkiewicz R, et al. Mutation of the PIK3CA gene as a prognostic factor in patients with colorectal cancer. *Oncol Lett.* 2015; 10(3): 1423-1429.

50. Johnson DH. Locally advanced, unresectable non-small cell lung cancer: new treat-

ment strategies. *Chest.* 2000; 117(4 Suppl 1): 123S-126S.

51. Chevallier M, Borgeaud M, Addeo A, Friedlaender A. Oncogenic driver mutations in non-small cell lung cancer: Past, present and future. *World J Clin Oncol.* 2021; 12(4): 217-237.

52. Ha SY, Choi SJ, Cho JH, et al. Lung cancer in never-smoker Asian females is driven by oncogenic mutations, most often involving EGFR. *Oncotarget.* 2015; 6(7): 5465-5474.

53. Friedlaender A, Perol M, Banna GL, Parikh K, Addeo A. Oncogenic alterations in advanced NSCLC: a molecular super-highway. *Biomark Res.* 2024; 12(1): 24.

54. NCCN Guidelines Insights: Non-Small Cell Lung Cancer Version 5. 2024.

55. Lynch TJ, Bell DW, Sordella R, et al. Activating mutations in the epidermal growth factor receptor underlying responsiveness of non-small-cell lung cancer to gefitinib. *N Engl J Med.* 2004; 350(21): 2129-2139.

56. Yoneda K, Imanishi N, Ichiki Y, Tanaka F. Treatment of Non-small Cell Lung Cancer with EGFR-mutations. *J UOEH.* 2019; 41(2): 153-163.

57. 黃煦晴、邱昭華。肺腺癌 EGFR 及 ALK 基因突變之概論。*臨床醫學*。2021; 87(5): 283-286.

58. Mok TS, Wu YL, Ahn MJ, et al. Osimertinib or Platinum-Pemetrexed in EGFR T790M-Positive Lung Cancer. *N Engl J Med.* 2017; 376(7): 629-640.

59. Li K, Yang M, Liang N, Li S. Determining EGFR-TKI sensitivity of G719X and other uncommon EGFR mutations in non-small cell lung cancer: Perplexity and solution (Re-

view). *Oncol Rep.* 2017; 37(3): 1347-1358.

60. Rikova K, Guo A, Zeng Q, et al. Global survey of phosphotyrosine signaling identifies oncogenic kinases in lung cancer. *Cell.* 2007; 131(6): 1190-1203.

61. Soda M, Choi YL, Enomoto M, et al. Identification of the transforming EML4-ALK fusion gene in non-small-cell lung cancer. *Nature.* 2007; 448(7153): 561-566.

62. Puig de la Bellacasa R, Karachaliou N, Estrada-Tejedor R, Teixido J, Costa C, Borrell JI. ALK and ROS1 as a joint target for the treatment of lung cancer: a review. *Transl Lung Cancer Res.* 2013; 2(2): 72-86.

63. Ou SH, Tan J, Yen Y, Soo RA. ROS1 as a 'druggable' receptor tyrosine kinase: lessons learned from inhibiting the ALK pathway. *Expert Rev Anticancer Ther.* 2012; 12(4): 447-456.

64. Tsuta K, Kohno T, Yoshida A, et al. RET-rearranged non-small-cell lung carcinoma: a clinicopathological and molecular analysis. *Br J Cancer.* 2014; 110(6): 1571-1578.

65. Sullivan I, Planchard D. ALK inhibitors in non-small cell lung cancer: the latest evidence and developments. *Ther Adv Med Oncol.* 2016; 8(1): 32-47.

66. Bylicki O, Paleiron N, Assie JB, Chouaid C. Targeting the MET-Signaling Pathway in Non-Small-Cell Lung Cancer: Evidence to Date. *Onco Targets Ther.* 2020; 13: 5691-5706.

67. Mazieres J, Vioix H, Pfeiffer BM, et al. MET Exon 14 Skipping in NSCLC: A Systematic Literature Review of Epidemiology, Clinical Characteristics, and Outcomes. *Clin Lung Cancer.* 2023; 24(6): 483-497.

68. Salgia R, Sattler M, Scheele J, Stroh C, Felip E. The promise of selective MET inhibitors in non-small cell lung cancer with MET exon 14 skipping. *Cancer Treat Rev.* 2020; 87: 102022.

69. Sotiriou C, Neo SY, McShane LM, et al. Breast cancer classification and prognosis based on gene expression profiles from a population-based study. *Proc Natl Acad Sci U S A.* 2003; 100(18): 10393-10398.

70. Han HS, Magliocco AM. Molecular Testing and the Pathologist's Role in Clinical Trials of Breast Cancer. *Clin Breast Cancer.* 2016; 16(3): 166-179.

71. Erasmo Orrantia-Borunda PA-N, Lucero Evelia Acuña-Aguilar, Francisco Octavio Gómez-Valles, and Claudia Adriana Ramírez-Valdespino. Breast Cancer. 2022; Chapter 3 Subtypes of Breast Cancer.

72. Harbeck N, Penault-Llorca F, Cortes J, et al. Breast cancer. *Nat Rev Dis Primers.* 2019; 5(1): 66.

73. Allison KH, Hammond MEH, Dowsett M, et al. Estrogen and Progesterone Receptor Testing in Breast Cancer: American Society of Clinical Oncology/College of American Pathologists Guideline Update. *Arch Pathol Lab Med.* 2020; 144(5): 545-563.

74. Wolff AC, Somerfield MR, Dowsett M, et al. Human Epidermal Growth Factor Receptor 2 Testing in Breast Cancer: ASCO-College of American Pathologists Guideline Update. *J Clin Oncol.* 2023; 41(22): 3867-3872.

75. Martinez-Saez O, Chic N, Pascual T, et al. Frequency and spectrum of PIK3CA somatic mutations in breast cancer. *Breast Cancer Res.* 2020; 22(1): 45.

76. Andre F, Ciruelos E, Rubovszky G, et al. Alpelisib for PIK3CA-Mutated, Hormone Receptor-Positive Advanced Breast Cancer. *N Engl J Med.* 2019; 380(20): 1929-1940.

77. Narod SA, Foulkes WD. BRCA1 and BRCA2: 1994 and beyond. *Nat Rev Cancer.* 2004; 4(9): 665-676.

78. Santana Dos Santos E, Lallemand F, Petitalot A, Caputo SM, Rouleau E. HRness in Breast and Ovarian Cancers. *Int J Mol Sci.* 2020; 21(11).

79. Yoshida R. Hereditary breast and ovarian cancer (HBOC): review of its molecular characteristics, screening, treatment, and prognosis. *Breast Cancer.* 2021; 28(6): 1167-1180.

80. Levy-Lahad E, Friedman E. Cancer risks among BRCA1 and BRCA2 mutation carriers. *Br J Cancer.* 2007; 96(1): 11-15.

81. Pujol P, Barberis M, Beer P, et al. Clinical practice guidelines for BRCA1 and BRCA2 genetic testing. *Eur J Cancer.* 2021; 146: 30-47.

82. Robson M, Im SA, Senkus E, et al. Olaparib for Metastatic Breast Cancer in Patients with a Germline BRCA Mutation. *N Engl J Med.* 2017; 377(6): 523-533.

83. Konecny GE, Kristeleit RS. PARP inhibitors for BRCA1/2-mutated and sporadic ovarian cancer: current practice and future directions. *Br J Cancer.* 2016; 115(10): 1157-1173.

84. Gorodetska I, Kozeretska I, Dubrovska A. BRCA Genes: The Role in Genome Stability, Cancer Stemness and Therapy Resistance. *J Cancer.* 2019; 10(9): 2109-2127.

85. BRCA Exchange. *Available from: https://brcaexchangeorg/.*

86. Cline MS, Liao RG, Parsons MT, et al. BRCA

Challenge: BRCA Exchange as a global resource for variants in BRCA1 and BRCA2. *PLoS Genet.* 2018; 14(12): e1007752.

87. Eccles DM, Mitchell G, Monteiro AN, et al. BRCA1 and BRCA2 genetic testing-pitfalls and recommendations for managing variants of uncertain clinical significance. *Ann Oncol.* 2015; 26(10): 2057-2065.

88. Wallace AJ. New challenges for BRCA testing: a view from the diagnostic laboratory. *Eur J Hum Genet.* 2016; 24 Suppl 1(Suppl 1): S10-18.

89. Cognetti F, Biganzoli L, De Placido S, et al. Multigene tests for breast cancer: the physician's perspective. *Oncotarget.* 2021; 12(9): 936-947.

90. Bou Zerdan M, Ibrahim M, Nakib CE, Hajjar R, Assi HI. Genomic Assays in Node Positive Breast Cancer Patients: A Review. *Front Oncol.* 2020; 10: 609100.

91. Nitz U, Gluz O, Christgen M, et al. Reducing chemotherapy use in clinically high-risk, genomically low-risk pN0 and pN1 early breast cancer patients: five-year data from the prospective, randomised phase 3 West German Study Group (WSG) PlanB trial. *Breast Cancer Res Treat.* 2017; 165(3): 573-583.

92. Cardoso F, van't Veer LJ, Bogaerts J, et al. 70-Gene Signature as an Aid to Treatment Decisions in Early-Stage Breast Cancer. *N Engl J Med.* 2016; 375(8): 717-729.

93. Gnant M, Filipits M, Greil R, et al. Predicting distant recurrence in receptor-positive breast cancer patients with limited clinicopathological risk: using the PAM50 Risk of Recurrence score in 1478 postmenopausal patients of the ABCSG-8 trial treated with adjuvant endocrine therapy alone. *Ann Oncol.* 2014; 25(2): 339-345.

94. Alba E, Calvo L, Albanell J, et al. Chemotherapy (CT) and hormonotherapy (HT) as neoadjuvant treatment in luminal breast cancer patients: results from the GEI-CAM/2006-03, a multicenter, randomized, phase-II study. *Ann Oncol.* 2012; 23(12): 3069-3074.

95. Shiravand Y, Khodadadi F, Kashani SMA, et al. Immune Checkpoint Inhibitors in Cancer Therapy. *Curr Oncol.* 2022; 29(5): 3044-3060.

96. Topalian SL, Taube JM, Anders RA, Pardoll DM. Mechanism-driven biomarkers to guide immune checkpoint blockade in cancer therapy. *Nat Rev Cancer.* 2016; 16(5): 275-287.

97. Sun Q, Hong Z, Zhang C, Wang L, Han Z, Ma D. Immune checkpoint therapy for solid tumours: clinical dilemmas and future trends. *Signal Transduct Target Ther.* 2023; 8(1): 320.

98. Tan S, Day D, Nicholls SJ, Segelov E. Immune Checkpoint Inhibitor Therapy in Oncology: Current Uses and Future Directions: JACC: CardioOncology State-of-the-Art Review. *JACC CardioOncol.* 2022; 4(5): 579-597.

99. Twomey JD, Zhang B. Cancer Immunotherapy Update: FDA-Approved Checkpoint Inhibitors and Companion Diagnostics. *AAPS J.* 2021; 23(2): 39.

100. Li N, Hou X, Huang S, et al. Biomarkers related to immune checkpoint inhibitors therapy. *Biomed Pharmacother.* 2022; 147: 112470.

101. Reck M, Rodriguez-Abreu D, Robinson AG, et al. Pembrolizumab versus Chemotherapy for PD-L1-Positive Non-Small-Cell Lung Cancer. *N Engl J Med.* 2016; 375(19): 1823-1833.

102. Li H, van der Merwe PA, Sivakumar S. Biomarkers of response to PD-1 pathway blockade. *Br J Cancer.* 2022; 126(12): 1663-1675.

103. Kavun A, Veselovsky E, Lebedeva A, et al. Microsatellite Instability: A Review of Molecular Epidemiology and Implications for Immune Checkpoint Inhibitor Therapy. *Cancers (Basel).* 2023; 15(8).

104. Sha D, Jin Z, Budczies J, Kluck K, Stenzinger A, Sinicrope FA. Tumor Mutational Burden as a Predictive Biomarker in Solid Tumors. *Cancer Discov.* 2020; 10(12): 1808-1825.

105. Wang P, Chen Y, Wang C. Beyond Tumor Mutation Burden: Tumor Neoantigen Burden as a Biomarker for Immunotherapy and Other Types of Therapy. *Front Oncol.* 2021; 11: 672677.

106. Marabelle A, Fakih M, Lopez J, et al. Association of tumour mutational burden with outcomes in patients with advanced solid tumours treated with pembrolizumab: prospective biomarker analysis of the multicohort, open-label, phase 2 KEYNOTE-158 study. *Lancet Oncol.* 2020; 21(10): 1353-1365.

107. Vokes NI, Liu D, Ricciuti B, et al. Harmonization of Tumor Mutational Burden Quantification and Association With Response to Immune Checkpoint Blockade in Non-Small-Cell Lung Cancer. *JCO Precis Oncol.* 2019; 3.

108. Stenzinger A, Endris V, Budczies J, et al. Harmonization and Standardization of Panel-Based Tumor Mutational Burden Measurement: Real-World Results and Recommendations of the Quality in Pathology Study. *J Thorac Oncol.* 2020; 15(7): 1177-1189.

109. Sung MT, Wang YH, Li CF. Open the Technical Black Box of Tumor Mutational Burden (TMB): Factors Affecting Harmonization and Standardization of Panel-Based TMB. *Int J Mol Sci.* 2022; 23(9).

第十一章 產前及新生兒染色體與基因變異檢測

林怡慧、鍾明怡

內容大綱

前言

染色體檢測（Cytogenetic analysis/Karyotype analysis核型分析）

臨床應用

技術的分析優點與局限

檢驗時效（Turnaround time）

檢驗報告內容與書寫方式（報告撰寫要點）

個案報告與追蹤

染色體晶片分析（Chromosomal Microarray Analysis, CMA）

臨床應用

技術的分析優點與局限

檢驗時效（Turnaround time）

檢驗報告撰寫要點

個案報告與追蹤

非侵入性胎兒篩檢（Non-invasive Prenatal Screening/Testing, NIPS/NIPT）

臨床應用

技術的分析優點與局限

檢驗時效（Turnaround time）

檢驗報告撰寫要點

個案報告與追蹤

基因變異檢測

臨床應用

基因檢測技術的優點與缺點

檢驗時效（Turnaround time）

檢驗報告內容與書寫方式（報告撰寫要點）

學習評估

參考文獻

學習目標

1. 臨床應用。
2. 技術的分析優點與局限。
3. 檢驗時效（Turnaround time）。
4. 檢驗報告內容與書寫方式（報告撰寫要點）。
5. 個案報告與追蹤。

前言

　　基因疾病依據突變初始來源分為兩類，一為來自生殖細胞（Germline mutation），在受精卵中就已存在；另一為體細胞突變（Somatic mutation），在癌症細胞中出現的 DNA 序列變異為大眾所熟知的體細胞變異之範例。

　　不論是生殖細胞變異或體細胞變異，變異的大小，可以小到一個鹼基對，大到跨越數百萬個鹼基對，甚至整個染色體數目上的增或減。因此，「基因疾病」（Genetic disease）檢測工具的選擇，取決於臨床症狀觀察所懷疑的疾病，多為或可能為哪一類的突變，或想要偵測哪一類的變異，而使用一種或多種技術。本單元所討論的技術以偵測來自生殖細胞變異的基因疾病為主。

　　基因疾病所牽涉到的 DNA 變異從大到小，依序為染色體數目的變異、染色體結構的變異，以及無法在染色體核型分析（Karyotype analysis）所觀察到的突變（約為小於五百萬至一千萬個鹼基對），在本章中將介紹產前與新生兒的染色體核型分析檢測、染色體晶片檢測、非侵入性胎兒篩檢，與基因序列檢測的臨床應用。

一、染色體檢測（Cytogenetic analysis/Karyotype analysis 核型分析）

(一)臨床應用

1. **孕前**：重複性流產（大於 2 次）的夫妻雙方，檢驗是否為染色體平衡轉位（Balanced translocation）的帶因者。男性不孕症（寡精或無精症）者建議檢查染色體確認是否

為克林菲特氏症（Klinefelter syndrome）
2. **產前**：高齡孕婦（>34 歲），母血唐氏症血清篩檢或非侵入性染色體篩檢（NIPT）結果為高風險，胎兒超音波異常，家族成員帶有異常核型，曾生育過異常胎兒，孕婦或配偶為染色體轉位之帶原者，擔心胎兒有染色體異常自願要求檢測。
3. **新生兒 / 兒童**：多重器官系統異常、智力 / 生長發育遲緩等異常，需確認 / 排除染色體異常。

(二)技術的分析優點與局限

　　優點：整個基因體的概觀。可以偵測低比例鑲嵌（Low level mosaicism）平衡性的染色體結構異常、異染色質（Heterochromatin）變異、三倍體（Triploidy）。

　　局限：低解析度，無法偵測小於 5 百萬鹼基對的異常。

(三)檢驗時效（Turnaround time）

　　染色體核型分析一般的檢驗時效約為兩週。

(四)檢驗報告內容與書寫方式（報告撰寫要點）

1. 依照最新版國際人類細胞基因體命名系統（International System for Human Cytogenomic Nomenclature, ISCN）書中的命名方式書寫核型（Karyotype）。
2. 說明染色方法及檢驗 / 分析的細胞個數與細胞聚落（colony）的數目，平均的解析度為多少明暗帶的程度。
3. 如果報告結果與適應症不符，應說明技術上的局限與偽陰性的可能。
4. 若有染色體結構異常結果，例如：轉位（Translocation）或倒置（Inversion）、標

誌染色體（Marker chromosome）、片段缺失（Deletion）或擴增（Duplication），建議做父母血液染色體分析以釐清是否為遺傳或自發性突變（*de novo*）

5. 報告結果如有異常，應說明是否需要進一步進行其他檢驗，例如：螢光原位雜合（FISH）或染色體晶片分析 CMA）

(五) 個案報告與追蹤

羊水報告發出後，特殊異常個案需進行遺傳諮詢，並追蹤後續的懷孕及胎兒出生後的狀況。姙娠終止或胎兒出生後，應再次進行染色體檢驗追蹤。

二、染色體晶片分析（Chromosomal Microarray Analysis, CMA）

(一) 臨床應用

產前胎兒超音波異常時，建議直接做羊水晶片檢驗。產前因高齡或血清篩檢異常者，欲進行羊膜穿刺及染色體分析時，可加做晶片檢驗。產後新生兒或兒童有先天性異常、發展遲緩、自閉或過動症，建議逐行血液染色體晶片檢查。當染色體核型分析後，發現有標誌染色體（Marker chromosome）或不明來源的染色體片段增量（Additional material），以及自發性突變（*Denovo*）的染色體轉位（translocation）或倒置（inversion）等，可以使用染色體晶片來進行確認拷貝數變異的有無，以及所在區間。

(二) 技術的分析優點與局限

染色體晶片包含以比較基因體雜交法的晶片（Array comparative genomic hybridization）與單核苷酸多型性晶片（SNP array）兩類，前者以分析拷貝數變化為主，而單核苷酸多型性晶片除了可以分析拷貝數變異外，亦可分析相當數量（近百萬個）的 SNP 位點，可應用於連續同型合子區段（runs of homozygosity）、同親源雙體（uniparental disomy）等分析。

染色體晶片分析的優點包含：

1. 較高解析度，協助確認微小或難以判斷的染色體變異[1]。
2. 使用基因體 DNA，不需培養細胞並使其進入有絲分裂以觀察染色體[1]。
3. 變異區域可以比染色體分析更明確，且客觀的使用鹼基對為單位來定義變異區域，而非取決於醫檢師的視覺判斷。所定義的變異區域可以在基因體資料庫（Genome browsers）中進行進一步的資料分析[1]。

染色體晶片分析的局限性，包含：

1. 除了拷貝數變異外，其他的染色體結構性變化，如：平衡轉位（Balanced translocation）、倒置（Inversion）、插入（Insertion）等，較難確認或排除這些變異的存在，雖然這些變異位點的斷點（Breakpoint）附近常有拷貝數變異的出現[1]。
2. 靈敏度不足以偵測低度的鑲嵌型（Low level mosaicism）[1]。
3. 拷貝數增加的插入（Insertion）所在位置或複製（Duplication）的方向為同向或反向無法確定[1]。
4. 整倍體（Euploidy），如三倍體（Triploidy）、四倍體（tetraploidy），要使用單核苷酸多型性晶片才可區分[1]。
5. 非常小區域或晶片上的探針沒有涵蓋的區域，例如：異染色質（Heterochromatin），因為沒有足夠數目的探針可以支持拷貝數的變化，無法偵測是否有缺失或複製。此外，基因表現量（Gene expression level）、

表觀基因體（Epigenomics）的變化也無法偵測到[1]。

(三)檢驗時效（Turnaround time）

通常一週內可以完成，根據美國醫學遺傳與基因體學會（American College of Medical Genetics and Genomics）的建議：90% 的個案應於 21 個日曆日內發報告[1]。

(四)檢驗報告撰寫要點

首先，應寫出所使用的染色體晶片的廠牌、版本與批號。

其次，列出所有偵測到的 CNV 的下列資訊：

1. 依據國際人類細胞基因體命名系統（International System for Human Cytogenomic Nomenclature, ISCN），寫出 CNV 所在的染色體與明暗帶（band）位置[2]。
2. 依據人類基因體變異學會（Human Genome Variation Society, HGVS）的命名規則，寫出 CNV 大小與至少所涵蓋的範圍〔染色體：鹼基對起點—終點，基因體版本（例如：hg38）〕。當使用次世代／三代定序技術所偵測到的 CNV，優先使用此標準來描述 CNV[2]。
3. 拷貝數為增加（Gain）或減少（Loss），若機制清楚可以列出〔例如：在核型分析時觀察到可能的連續複製（Tandem duplication）〕[2]。
4. CNV 的位置若與基因重疊，例如：5' 端、3' 端或基因中的幾個外顯子，都須將基因的名字根據「人類基因體組織基因命名委員會」（HUGO Gene Nomenclature Committee, HGNCs Human Genome Organization, HUGO）的正式基因名稱（Approved Symbol）列出，例如：*TP53*（for p53）、*HBB*（for β-globin）[2]。

5. 說明 CNV 的分類：良性／可能良性（Benign/Likely benign）、意義不明的變異（Variant of unknown significance）、可能致病／致病（Likely pathogenic/Pathogenic）5 類。分類時應根據 ACMG 技術指引中所符合的 CNV 評分項目客觀評分[2]。
6. CNV 分類後，才會檢視此 CNV 臨床意義，即 CNV 的分類是否支持／解釋病人的症狀或疾病診斷[2]，如有發現 CNV 建議抽父母血液進行晶片檢查，以了解此 CNV 是遺傳性或是自發性突變（*de novo*）。
7. 由於染色體晶片分析有可能偵測到與醫令上之送檢原因不符的 CNV，或可能的近親通婚（Consanguinity）等變異或現象，建議此分析技術於臨床應用前，先建立院內使用染色體晶片分析所得知之未預期發現（Incidental findings）的報告共識[2,3]。

(五)個案報告與追蹤

意義不明的變異（Variant of unknown significance）、可能致病／致病（Likely pathogenic/Pathogenic）的 CNVs 會呈現在報告上。通常會建議抽父母血液進行晶片檢查，以確定 CNV 的遺傳性。並提供參考文獻以利後續遺傳諮詢，以及追蹤後續懷孕狀況。

三、非侵入性胎兒篩檢（Non-invasive Prenatal Screening/Testing, NIPS/NIPT）

(一)臨床應用

1. 胎兒超音波異常疑似 trisomy 21、13、18 的孕婦[4]。
2. 不限年齡及風險的單胞胎孕婦。

不建議進行 NIPS/NIPT 的孕婦：

懷有多胞胎或進行篩檢時，已知罹患惡性腫瘤的孕婦，以避免多胞胎或惡性腫瘤中的染色體異常干擾檢測結果的判讀[5]。

(二)技術的分析優點與局限

所謂「篩檢」是指在還沒有疾病症狀出現前先進行檢查。非侵入性胎兒篩檢（Non-invasive Prenatal Screening/Testing, 縮寫 NIPS/NIPT）使用懷孕第 11-13 週（至多 10-18 週）的孕婦周邊血液之血漿中的游離 DNA（cell-free DNA, cfDNA）（含有孕婦與胎兒的 DNA 片段）進行純化後，以二代定序進行低深度（Low depth 0.08-0.2X），類似於全基因體定序（Whole genome sequencing）的定序流程[6,7]。由於檢體 cfDNA 是片段化的基因體 DNA 以及定序深度不足，以至於實際僅達到基因體定序（Genomewide sequencing）的效果[7]。

非侵入性產前篩檢優點：

使用母親的周邊血液，對胎兒造成傷害的風險較絨毛取樣及羊膜腔穿刺為低。

非侵入性產前篩檢局限：

1. 此技術原先是用來篩檢染色體三倍體（Trisomy），對於染色體片段的拷貝數變化靈敏度較低，甚至無法判別。
2. 此技術的靈敏度受到 cfDNA 中胎兒 DNA 含量、拷貝數變異片段的大小等因素影響，例如：孕婦血液檢體儲存條件不當導致胎兒 DNA 含量比例下降，而影響篩檢的靈敏度。

(三)檢驗時效（Turnaround time）

依使用平台與報告標的而異，以常見三倍體，含或不含其他染色體的數目變異，為報告對象的可達 3-5 天[8]。

(四)檢驗報告撰寫要點

1. **胎兒 DNA 占所有 cfDNA 的百分比**：此數值影響篩檢的準確性（Accuracy）[9]。
2. 異常的染色體及其陽性預測率（Positive predictive value）[9]。

(五)個案報告與追蹤

由於非侵入性胎兒篩檢並非診斷檢測，若為高風險的結果，應進行胎兒染色體檢查確認[4,5,10]。

四、基因變異檢測

在此所討論的基因變異檢測，所使用的基因定序技術包含：利用桑格氏定序法進行單一基因外顯子定序、利用次世代定序技術進行外顯子定序〔如：目標基因套組（Targeted gene panel）定序、全外顯子定序（Whole Exome Sequencing, WES）、臨床外顯子定序（Clinical Exome Sequencing, CES）等〕，以及利用次世代或三代定序技術進行全基因體定序（Whole genome sequencing）。

(一)臨床應用

產前（胎兒）基因定序最常被應用在有家族史，或父母已知為基因變異帶因者，如：海洋性貧血（Thalassemia，又譯為地中海型貧血）的情形下，想要了解胎兒出生後罹患該疾病的風險[11,12]。而胎兒外顯子定序（prenatal Exome Sequencing, pES）在胎兒的應用以超音波觀察到異常，但染色體核型分析與晶片分析並沒有發現染色體數目或結構異常的胎兒。關於胎兒外顯子定序，目前國際上並沒有明確的規範[12-14]。

新生兒基因定序多應用於出生後，從新生

兒到兒童期有多重異常或生長發育遲緩者，經染色體核型分析、染色體晶片分析等檢測，未觀察到染色體數目或結構有致病性的異常者，想要了解是否為單基因在 DNA 序列上的致病變異[12]。此技術亦可應用於青少年、成人期後出現疑似基因變異造成的病徵，以做為臨床診斷的參考[12]。

(二)基因檢測技術的優點與缺點

優點：

1. 最高解析度，可以知道核苷酸變異，並進而推測對於胺基酸序列的影響。

2. 使用二代、三代定序技術時，可以在一個檢測中同時分析多個基因的變異，甚至拷貝數的變化與未知的疾病致病基因。

3. 若使用全基因體定序可偵測到染色體平衡轉位（Balanced translocation）、倒置（Inversion）等變異，與單套型分型（Haplotype phasing），尤以二代全基因體定序的深度（Depth，一般為 30X）與三代定序的長讀長定序後的基因體組裝（Genome assembly）更為完整、可靠。

缺點：

1. 使用二代、三代的定序技術價格較為昂貴，數據分析也較為費時。

2. 使用二代、三代的定序技術找到新的疾病致病基因或變異，在沒有充足的實驗證據或功能分析時，很難建立可信任的基因變異與疾病間的關係，或排除致病的可能性。

3. 全外顯子定序與全基因體定序可能看到與送檢診斷所需的變異以外的未預期的基因致病變異（Incidental or secondary findings），如此可能造成醫事人員與家屬／病人溝通間的障礙與心理負擔，尤其以對於家屬／病人可能造成的衝擊、擔憂、恐慌更為顯著[12]。

(三)檢驗時效（Turnaround time）

檢驗報告時間因使用的技術、標的基因的數目、分析的變異種類複雜度而異，一般建議初步報告為 14 天。使用二代、三代定序技術的檢測較為費時，且資料量大分析較複雜，院內應建立合理的檢驗報告時效規範。如 Prenatal exome sequencing（Gene panel，基因套組）在英國 NHS 系統建議初步報告為 14 天，最終報告為 21 天[15]。

(四)檢驗報告內容與書寫方式（報告撰寫要點）

遺傳檢測與一般檢測有許多不同的地方，因此報告的性質也與一般檢測檢驗報告不同，應先注意以下事項：

1. 實驗室與送檢單位必須建立哪些類別的序列變異會被報告與不被報告的政策，並應告知送檢單位，以及於送檢前的知情同意書中敘明。具有診斷參考價值的變異應盡可能地列於報告中；而意義不明的變異（Variant of unknown significance）則應盡量減少[16]。

2. 遺傳檢測與一般檢驗最不同的地方是：(1) 遺傳檢測是一種質性的檢測，必須要將變異的內涵與臨床症狀做一連結[16]；(2) 由於遺傳疾病的異質性（Heterogeneity）高，同一臨床症狀可能由不同基因的不同變異造成[16]，例如：透納氏症（Turner syndrome）最常見為 45,X 核型，但也有 45,X/46,XX 鑲嵌型、46,X,del（X）（p11）、46,X,r（X）、46,X,i（Xq）等核型[17]，因此幾乎沒有所謂的標準答案，而報告出病人的致病變異才是正確答案。

3. 病人的症狀可能隨著時間有不同的變化，而這些變化會影響到哪些變異才是致病變異的判斷？

4. 基於以上的特性或要求，臨床與檢測單位之間的溝通十分重要，尤其是檢測後的結果與病人的症狀有出入時，雙方必須先盡可能的了解此病人的症狀，再進行檢測資料的重新分析[16]。

基因定序報告的內容須包含至少以下幾項。

1. 與送檢原因相關的基因變異

(1) 基因名稱、變異所在的位置與變化依據人類基因體變異學會（Human Genome Variation Society, HGVS）的命名規則寫出。

由於基因被轉錄為訊息RNA（messenger RNA, mRNA）的意義股（Sense），有的基因是位於基因體參考序列（Genomic Reference Sequence, Genomic RefSeq）的同一股，而另一些基因則位於基因體參考序列的互補股（Complementary strand），因此若以基因體序列為參考序列時，後者越往基因的3' 端（下游），及相當於蛋白實質序列的C端，在基因體參考序列的座標軸上的數字反而越來越小（上游），容易造成失誤。因此使用cDNA（complementary DNA）的參考序列時，不論基因的轉錄方向是哪一種，都有一致5' 往3' 的方向，且cDNA上座標軸的數字亦可轉換為蛋白質上胺基酸的位置，便於再次確認。ClinVar結合核苷酸與胺基酸的變異書寫模式很值得參考，例如：鐮刀型紅血球症（Sickle cell anemia）的一個致病變異表示為："NM_000518.5(HBB):c.20A>T(p.Glu7Val)"依序對應為

符號	意義
NM_000518.5	cDNA RefSeq 編號
(HBB):	（gene symbol 基因名字）：

符號	意義
c.20	位於 cDNA RefSeq 上的座標位置
A>T	參考序列上之核苷酸 > 變異後的核苷酸
(p.Glu7Val)	（p. 原來的胺基酸——位於胜肽鏈的座標位置——變異後的胺基酸）

由於變異命名規則十分繁複，且並未涵蓋所有可能的變異，建議讀者直接參考人類基因體變異學會（Human Genome Variation Society, HGVS）的網站對於命名方式的建議，命名後，再以核苷酸的變異到 Mutalyzer（https://v3.mutalyzer.nl/）網站進行檢查是否正確命名。

(2) 序列變異與送檢原因（疾病症狀）的相關性與證據強度[16]，例如：DNA 序列變異導致蛋白功能喪失（Loss of function）、可能致病（Likely pathogenic）等。應參考 ACMG 準則與 ClinGene、ClinVar 資料庫。

(3) 序列變異所在的基因與送檢原因（疾病症狀）的相關性與證據強度[16]，例如：該基因於疾病資料庫（如：OMIM）已知的疾病致病性與送檢疾病的關聯性。

(4) 在最後報告總結部分，必須描述序列變異與送檢原因間的關係，越複雜或未報導過的疾病或變異更需要清楚的描述兩者之間的關係[16]，例如：引用已公開發表可支持變異 - 疾病關聯性的基礎研究發現。

2. 與送檢原因無關的基因變異：未預期發現（Incidental findings）或次要發現（Secondary findings）

若進行臨床外顯子 / 基因體定序（Clinical exome/Genome sequencing），與送檢原因無關的基因變異在美國醫學遺傳及基因體學會

（ACMG）的指引中建議是要報告的[18]。這些致病變異爲已知的嚴重影響病人生活品質或提早致死性疾病，而且已有可預防或可治療的方式，例如：遺傳性癌症、易造成心臟衰竭或心因性猝死的心血管疾病、先天性代謝異常疾病、造成麻醉風暴的惡性高熱（Malignant hyperthermia）、RPE65 基因相關視網膜疾病（已有基因治療）等[19]。

　　至於哪些未預期發現會列在報告中，應先與院內醫師進行溝通，建立共識並制定報告政策。此外，在進行檢測前遺傳諮詢（Pre-test genetic counseling）時，應進行告知與討論，由病人或其法定代理人決定是否要被告知。至於在進行胎兒外顯子定序檢測，未預期發現是否要於檢測報告中告知，因仍有許多的倫理議題須討論釐清與建立共識，目前還沒有一致的建議或規範[12-14]。

學習評估

複選題（至少有一個答案）：

1. 關於胎兒染色體核型分析的臨床應用下列何者正確？
   (A) 高齡媽媽的胎兒染色體分析
   (B) 高齡爸爸的胎兒染色體分析
   (C) 超音波產檢後懷疑胎兒異常與染色體異常有關
   (D) 想要確定胎兒的性別
2. 下列關於染色體晶片的敘述下列何者正確？
   (A) 比染色體核型分析的解析度爲高
   (B) 每張晶片只能偵測少數特定的染色體區域
   (C) 對於平衡轉位（balanced translocation）與倒置（inversion）可能無法偵測到
   (D) 可以用來確認核型分析時懷疑的異常

（Deletion、Duplication、CNV）
3. 下列關於人類基因體的敘述何者正確？
   (A) 雙套（Diploid）爲 23 對染色體
   (B) 總共約有 5-10 萬個製造蛋白質（Protein）的基因
   (C) 單套（Haploid）有 30 億個鹼基對
   (D) 常規染色體分析約有 500-550 條明暗帶。
4. 下列關於全外顯子定序（WES）或全基因體定序（WGS）的未預期發現（incidental finding），下列哪些選項正確？
   (A) 未預期發現是指與送檢疾病 / 原因無關的意外發現。
   (B) 美國醫學遺傳及基因體學會（ACMG）建議要報告的致病變異爲已知的嚴重影響病人生活品質或提早致死性疾病，而且已有可預防或可治療的方式。
   (C) 哪些未預期發現要列在檢測報告中，應事先建立院內共識以及制定報告政策。
   (D) 院內共識要報告的未預期發現，應於檢測前遺傳諮詢（Pre-test genetic counseling）告知病人或法定代理人，由病人或其法定代理人決定是否要被告知。
5. 關於非侵入性胎兒染色體篩檢（NIPS）下列敘述何者正確？
   (A) 可以篩檢染色體數目的異常
   (B) 可以篩檢染色體結構的異常
   (C) 可以篩檢基因序列的異常
   (D) 使用母親周邊血液血漿中的游離 DNA 爲篩檢材料。

答案

1. A, C；2. A, C, D；3. A, C, D；4. A, B, C, D；5. A, D

參考文獻

1. Shao L, Akkari Y, Cooley LD, et al. Chromosomal microarray analysis, including constitutional and neoplastic disease applications, 2021 revision: a technical standard of the American College of Medical Genetics and Genomics (ACMG). *Genet Med.* Oct 2021; 23(10): 1818-1829. doi:10.1038/s41436-021-01214-w

2. Riggs ER, Andersen EF, Cherry AM, et al. Technical standards for the interpretation and reporting of constitutional copy-number variants: a joint consensus recommendation of the American College of Medical Genetics and Genomics (ACMG) and the Clinical Genome Resource (ClinGen). *Genet Med.* Feb 2020; 22(2): 245-257. doi:10.1038/s41436-019-0686-8

3. Rehder CW, David KL, Hirsch B, Toriello HV, Wilson CM, Kearney HM. American College of Medical Genetics and Genomics: standards and guidelines for documenting suspected consanguinity as an incidental finding of genomic testing. *Genet Med.* Feb 2013; 15(2): 150-2. doi:10.1038/gim.2012.169

4. Hui L, Ellis K, Mayen D, et al. Position statement from the International Society for Prenatal Diagnosis on the use of non-invasive prenatal testing for the detection of fetal chromosomal conditions in singleton pregnancies. *Prenat Diagn.* Jun 2023; 43(7): 814-828. doi:10.1002/pd.6357

5. Dungan JS, Klugman S, Darilek S, et al. Noninvasive prenatal screening (NIPS) for fetal chromosome abnormalities in a general-risk population: An evidence-based clinical guideline of the American College of Medical Genetics and Genomics (ACMG). *Genet Med.* Feb 2023; 25(2): 100336. doi:10.1016/j.gim.2022.11.004

6. Yu D, Zhang K, Han M, et al. Noninvasive prenatal testing for fetal subchromosomal copy number variations and chromosomal aneuploidy by low-pass whole-genome sequencing. *Mol Genet Genomic Med.* Jun 2019; 7(6): e674. doi:10.1002/mgg3.674

7. White K, Su B, Jones R, Kostenko E, Grati FR. The Technology of Cell-Free Fetal DNA-Based NIPT. In: Di Renzo GC, ed. *Prenatal Diagnostic Testing for Genetic Disorders: The revolution of the Non-Invasive Prenatal Test.* Springer International Publishing; 2023: 165-181.

8. Yang Z, Wang Y, Di Renzo GC. The Technologies: Comparisons on Efficiency, Reliability, and Costs. In: Di Renzo GC, ed. *Prenatal Diagnostic Testing for Genetic Disorders: The revolution of the Non-Invasive Prenatal Test.* Springer International Publishing; 2023: 183-216.

9. Screening for Fetal Chromosomal Abnormalities: ACOG Practice Bulletin, Number 226. *Obstet Gynecol.* Oct 2020; 136(4): e48-e69. doi:10.1097/aog.0000000000004084

10. de Sousa MJR, Albuquerque M, Cruz G. International Guidelines for Implementation of NIPT/cffDNA Testing. In: Di Renzo GC, ed. *Prenatal Diagnostic Testing for Genetic Disorders: The revolution of the Non-Invasive Prenatal Test.* Springer International Publishing; 2023: 389-428.

11. Jelin AC, Vora N. Whole Exome Sequencing:

Applications in Prenatal Genetics. *Obstet Gynecol Clin North Am*. Mar 2018; 45(1): 69-81. doi:10.1016/j.ogc.2017.10.003

12. Guadagnolo D, Mastromoro G, Di Palma F, Pizzuti A, Marchionni E. Prenatal Exome Sequencing: Background, Current Practice and Future Perspectives-A Systematic Review. *Diagnostics (Basel)*. Feb 2 2021; 11(2) doi:10.3390/diagnostics11020224

13. Harris S, Gilmore K, Hardisty E, Lyerly AD, Vora NL. Ethical and counseling challenges in prenatal exome sequencing. *Prenat Diagn*. Nov 2018; 38(12): 897-903. doi:10.1002/pd.5353

14. Amor DJ, Chitty LS, Van den Veyver IB. Current controversies in prenatal diagnosis 2: The 59 genes ACMG recommends reporting as secondary findings when sequencing postnatally should be reported when detected on fetal (and parental) sequencing. *Prenat Diagn*. Dec 2020; 40(12): 1508-1514. doi:10.1002/pd.5670

15. Wall E, Allen S, Castleman JS, Kilby MD. Prenatal Genome-Wide Sequencing for the Investigation of Fetal Structural Anomalies: Is There a Role for Noninvasive Prenatal Diagnosis? In: Di Renzo GC, ed. *Prenatal Diagnostic Testing for Genetic Disorders: The revolution of the Non-Invasive Prenatal Test*. Springer International Publishing; 2023: 357-377.

16. Austin-Tse CA, Jobanputra V, Perry DL, et al. Best practices for the interpretation and reporting of clinical whole genome sequencing. *NPJ Genom Med*. Apr 8 2022; 7(1): 27. doi:10.1038/s41525-022-00295-z

17. Huang AC, Olson SB, Maslen CL. A Review of Recent Developments in Turner Syndrome Research. *J Cardiovasc Dev Dis*. Oct 23 2021; 8(11)doi:10.3390/jcdd8110138

18. Green RC, Berg JS, Grody WW, et al. ACMG recommendations for reporting of incidental findings in clinical exome and genome sequencing. *Genet Med*. Jul 2013; 15(7): 565-74. doi:10.1038/gim.2013.73

19. Miller DT, Lee K, Abul-Husn NS, et al. ACMG SF v3.2 list for reporting of secondary findings in clinical exome and genome sequencing: A policy statement of the American College of Medical Genetics and Genomics (ACMG). *Genet Med*. Aug 2023; 25(8): 100866. doi:10.1016/j.gim.2023.100866

第十二章　藥物不良反應或藥物代謝之基因檢測

黃溫雅、陳怡伶

內容大綱

學習目標

1. 了解藥物代謝基因多型性之檢測技術。
2. 了解藥物藥物不良反應與藥物代謝之基因多型性。
3. 了解酒精代謝之基因多型性。
4. 了解藥物代謝基因多型性檢測之 LDTs 申請規範。
5. 了解常見之 LDTs 申請注意事項。
6. 了解藥物基因體學 LDTs 發展之趨勢與展望。

前言

實驗室開發檢測（Laboratory Development Tests, LDTs）係指爲診察、診斷或治療特定疾病爲目的，由認證實驗室自行建立及使用之檢測方法[1]。隨著檢驗技術的日新月異與人類基因體學研究地快速發展，許多新穎醫學檢驗項目在實驗室研發，且迅速轉譯至臨床應用，LDTs 已然成爲蓬勃發展的檢驗趨勢，並於精準醫療與預防醫學領域扮演核心之角色。LDTs 兼顧檢測技術新穎性與多樣性，相較於體外診斷（*in vitro* Diagnostics, IVD）檢驗套組需經冗長的臨床試驗與審查流程，LDTs 可即時配合新藥治療之檢驗標的，開發新的檢測方法，提供快速的檢測結果幫助病患選擇最適合的治療策略。近年來，因應 LDTs 檢測使用於臨床疾病診斷與治療決策的需求急遽成長，世界各國衛生主管單位正逐漸建立適度規範，對 LDTs 進行監管，確保臨床實驗室進行之自行研發檢測技術具有充分的品質管控，且能達到所預設之檢驗品質。

LDTs 的管理範疇，包括：風險分級，實驗室認證，操作人員資格，適用法規，臨床適應症，與品質標準建立等，並需遵行臺灣衛福部頒布之「特定醫療技術檢查檢驗醫療儀器實行或使用管理辦法」（以下稱：特管辦法）相關規範執行。根據特管辦法第 7 與 36 條，納管之檢測項目包括七大類基因檢驗及相關適應症，其中之第 4 項爲藥物不良反應或藥物代謝之基因檢測。因此，藥物反應相關基因檢測爲 LDTs 列管之重要檢測領域。

藥物不良反應或藥物代謝之基因檢測乃是以藥物基因體學爲基礎，檢測個體間藥物代謝速率不同而引發之臨床藥物反應差異[2]。根據個體藥物代謝基因型差異，許多藥物某些人服用後會產生不良反應，甚至嚴重至危害生命。

此外，隨著個體間特定藥物代謝酵素活性不同，許多藥物於不同個體之適用劑量亦不相同。如何在病人服用藥物前就因著其藥物代謝基因型別而選擇合適的藥物種類及劑量，以達到最佳治療效果並避免嚴重副作用，落實精準醫療實踐，爲藥物基因體學臨床應用之最重要目標[3]。此外，藥物基因體學基因變異於各族群比率有明顯差異，易導致各人種適用之相關藥物劑量不同。因此針對每個地區或國家需建立符合當地需求之藥物基因體檢測。

一、藥物代謝基因檢測之 LDTs 檢驗技術

根據 LDTs 規範，分子檢驗技術依檢測技術複雜度及成熟度分爲兩大類：第一類技術是指多個基因之同步分析且複雜度較高，包括次世代基因定序（Next Generation Sequencing, NGS）、微陣列晶片（Microarray），以及基因表達譜（Gene expression profiling）技術等。此類實驗結果資料龐大，常需要生物資訊方法及相關專業人才彙整及解讀分析資料。第二類技術則是分析一個或數個特定基因，並以 PCR 爲主體之技術，其中包括聚合酶連鎖反應（Polymerase Chain Reaction, PCR）、反轉錄酶連鎖反應〔Reverse Transcriptase (RT)-PCR〕、巢式聚合酶連鎖反應（Nested PCR）、三核苷酸重複序列分析（Triplet repeat primed-PCR）、短串聯重複序列分析（Short-tandem-repeat analysis）、多重聚合酶連鎖反應（Multiplex PCR）、等位基因特異性聚合酶連鎖反應（Allele-specific PCR），數字聚合酶連鎖反應（Digital PCR），基因甲基化分析（Bisulfite PCR）等。

由於第一類與第二類檢測技術之複雜度及成熟度差異甚大，因此特管辦法規範第一類

LDTs 申請案每件以申請 1 項檢測項目爲限，而第二類 LDTs 申請案則每件以申請 10 項檢測項目爲限。因此，申請 LDTs 審查須先確立檢測方法，並清楚說明其方法之特性及臨床應用。以藥物基因體學 LDTs 檢測項目而言，大部分的檢測標的皆爲已知之藥物代謝速率相關基因之生殖系基因變異（Germline gene variation），檢體通常是方便取得之周邊血液或口腔黏膜細胞，檢測技術也大多屬於 LDTs 第二類技術。然而，值得一提的是，藥物代謝基因變異比率於各族群之間差異頗大，每個地區或國家需建立符合當地需求之藥物基因體檢測。隨著大數據及人工智慧（Artificial Intelligence, AI）之快速發展，各國陸續發展精準醫療，大量進行當地族群之基因體篩檢，期於發現新的基因與疾病的關聯，建立適合當地族群之藥物基因體學檢測技術。基於精準醫療需求，以次世代基因定序方法預防性地全面篩檢藥物代謝基因變異逐漸普遍，則此類檢測技術亦可申請 LDTs 第一類檢測技術審查核准。

二、藥物不良反應與藥物代謝之基因多型性

(一)藥物不良反應與 HLA 基因多型性

關於藥物不良反應基因檢測，人類白血球抗原（Human Leukocyte Antigen, HLA）基因多型性可以說是最重要的一環。HLA 是白血球表面重要抗原蛋白，對於免疫反應扮演重要角色。特定的 HLA 基因型產物會與藥物結合而引發嚴重免疫反應，如史蒂芬強森症候群（Steven-Johnson Syndrome, SJS）等。主要症狀爲皮膚廣泛性脫落、壞死及黏膜糜爛等不良反應，且常侵犯口、鼻、眼、生殖器及肛門

等器官黏膜，嚴重時會波及肺、肝、腎、腸胃等其他器官，甚至引發致命。目前已知常見 HLA 基因多型性對於嚴重藥物副作用有決定性的影響爲 HLA-B*5701、HLA-B*1502、HLA-B*5801 等位基因（allele）等。HLA-B*5701 等位基因可造成抗愛滋藥物 Abacavir（Ziagen®）引發之強烈過敏[6,7]，HLA-B*1502 等位基因造成抗癲癇藥物 Carbamazepine（Tegretol®）引發之史蒂芬強森症候群[4,5]，而 HLA-B*5801 等位基因造成慢性痛風藥物 Allopurinol（Zyloprim®）引發之史蒂芬強森症候群及嚴重之毒性表皮溶解症（Toxic Epidermal Necrolysis, TEN）等嚴重副作用[8,9]。Carbamazepine（Tegretol®）是常見的第一線抗癲癇藥物，也常用於治療躁鬱症及三叉神經痛疾病。根據臺灣中研院之臨床研究發現，帶有 HLA-B*1502 等位基因的人服用 Carbamazepine 時，產生史蒂芬強森症候群的機率爲不帶有 HLA-B*1502 等位基因者的 2,500 倍。此外，HLA-B*1502 等位基因在華人及東南亞族群約占 5-20%，相較於西方高加索人、黑人及日本人（< 1%）高出許多，因此服用該藥物前篩檢 HLA-B*1502 等位基因在華人族群是很重要的。

目前常用之檢測 HLA-B*5701、HLA-B*1502、HLA-B*5801 等位基因（allele）方法爲以 PCR 爲基礎，並配搭序列特異性引子（Sequence-Specific Primer, SSP）、序列特異性寡核苷酸雜交探針（Sequence-Spcific Oligonucleotide Probe, SSOP）、定序分型（Sequencing-Based Typing, SBT），或直接定序（Sanger sequencing）技術進行檢測[10]。SSP 與 SSOP 技術乃是利用特異基因型之雜交探針或 PCR 引子辨識等位基因而產生檢測訊號，其檢測靈敏度高。目前多數實驗室是採用自行建立之分子檢驗方法進行此類基因檢測，認證實驗室在進行 LDTs 申請時，須清楚載明

表 12-1　常見藥物不良反應與藥物代謝基因多型性，及檢測技術、對應藥物，與臨床意義

基因	等位基因	檢測技術	對應藥物	臨床意義
HLA-B	HLA-B*1502 (rs144012689)	PCR-SSP PCR-SSOP SBT	Carbamazepine (Tegretol®)	SJS 避免用藥
HLA-B	HLA-B*1507	Sanger sequencing	Abacavir (Ziagen®)	嚴重 CD8 T cell 免疫反應 避免用藥
HLA-B	HLA-B*5801; (rs9263726)	PCR-SSP PCR-SSOP SBT	Allopurinol (Zyloprim®)	SJS 避免用藥
CYP2C9	*2, c.430C>T (rs1799853) *3, c.1075A>C (rs1057910)	Sanger sequencing	Warfarin (Coumadin®)	凝血功能不全，引發出血反應 Warfarin 適用劑量較低
VKORC1	-1639G>A (rs9923231)	Sanger sequencing	Warfarin (Coumadin®)	凝血功能不全，引發出血反應 Warfarin 適用劑量較低
UGT1A1	c.211G>A (rs4148323)	Sanger sequencing	Irinotecan (Campto®)	嚴重型腹瀉，嗜中性白血球低下 Irinotecan 適用劑量較低
NUDT15	c.415C>T (rs116855232)	Sanger sequencing	Azathioprine	骨髓過度抑制，白血球降低 Azathioprine 適用劑量較低

SJS: Steven-Johnson Syndrome（史蒂芬強森症候群）. PCR-SSP: PCR-sequence specific primer. PCR-SSOP: PCR-sequence specific oligonucleotide probe. SBT: sequencing-base typing.

所使用之檢測技術及對應之敏感度及專一性等檢驗方法特性。

(二)華法林（Warfarin, Coumadin®）藥物代謝基因多型性

藥物代謝基因多型性影響藥物代謝速率，進而影響藥物之適用劑量。依照藥物代謝基因多型性來決定藥物最初治療劑量目前在臨床上已普遍採納。細胞色素 CYP2C9（Cytochrome P450, family 2, subfamily C, polypeptide 9）與 VKORC1（Vitamin K epoxide Reductase Complex subunit 1）基因多型性為決定華法林（Warfarin, Coumadin®）藥物適用劑量之重要因素[11,12]。Warfarin 口服藥物廣泛被應用於預防深部靜脈栓塞、心房纖維細動或心臟瓣膜置換所引起之栓塞疾病。Warfarin 能夠干擾維他命 K 2,3 環氧還原酶（Vitamin K 2,3-epoxide Reductase, VKOR）之活性，進而抑制凝血因子功能，阻斷血栓凝集形成，而達到抗凝血之效果。因此，參與此藥物代謝途徑之酵素的基因多型性是決定 Warfarin 適用劑量之重要因素。過高的 Warfarin 劑量引起血液凝集不良

及內出血等症狀，相反地 Warfarin 劑量過低則無法有效降低凝血而造成血管栓塞之危險性上升。傳統上，病患服用 Warfarin 藥物初期會接受血液凝血酶原時間（Prothrombin Time, PT/INR）檢測，再依 PT/INR 測量值逐漸調整至適合劑量。然而，此作法無法避免劑量過高或過低引起之藥物副作用，及發生血栓或出血之危險。因此，Warfarin 治療前檢測相關基因多型性至為重要。

CYP2C9 之基因多型性主要發生在 Arg144/Tyr356/Ile359/Gly417。依這些位置核苷酸之序列，分為第一型、第二型（*2）與第三型（*3）。其中以第三型 CYP2C9 對於 Warfarin 之代謝速率最慢，適用之 Warfarin 藥物劑量也最低。VKORC1 基因之多型性則主要發生在第一基因內區（Intron 1）1173 位置，啟動子（promoter）區域 -1639 位置，以及 3 端非轉錄區（3' untranslated region）3730 位置。這些基因多型性之相對比率於世界上各族群中差異甚大，也造成了各族群病人所需的藥物劑量有所不同 [12,13]。值得注意的是，目前美國 Food & Drug Administration（FDA）已明訂 Warfarin 治療前應檢測這幾個位點之基因多型性，並依型別決定 Warfarin 最初之藥物劑量 [14]。

(三)化療藥物 Irinotecan（Campto®）代謝基因多型性

UGT1A1（Uridine-diphosphoglucuronosyl Transferase 1A1）之基因多型性是影響臨床化療藥物 Irinotecan（Campto®）副作用很重要因素 [15]。Irinotecan 是目前腸胃道癌症治療很普遍使用的化療藥物 [16]。UGT1A1 基因之 *28 等位基因（Allele）造成 Irinotecan 治療引發嚴重型腹瀉以及白血球嗜中性球低下等強烈副作用，因此用藥前應檢測病人是否為 *28 等位基因型 [17]。UGT1A1*28 等位基因乃是 UGT1A1

基因啟動子（Promoter）區域之 TA 重複序列增加而導致蛋白質酵素活性降低，進而減緩 Irinotecan 藥物在體內之代謝速率，引發強烈之副作用。UGT1A1 基因啟動子最常見的是 6 個 TA 鹼基序列重複。當重複的數量越多，則 UGT1A1 蛋白質表現就會降低，減少藥物在細胞內的代謝速度而產生副作用。目前常見之 UGT1A1*28 突變基因型為 7 個 TA 鹼基序列重複，並以同合子突變型（TA7／TA7 或 *28／*28）或異合子突變型（TA6／TA7 或 *1／*28）組合存在 [17]。常見之 UGT1A1*28 等位基因檢驗方法以 PCR 為主，並以基因定序或毛細管電泳分析 PCR 產物大小，已得知其 TA 鹼基序列重複數目是否改變，並分析是否為同合子或異合子突變型組合。

(四)Azathioprine 藥物代謝基因多型性

Nudix hydrolase 15（NUDT15）基因多型性是影響硫唑嘌呤（Azathioprine）藥物副作用之重要因素 [18]。Azathioprine 是嘌呤類似物的免疫抑制劑，普遍使用於腎臟移植手術防止排斥作用的輔助療法、全身性紅斑狼瘡、重度風溼性關節炎、急慢性白血病等。影響 Azathioprine 藥物代謝速率相關之 NUDT15 基因變異型為 c.415C>T p.Arg139cys，其造成中間產物 6-mercaptopurine（6-MP）累積，進而干擾核酸合成，導致骨髓抑制與肝毒性等嚴重副作用 [19]。因此，NUDT15 基因多型性影響 Azathioprine 之適用藥物劑量，C/C 基因型病人適用硫唑嘌呤藥物治療；而 C/T 或 T/T 基因型者，因藥物代謝之速率降低，則藥物劑量必須降低。NUDT15 基因變異型比率具有種族差異性，在亞洲族群較白人與黑人族群比率高，因此亞洲族群服用 Azathioprine 藥物前應檢測 NUDT15 基因多型性。目前常見的

NUDT15 c.415C>T 檢測方法爲 PCR 及核酸定序法。

三、酒精代謝基因多型性

酒精代謝基因多型性是評估酒精有毒代謝產物產生之重要生物指標。酒精（乙醇，C2H6O）進入人體後，首先經由乙醇去氫酶（Alcohol Dehydrogenase, ADH）將乙醇轉化成有毒的乙醛（Acetaldehyde, C2H4O），再由乙醛去氫酶（Aldehyde Dehydrogenase, ALDH）將乙醛轉化成無毒的乙酸（Acetic acid, CH3COOH），才會排出體外[20]。乙醛對人體是有毒害的，乙醛堆積會造成臉紅、噁心、嘔吐、頭痛、宿醉等所謂酒精不耐症（Alcohol flush syndrome）症狀，並且傷害肝臟、心血管系統，以及增加失智症風險[21,22]。世界衛生組織國際癌症研究署（International Agency for Research on Cancer, IARC）已將乙醛列爲一級致癌物，其物質長期累積於人體，會明顯提高癌症風險[23]。而攸關乙醛代謝速率之酵素乙醇去氫酶（ADH）與乙醛去氫酶（ALDH2）之基因多型性，已被證明會影響酵素活性而造成乙醛累積。因此，ADH1B 與 ALDH2 基因多型性檢測已被廣泛用於預測個體飲酒引發酒精毒性之相對危險性。

高活性的 ADH1B A/A（*2/*2）等位基因產物可快速代謝乙醇轉換成乙醛。影響乙醇代謝速率情形爲 ADH1B（NG_011435.1, rs1229984）基因型 A/A（*2/*2）＞ G/A（*1/*2）＞ G/G（*1/*1）。而 ALDH2（NG_012250.2, rs671）基因型產物之酵素活性爲 G/G（*1/*1）＞ G/A（*1/*2）＞ A/A（*2/*2）[21]。篩檢帶有高活性 ADH1 與低活性 ALDH2 基因型之個體，可以鑑定酒精毒性高危險族群，並及早因應避免飲酒傷身。

常見的 ADH1B 與 ALDH2 基因多型性檢測方法，是將血液或口腔檢體之核酸萃取後，進行 PCR 反應，再以 Sanger 定序進行序列分析。值得注意的是，酒精代謝基因之檢測結果雖可代表個體之酒精毒性敏感度與酒精引起不適感，但目前未明顯影響臨床治療藥物之不良反應或治療成效。而目前 LDTs 之檢測審查範圍主要在臨床藥物反應與治療方針選擇，因此酒精代謝基因檢測是否屬於 LDTs 審查範疇尚未定論。然而，根據史丹佛大學研究，臺灣人酒精代謝基因缺陷率高居世界第一，是酒精不耐症之高危險族群，因此酒精代謝基因多型性檢測促進國人健康是有重要性的。

四、藥物基因檢測 LDTs 申請之注意事項

藥物基因體基因變異通常以 PCR 技術爲基礎，並搭配專一辨識野生型或變異型核酸序列之 PCR 引子或雜交探針來進行檢測。此類檢測技術可能因檢測目標位點之外的位置發生變異而影響檢測正確性。而藥物代謝基因之變異機率高，因此對於檢測結果之解讀與詮釋需謹慎爲之。當檢測目標位點鄰近區域發生變異可能會影響 PCR 引子之專一性或雜交探針之結合能力，而干擾結果判讀。必須注意的是，隨著檢測方法不同，造成僞陽性與僞陰性之原因與影響程度也不同。申請 LDTs 審查時，須述明使用之檢測技術，該方法學偵測極限，以及相關之僞陽性與僞陰性結果可能性，並且說明其對於病患服用藥物後續可能產生之風險。

以 HLA-B*15:02 爲例，當使用 PCR-SSP 爲檢測技術時，PCR 引子之位置不同，會造成僞陽性之基因變異型也略有不同。常見之造成 HLA-B*15:02 基因型僞陽性結果的變異型別爲 HLA-B*15:112、HLA-B*15:13、HLA-

B*15:139、HLA-B*15:144 等四種，這些資訊須清楚註明於檢驗報告中 [24,25]。

五、藥物基因體學 LDTs 發展之展望

　　藥物基因體學是了解並預測藥物不良反應與代謝速率之重要研究領域。由於藥物代謝基因型之篩檢對於預防強烈副作用以及選擇合適藥物非常重要，理想上吾人應於尚未接觸相關藥物治療之前就施行篩檢，建立個人特有之「藥物代謝基因型身分證」。一旦罹病需接受相關藥物治療時，可直接依藥物基因型別選擇適合藥物，以精準醫療模式實踐。因此以次世代基因定序（Next Generation Sequencing, NGS）大量篩檢藥物代謝基因多型性是可見的趨勢 [26,27]。而許多藥物代謝基因檢測在可能會由針對特定基因分析之第二類 LDTs 技術轉換為較複雜之第一類 LDTs 技術。拓展大量藥物代謝基因之同步分析，將是藥物基因體學 LDTs 檢測之重要使命。以臺灣而言，臺灣精準醫療計畫（Taiwan Precision Medicine Initiative）為中央研究院與全國北中南多個醫學中心共同執行的大規模研究計畫，透過運用全基因體關聯性分析、大數據分析與人工智慧，期望建立國人常見疾病的風險評估模式。此等大規模基因體研究計畫有助於建立國人重要藥物代謝基因體分析模式，提升用藥安全及效能，並嘉惠個人化健康管理。

學習評估

1. 說明藥物不良反應與代謝基因多型性常見之分子檢驗技術。
2. 說明常見之藥物不良反應基因變異型及檢測方法。
3. 說明篩檢華法林（Warfarin, Coumadin®）藥物最適合劑量之分子檢驗方法。
4. 說明篩檢酒精不耐症（Alcohol Flush Syndrome）基因型之分子檢驗方法。
5. 試說明藥物基因體學 LDTs 發展之趨勢。

參考文獻

1. Budelier MM, Hubbard JA. The regulatory landscape of laboratory developed tests: Past, present, and a perspective on the future. J Mass Spectrom Adv Clin Lab 2023; 28: 67-9.
2. Pirmohamed M. Pharmacogenomics: current status and future perspectives. Nat Rev Genet 2023; 24: 350-62.
3. Hockings JK, Pasternak AL, Erwin AL, et al. Pharmacogenomics: An evolving clinical tool for precision medicine. Cleve Clin J Med 2020; 87: 91-9.
4. Chen P, Lin JJ, Lu CS, et al. Carbamazepine-induced toxic effects and HLA-B*1502 screening in Taiwan. N Engl J Med 2011; 364: 1126-33.
5. Phillips EJ, Mallal SA. HLA-B*1502 screening and toxic effects of carbamazepine. N Engl J Med 2011; 365: 672-3.
6. Ma JD, Lee KC, Kuo GM. HLA-B*5701 testing to predict abacavir hypersensitivity. PLoS Curr 2010; 2: RRN1203.
7. Mallal S, Phillips E, Carosi G, et al. HLA-B*5701 screening for hypersensitivity to abacavir. N Engl J Med 2008; 358: 568-79.
8. Hung SI, Chung WH, Liou LB, et al. HLA-B*5801 allele as a genetic marker for severe cutaneous adverse reactions caused by allopurinol. Proc Natl Acad Sci USA 2005; 102:

4134-9.

9. Stamp LK, Chapman PT. Allopurinol hypersensitivity: Pathogenesis and prevention. Best Pract Res Clin Rheumatol 2020; 34: 101501.

10. Bunce M, Passey B. HLA typing by sequence-specific primers. Methods Mol Biol 2013; 1034: 147-59.

11. Chern HD, Ueng TH, Fu YP, et al. CYP2C9 polymorphism and warfarin sensitivity in Taiwan Chinese. Clin Chim Acta 2006; 367: 108-13.

12. Yuan HY, Chen JJ, Lee M, et al. A novel functional VKORC1 promoter polymorphism is associated with inter-individual and inter-ethnic differences in warfarin sensitivity. Hum Mol Genet 2005; 14: 1745-51.

13. Wen MS, Lee M, Chen JJ, et al. Prospective study of warfarin dosage requirements based on CYP2C9 and VKORC1 genotypes. Clin Pharma Thera 2005; 84: 83-9.

14. Gage BF, Fihn SD, White RH. Management and dosing of warfarin therapy. Am J Med 2000; 109: 481-8.

15. Yang Y, Zhou M, Hu M, et al. UGT1A1*6 and UGT1A1*28 polymorphisms are correlated with irinotecan-induced toxicity: A meta-analysis. Asia Pac J Clin Oncol 2018; 14: e479-89.

16. Harada K, Yamamura T, Muto O, et al. Correlation of *UGT1A1* gene polymorphisms or prior irinotecan treatment and treatment outcomes of manoliposomal-irinotecan plus 5-fluorouracil/leucovorin for pancreatic ductal adenocarcinoma: a multicenter, retrospective cohort study (HGCSG2101). J Clin Med 2023; 12: 1596.

17. Cheng L, Li M, Hu J, et al. UGT1A1*6 polymorphisms are correlated with irinotecan-induced toxicity: a system review and meta-analysis in Asians. Cancer Chemother Pharmacol 2014; 73: 551-60.

18. Khaeso K, Udayachalerm S, Komvilaisak P, et al. Meta-analysis of *NUDT15* genetic polymorphism on thiopurine-induced myelosuppression in Asian populations. Front Pharmacol 2021; 12: 784712.

19. Wang CW, Chi MH, Tsai TF, et al. Implementation of NUDT15 genotyping to prevent Azathioprine-induced leukopenia for patients with autoimmune disorders in Chinese population. Clin Pharmacol Ther 2022; 112: 1079-87.

20. Sakiyama M, Matsuo H, Akashi A, et al. Independent effects of ADH1B and ALDH2 common dysfunctional variants on gout risk. Sci Rep 2017; 7: 2500.

21. Peng GS, Yin JH, Wang MF, et al. Alcohol sensitivity in Taiwanese men with different alcohol and aldehyde dehydrogenase genotypes. J Formos Med Assoc 2002; 101: 769-74.

22. Burton R, Sheron N. No level of alcohol consumption improves health. Lancet 2018; 392: 987-8.

23. Carreón-Valencia T. IARC Publications: Acetaldehyde. https://publications.iarc.fr/.

24. Chang CC, Ng CC, Too CL, et al. Association of HLA-B*15:13 and HLA-B*15:02 with phenytoin-induced severe cutaneous adverse reactions in a Malay population. Pharmacogenomics J 2017; 17: 170-3.

25. Rahal M, Kervaire B, Villard J, et al. DNA typing by microbead arrays and PCR-SSP: apparent false-negative or -positive hybrid-

ization or amplification signals disclose new HLA-B and -DRB1 alleles. Tissue Antigens 2008; 71: 238-41.

26. Zhou Y, Lauschke VM. Next-generation sequencing in pharmacogenomics - fit for clinical decision support? Expert Rev Clin Pharmacol 2024; 17: 213-23.

27. Nishimura AA, Shirts BH, Dorschner MO, et al. Development of clinical decision support alerts for pharmacogenomic incidental findings from exome sequencing. Genet Med 2015; 17: 939-42.

第十三章　神經退化性疾病之基因檢測

林詠峯

內容大綱

神經退化性疾病簡介

神經退化性疾病的致病因與遺傳學

    阿茲海默症（Alzheimer's Disease, AD）

    額顳葉失智（Frontotemporal Dementia, FTD）

    血管性失智（Vascular Dementia, VaD）

    路易體失智（Lewy Body Dementia, LBD）

    肌萎縮側索硬化症（Amyotrophic Lateral Sclerosis, ALS）

    亨丁頓舞蹈症（Huntington's Disease, HD）

    脊髓小腦失調症（Spinocerebellar Ataxia, SCA）

    普里昂疾病（Prion Disease）

    其他罕見或非特異神經退化性疾病

常用之基因檢測方法

    檢測方法

    臨床考量

學習評估

參考文獻

學習目標

1. 了解神經退化與失智的關係。
2. 知道常見神經退化性疾病的種類和盛行率。
3. 探討各種神經退化性疾病的致病基因和機轉。
4. 認識常用於神經退化性疾病的基因檢測方法。

一、神經退化性疾病簡介

神經退化性疾病（Neurodegenerative diseases）是一類影響中樞和周圍神經系統的疾病，其特徵是神經元結構或功能上的進行性喪失甚至死亡，導致運動失調（Ataxia）或失智（Dementia）等問題，其中尤以失智帶來的負擔最為沉重，儘管這些疾病的病因或發病的部位有些不同（圖 13-1），但晚期皆會導致失智。這也不僅是個人的，更是家庭、照護機構和國家社會的負擔和難題[1]。

全球的失智症盛行率將近 1%，並且以每 20 年左右就翻倍的速率在增長；在美國，失智症的死亡人數，甚至高於乳癌和攝護腺癌的總合。台灣失智症協會依據國家發展委員會公告之「中華民國人口推估」的資料，加上失智症盛行率推估，2050 年時，每 100 個臺灣人中，會有 4 個失智者；而 100 位 65 歲以上老人中，可能超過 10 位是失智者（表 13-1）[3]。

由於沒有已知的方法可以逆轉神經元的退化，因此這些疾病被認為是無法治癒的。然而，早期診斷和介入仍可以減緩病程發展，提升患者的健康品質和生命尊嚴。待醫學持續發展，相信有效的治療方案指日可待。目前診斷多以心智或神經學量表加上常見疾病之檢驗排除為主；雖然從腦脊髓液和神經影像學建立的檢測方法可能很有價值；不過，在成本效益、安全性和時效性上，仍存在許多缺點；不是太貴、風險太高，就是發現得太晚。如今，基因體學的進步正在擴大神經退化性疾病基因檢測的範圍，可用於診斷和預測疾病的發展，並可在醫療機構和認證實驗室中進行。已知的神經退化性疾病相當多，表 13-2 中列出一些較常被研究的疾病和其致病基因。

導致失智的神經退化性疾病，依盛行率排名為阿茲海默症（Alzheimer's Disease, AD）、血管性失智症（Vascular Dementia, VaD）、路易體失智症（Lewy Body Dementia,

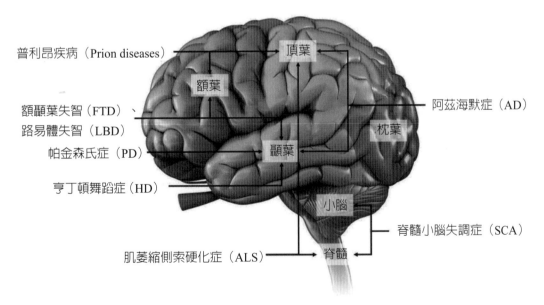

圖 13-1　常見神經退化性疾病最初影響的腦區分布[2]。

表 13-1　臺灣失智人口推估[3]

公元年	2020	2030	2040	2050
總人口（千人）	23,375	23,140	22,024	20,157
總人口 失智盛行率	1.34%	1.97%	3.00%	3.97%
65 歲以上 失智盛行率	7.64%	7.77%	9.51%	10.67%

表 13-2　常見神經退化性疾病列表

疾病名稱	致病基因	功能／機轉	備註
阿茲海默症 （Alzheimer's Disease, AD）	APP	細胞黏附和移動、突觸形成和可塑性／被分解後產生 Aβ	—
	PSEN1/2	APP 蛋白酶切／促進 Aβ 產生	—
	APOE	脂質運送和代謝	同為 LBD、VaD 致病基因
血管性失智症 （Vascular Dementia, VaD）	APOE	脂質運送和代謝	同為 AD、LBD 致病基因
	NOTCH3	基因轉錄促進和細胞命運調節	—
額顳葉失智症 （Frontotemporal Dementia, FTD）	C9orf72	基因調控／非編碼區重複擴增	同為 ALS 致病基因
	MAPT	微管附著蛋白 tau／超磷酸化	—
	GRN	神經元生存促進和發炎調節	—
	TARDBP	RNA 生合成和後製	—
路易體失智症 （Lewy Body Dementia, LBD）	GBA	脂質和細胞膜降解	—
	APOE	脂質運送和代謝	同為 AD、VaD 致病基因
帕金森氏症 （Parkinson's Disease, PD）	SNCA	突觸小泡運輸之調節	—
	LRRK2	神經可塑性和囊泡運輸相關蛋白之磷酸化	—
	PARK2	E3 泛素組成蛋白	—
	PINK1	粒線體保護性蛋白之磷酸化	—
	PARK7	粒線體功能維護	—
肌萎縮側索硬化症 （Amyotrophic Lateral Sclerosis, ALS）	SOD1	抗氧化作用	—
	C9orf72	基因調控／非編碼區重複擴增	同為 FTD 致病基因

續表 13-2　常見神經退化性疾病列表

疾病名稱	致病基因	功能／機轉	備註
亨丁頓舞蹈症（Huntington's Disease, HD）	HTT	細胞內運輸附屬蛋白／CAG 三核苷酸重複擴增	
脊髓小腦失調症（Spinocerebellar Ataxia or Atrophy, SCA）	ATXN1	基因調控／CAG 三核苷酸重複擴增	
	ATXN2	EGFR 運輸調節／CAG 三核苷酸重複擴增	
	ATXN3	去泛素化／CAG 三核苷酸重複擴增	
	TBP	基因調控／CAG 或 CAA 三核苷酸重複擴增	
普利昂疾病（Prion Diseases）／傳染性海綿狀腦病（Transmisible Spongiform Encephalopathy, TSE）	PRNP	可能參與神經發育和突觸可塑性／錯誤折疊	亦會引發狂牛症／庫賈氏症（Creutzfeldt-Jakob disease, CJD）

LBD）、額顳葉失智症（Frontotemporal Dementia, FTD）、帕金森氏症（Parkinson's Disease, PD），以及其他罕見疾病等（圖 13-2）[4]。以下將就這些疾病的致病因和遺傳學，依相似性分群和探討。

二、神經退化性疾病的致病因與遺傳學

(一)阿茲海默症（Alzheimer's Disease, AD）

　　阿茲海默症是最常見的神經退化性疾病，主要影響老年人。其特徵是大腦中異常的 β- 類澱粉蛋白（Amyloid Beta, Aβ）沉積和變性的 tau 蛋白纏結，導致記憶力喪失、認知功能下降、語言障礙和行為改變。目前，阿茲海默症的確切病因尚不完全清楚，但遺傳和環境都被認為是可能的風險因素[5]。

1. 致病因

　　β- 類澱粉斑塊（Amyloid plaques）：在阿茲海默症患者的大腦中，β- 類澱粉蛋白沉積形成斑塊，這些斑塊干擾神經細胞之間的信號傳遞，並引發免疫反應，導致神經細胞損傷和死亡。

　　Tau 蛋白纏結（Neurofibrillary tangles）：Tau 蛋白是神經細胞中微管的一部分，在阿茲海默症中，Tau 蛋白異常磷酸化，導致其纏結，破壞細胞內部的輸送系統，最終導致細胞死亡。

　　代謝症候群（Metabolic syndrome）：代謝症候群是一組風險因素的集合，包括肥胖、胰島素抗性、高血壓、高血糖和血脂異常等。越來越多的證據顯示，代謝症候群也與認知功能下降和阿茲海默症的風險增加有關[6]。

　　神經發炎（Neuroinflammation）：大腦中的免疫細胞（如小膠質細胞）的過度活化會引發神經炎症，進一步損傷神經元。

神經傳遞物質失衡：阿茲海默症患者的大腦中，某些神經傳遞物質（如乙醯膽鹼）的水平降低，影響了記憶和學習功能。

2. 遺傳學

阿茲海默症的遺傳因素分為早發性和晚發性兩類。早發性阿茲海默症（Early-onset Alzheimer's disease），通常發生在 65 歲之前，占所有病例的不到 5%。與 3 個主要基因突變相關：APP（類澱粉前驅蛋白）、PSEN1（早老素 1）和 PSEN2（早老素 2）。這些突變導致 Aβ 胜肽產生增加，促進斑塊形成。晚發性阿茲海默症（Late-onset Alzheimer's disease）通常發生在 65 歲之後，是最常見的類型，主要與 APOE 基因的 ε4 等位基因相關。攜帶一個 APOE-ε4 等位基因會增加患病風險，而攜帶兩個等位基因的風險更高。APOE-ε4 影響 Aβ 蛋白的代謝和清除[7]。

(1) APP 基因突變

APP 基因在阿茲海默症的病程發展中至關重要，該基因的突變可導致 APP 的異常分解，進而引發 Aβ 胜肽的囤積和毒性。

常見的 APP 基因突變[8]：

(A) Swedish（KM670/671NL），突變點接近 β 分泌酶（Secretase）切割位置，會提高 APP 與 β 分泌酶的親和力和分解活性，增加 Aβ 胜肽的產生。

(B) Flemish（A692G）、Dutch（E693Q）、Italian（E693K）、Arctic（E693G）、Iowa（D694N）等，會影響 Aβ 胜肽的聚集，導致腦類澱粉血管病。

(C) Austrian（T714I）、Iranian（T714A）、German（V715A）、French（V715M）、Florida（I716V）、London（V717I）、Indiana（V717L）等，突變點接近 γ 分泌酶切割位置，會提高 APP 與 γ 分泌酶的親和力與分解活性，增加 Aβ 胜肽的產生。

(2) PSENs 基因突變

PSEN1 和 PSEN2，編碼的 presenilin 1 和 presenilin 2 蛋白是 γ- 分泌酶複合體的重要組成分，參與 APP 的分解，從而產生 Aβ 胜肽。已知的 PSEN1 基因突變位點有 **F105L**、**I143T**、**M146L**、**H163R**、**L166P**、**G206A**、**P264L**、**E280A**、**A431E**、**ΔE9**（第 9 外顯子整體缺失）等。常見的 PSEN2 基因突變位點有 **R62H**、**T122R**、**S130L**、**N141I**、**M174V**、**G206A**、**M239V**、**E313G**、**V393M**、**D439A**。

(3) APOE 基因多型性

APOE（Apolipoprotein E）基因編碼載脂蛋白 E，它在脂質代謝中扮演重要角色。APOE 基因有 3 種主要等位基因（多型性），即 ε2、ε3 和 ε4，這些多型性與阿茲海默症（AD）的風險有密切關係。

APOE 基因多型性的主要差異來自於兩個單核苷酸多態性（SNP）位點：

(A) **rs429358**：這個 SNP 位於第 112 位密碼子。當該位置的鹼基為 T 時，編碼的氨基酸為半胱胺酸（Cysteine）；當為 C 時，則編碼為精胺酸（Arginine）。

(B) **rs7412**：這個 SNP 位於第 158 位密碼子。當該位置的鹼基為 C 時，編碼的氨基酸為精胺酸；當為 T 時，則編碼為半胱胺酸。

這些組合產生了 APOE 基因的 3 種主要等位基因：

(A) **ε2**：由 rs429358 的 T 和 rs7412 的 T 組成。（Cys112/158）：被認為是保護性的，與 AD 風險降低相關。

(B) **ε3**：由 rs429358 的 T 和 rs7412 的 C 組成。（Cys112/Arg158）：最常見的等位基因，不明顯增加或降低 AD 風險。

(C) ε4：由 rs429358 的 C 和 rs7412 的 C 組成。
（Arg112/158）：是 AD 風險的重要基因
標誌。攜帶一個 ε4 等位基因會增加患 AD
的風險，攜帶兩個 ε4 等位基因（即 ε4/
ε4）風險更高。

(4) 環境因素

年齡：年齡是最顯著的風險因素，隨著年
齡增長，患病風險顯著增加。

家庭病史：有家族病史的人患病風險更
高，特別是直系親屬中有阿茲海默病患者的情
況下。

心血管健康：高血壓、高膽固醇和糖尿病
等心血管疾病與阿茲海默症的發病有一定關
聯。

生活方式：飲食、體力活動和社交活動等
因素也會影響患病風險。健康的生活方式，如
地中海飲食、定期運動和積極的社交生活，可
能降低患病風險。

結論

阿茲海默症是一種多因素導致的複雜疾
病，其致病因包括遺傳和環境因素。早發性和
晚發性阿茲海默病在遺傳學上的差異顯示了不
同的基因機制。雖然目前尚無根治方法，但理
解這些致病因和遺傳學有助於開發更有效的治
療和預防策略。

血液中的 Aβ、Tau、神經纖維蛋白（NfL）
和許多特異性分子的含量，可以用於阿茲海默
症的輔助診斷，也可以用於預測阿茲海默症患
者的疾病進展速度和治療效果評估。

(二) 額顳葉失智（Frontotemporal Dementia, FTD）

額顳葉失智是一種主要影響前額葉和顳葉
的神經退行性疾病，這些腦區與個性、行為、
語言和執行功能有關。FTD 是早發性失智中
較常見的一種，通常在 45 至 65 歲之間發病。
其致病原因和遺傳學機制較為複雜，涉及多種
基因和病理過程[9]。

1. 致病因

FTD 的病因可分為遺傳性和非遺傳性因
素：

(1) 蛋白質病理

FTD 的主要病理特徵是異常蛋白質的積
累，這些蛋白質包括：
(A) **Tau 蛋白**：Tau 蛋白的異常磷酸化和聚集
是 FTD 的一種常見病理特徵，尤其在與
tau 基因（MAPT）相關的 FTD 中。
(B) **TDP43 蛋白**：TDP43 蛋白（TARDBP 基
因產物）的錯誤折疊和積累是另一種主要
病理特徵，尤其在 C9orf72 和 GRN 基因
突變相關的 FTD 中。

(2) 神經炎症

研究顯示，神經炎症在 FTD 的發展中起
著重要作用。炎症反應可能導致神經元損傷和
死亡，加速病情進展。

(3) 神經變性

由於額葉和顳葉的神經元變性，這些腦區
的功能逐漸喪失，導致行為、語言和認知功能
的明顯改變。

2. 遺傳學

FTD 具有顯著的遺傳異質性，約有 30-
50% 的 FTD 病例有家族史。主要涉及的基因
包括：

(1) C9orf72 基因

C9orf72 基因重複擴增是最常見的 FTD

和肌萎縮性脊髓側索硬化症（ALS）之遺傳原因。這種重複擴增導致基因表達異常，並與TDP-43 蛋白病理有關。

(2) MAPT 基因

MAPT 基因突變導致 Tau 蛋白的異常。這些突變與 FTD 相關，特別是在伴有 Tau 病理的病例中。

(3) GRN 基因

GRN 基因突變導致顆粒蛋白（Progranulin）缺乏，這種蛋白質在神經元生存和炎症調節中起著重要作用，GRN 突變與 TDP43 病理有關。

(4) 其他基因

還有其他一些基因與 FTD 有關，如VCP、CHMP2B、TARDBP 等，但這些基因突變相對較少見。

結論

額顳葉失智是一種異質性很高的疾病，其致病機制涉及多種蛋白質病理、神經炎症和神經變性過程。遺傳因素在 FTD 中起著重要作用，特別是在有家族史的病例中。了解這些致病因子和遺傳機制，有助於開發針對 FTD 的治療策略和診斷工具。

(三) 血管性失智（Vascular Dementia, VaD）

血管性失智是一種由腦血管病變引起的認知障礙。其特徵是由於腦血流減少或血管損傷，導致腦組織受損和功能喪失[10]。

1. 致病因

(1) 腦梗塞

(A) 由於大腦中的血管阻塞，血流被切斷，導致腦組織缺血和壞死。

(B) 大範圍腦梗塞或多發性小梗塞均可導致血管性失智。

(2) 腦出血

大腦內出血會直接損傷腦組織，並且可能導致血腫壓迫周圍結構，進一步影響腦功能。

(3) 小血管病變

(A) 小血管病變如腔隙性梗塞（Lacunar infarcts）和白質損傷，是血管性失智的常見原因。

(B) 腔隙性梗塞是由於大腦深部的小穿通動脈阻塞引起的，而白質損傷通常是慢性缺血所致。

(4) 多發梗塞性失智

由於多個小血管阻塞引起的多個腦梗塞，這種情況會逐漸累積，最終導致認知功能顯著下降。

(5) 血流動力學異常

全身性低血壓、心臟病（如心房顫動）或其他影響全身血流動力學的疾病，也可能影響腦血流，導致血管性失智。

2. 遺傳學

血管性失智的遺傳因素不像阿茲海默病那樣明顯，但仍有一些基因被認為與其風險增加相關。遺傳學在血管性失智中的角色主要通過影響心血管健康和腦血管結構來實現。

(1) APOE 基因

APOE ε4 等位基因與阿茲海默病風險增加相關，同樣也被認為與血管性失智風險相關。APOE 基因變異影響脂質代謝，從而影響動脈硬化和血管健康。

(2) NOTCH3 基因

NOTCH3 基因突變與家族性腦小動脈病變及腦白質病變（CADASIL）相關。CADASIL 患者通常在中年出現中風或其他血管性事件，最終導致認知障礙。

(3) 其他相關基因

研究發現一些與高血壓、糖尿病和心血管疾病相關的基因變異也可能影響血管性失智的風險。這些基因包括影響血壓調節的 AGT、ACE 和 MTHFR 等基因。

結論

血管性失智由於其複雜的病理機制和多樣的臨床表現，仍然是認知障礙研究中的一個重要領域。透過深入研究其致病機制和遺傳學，將有助於開發更有效的預防和治療措施。

(四)路易體失智（Lewy Body Dementia, LBD）

路易體失智特徵是由 α- 突觸核蛋白（Alpha-synuclein）形成的路易小體在腦內的聚集，可分為兩種類型：帕金森氏症（Parkinson's Disease, PD）主要影響大腦顳葉；以及其他路易體失智，主要影響額葉。兩者在臨床表現和病理機制上有很多重疊之處。以下是對 LBD 的致病因和遺傳學的描述[11]：

1. 帕金森氏症（Parkinson's Disease, PD）

帕金森氏症則主要影響運動系統，主要症狀包括震顫、運動遲緩、肌肉僵硬和平衡障礙。這種疾病的病理特徵是多巴胺神經元在黑質區域的喪失，以及路易體（Lewy bodies）的形成。其病因也尚未完全明瞭，但被認為是遺傳和環境因素共同作用的結果[12]。

(1) 致病因

(A) **路易體（Lewy bodies）**：帕金森氏症患者的神經元中常見的病理標誌是路易體，這些是由 α- 突觸核蛋白錯誤折疊和聚集形成的胞質內包涵體，導致神經元功能障礙和死亡。

(B) **氧化壓力（Oxidative stress）**：氧化壓力也是帕金森氏症的一個重要因素。由於氧化壓力，細胞中的活性氧（Reactive Oxygen Species, ROS）水平升高，這會損害細胞膜、蛋白質和 DNA，進一步促進神經元死亡。

(C) **粒線體功能障礙（Mitochondrial dysfunction）**：帕金森症患者的粒線體功能常常受到損害，這會導致能量產生減少和細胞死亡的增加。

(D) **神經發炎（Neuroinflammation）**：小膠質細胞的過度活化和持續的神經炎症反應，也被認為是帕金森氏症的重要病理過程之一。

(E) **多巴胺神經元喪失（Loss of dopaminergic neurons）**：中腦黑質緻密部（Substantia nigra pars compacta）的多巴胺神經元會逐漸喪失，導致紋狀體（Striatum）中的多巴胺水平顯著下降。這種神經傳遞物質的缺乏導致運動功能障礙，如震顫、運動遲緩和肌肉僵硬。

(2) 遺傳學

雖然大多數帕金森症病例是偶發性的（Sporadic，即無家族病史），但約 10-15% 的病例與遺傳因素有關。幾個與帕金森氏症相關的基因被稱為 PARK 基因，包括 SNCA、LRRK2、PARK2、PINK1 和 DJ-1。

(A) **SNCA（Alpha-Synuclein）**：SNCA 基因編碼 α- 突觸核蛋白，這是路易體的主要組成部分。SNCA 基因突變或基因重複會導

致蛋白質聚集,增加患病的風險。

常見的 SNCA 基因突變:A18T、A30P、E46K、H50Q、G51D、A53E、A53T

這些突變通常會導致 α- 突觸核蛋白的結構改變,進而影響其功能和細胞內的處理方式,具體表現包括:

- **蛋白質聚集**:α- 突觸核蛋白突變可促進其錯誤折疊和聚集,形成稱為路易體的小體,這是帕金森病的病理標誌之一。
- **神經毒性**:突變的 α- 突觸核蛋白可導致神經元損傷和死亡,特別是在多巴胺能神經元中。
- **粒線體功能障礙**:α- 突觸核蛋白突變可能影響粒線體功能,導致細胞能量代謝紊亂。
- **細胞膜相互作用**:突變的 α- 突觸核蛋白可能與細胞膜有異常相互作用,影響細胞內的運輸和訊息傳導。

(B) **LRRK2(Leucine-Rich Repeat Kinase 2,富亮氨酸重複激酶 2)**:LRRK2 基因編碼一種複合酶,包括蛋白激酶和 GTP 酶兩個功能區域。LRRK2 基因突變是最常見的遺傳性病因之一,尤其在某些族群中(如北非和中東地區)。這些突變可導致蛋白質的功能異常,進而引發神經元損傷。

常見的 LRRK2 基因突變:G2019S(最常見的帕金森氏症相關突變)、**R1441C/G/H、Y1699C、I2020T、N1437H、G2385R**(亞洲人群中特別常見)。

LRRK2 基因的突變會導致其編碼的蛋白質功能異常,進而影響細胞功能和神經元的存活:

- **增加激酶活性**:多數突變(如 G2019S)會導致 LRRK2 的激酶活性增強,促使異常的磷酸化作用,這可能損害細胞功能。
- **蛋白質聚集**:突變可能導致 LRRK2 蛋白質的錯誤折疊和聚集,影響細胞內的蛋白質清除機制。
- **細胞信號傳導異常**:LRRK2 突變會干擾多種細胞信號通路,影響細胞的存活和功能。
- **粒線體功能障礙**:突變的 LRRK2 蛋白可能影響粒線體功能,導致細胞能量代謝問題。
- **自噬障礙**:LRRK2 突變會干擾自噬過程,這是一種細胞清除受損蛋白質和細胞器的重要機制。

(C) **PARK2(Parkin)**:PARK2 基因,又稱 PRKN 基因、編碼 parkin 蛋白。這種蛋白質在泛素—蛋白酶體系統中發揮重要作用,有助於標記受損蛋白質以供降解。PARK2 基因突變與早發性帕金森氏症有關。Parkin 蛋白是 E3 泛素連接酶,與蛋白質降解系統相關,其突變可導致蛋白質清除障礙。

常見的 PARK2 基因突變:PARK2 基因的突變包括點突變、缺失和插入,這些突變可導致蛋白質功能喪失或減弱。以下是一些常見的 PARK2 基因突變:

- **點突變:R275W、T240R、R42P、G328E。**
- **缺失**:單個或多個外顯子的缺失,例如:第 3、4、7、12 號外顯子的缺失,是 PARK2 基因常見的結構變異。
- **插入 / 重複**:小片段插入或重複也會導致 PARK2 基因功能喪失,如第 2 號外顯子的重複。

PARK2 基因的突變會導致 Parkin 蛋白功能喪失或減弱,進而影響神經元的存活和功能:

- **蛋白質降解障礙**:突變的 Parkin 蛋白不能有效標記受損蛋白質,導致有害蛋白質積累,這會損害細胞功能。

- **粒線體功能障礙**：Parkin 參與粒線體品質控制，突變會導致粒線體功能紊亂和氧化壓力。
- **自噬障礙**：Parkin 突變會影響自噬作用的正常進行，進一步促進神經元損傷。
- **神經元死亡**：功能喪失的 Parkin 蛋白會導致神經元、特別是多巴胺神經元的死亡。

(D) PINK1 和 PARK7（DJ-1）：PINK1（PTEN induced kinase 1）基因編碼一種粒線體激酶，在保護粒線體功能和維持細胞健康方面發揮重要作用。這兩個基因的突變也與早發性帕金森氏症有關，通常在 50 歲之前發病。PINK1 與粒線體品質控制有關，而 DJ-1 參與抗氧化壓力反應。

PINK1 基因突變多樣，包括點突變、插入和缺失等。以下是一些已知的常見突變：

- **點突變：G309D、Q456X、L347P**。
- **插入和缺失：W437X**（變爲終止密碼子）、**Exon 2 deletion**（第 2 號外顯子的缺失，導致蛋白質功能喪失）。

PINK1 基因的突變通常會導致其編碼的蛋白質功能喪失或減弱，這會對細胞特別是神經元造成多方面的影響：

- **粒線體功能障礙**：PINK1 在粒線體健康和功能維持中發揮關鍵作用，突變會導致粒線體膜電位下降和功能障礙。
- **自噬 - 溶酶體途徑障礙**：PINK1 與 parkin 蛋白協同工作標記受損粒線體進行自噬，突變會干擾這一過程，導致受損粒線體積累。
- **氧化壓力增加**：粒線體功能障礙會增加細胞內的氧化壓力，進一步損害細胞和神經元。
- **神經元死亡**：功能喪失的 PINK1 會導致多巴胺神經元的死亡，這是帕金森病的主要病理特徵。

(E) PARK7：PARK7 基因編碼一種多功能蛋白，該蛋白在抗氧化反應、細胞保護和粒線體功能維持中發揮重要作用。該基因突變通常導致蛋白質功能的喪失或減弱。

常見的 PARK7 基因突變：包括點突變、缺失等，這些突變會影響蛋白質的結構和功能。

- L166P 是最常見且具病理意義的點突變；另外還有 M26I 和 A104T。
- 缺失和插入：Exon 1 缺失。

PARK7 基因的突變對細胞特別是神經元的影響包括：

- **抗氧化能力減弱**：PARK7 突變會降低細胞清除活性氧（ROS）的能力，增加氧化應激。
- **蛋白質功能喪失**：突變的 PARK7 蛋白結構不穩定，易於降解，無法正常行使保護細胞的功能。
- **粒線體功能障礙**：PARK7 蛋白參與維持粒線體功能，突變會導致粒線體損傷和功能紊亂，影響細胞能量代謝。
- **神經元死亡**：功能喪失的 PARK7 蛋白會導致神經元特別是多巴胺神經元的死亡。

(3) 環境因素

農藥暴露：長期暴露於某些農藥，如殺蟲劑和除草劑，已被證明會增加患帕金森病的風險。

重金屬暴露：暴露於鉛、錳和鐵等重金屬也可能增加風險。

頭部外傷：有研究表明，頭部外傷可能增加患帕金森病的風險。

生活方式：吸菸和咖啡攝入與帕金森病風險降低有關，但具體機制尚不清楚。

2. 其他路易體失智的遺傳學

其他路易體失智的遺傳因素比較少被研

究，但以下基因與其發病有關：

- GBA 基因，其突變與 LBD 以及帕金森氏症的風險增加有關。GBA 基因編碼葡糖腦苷脂酶，這種酶的功能減弱會導致 α- 突觸核蛋白的代謝障礙。
- APOE ε4 等位基因，這與阿茲海默病風險增加有關，亦可能增加 LBD 的風險。
- 其他基因，包括 LRRK2、MAPT 等基因也被認為與其他路易體失智有一定關聯，但具體機制尚不完全清楚。

(1) 其他路易體失智的臨床表現

LBD 的臨床表現多樣，常見症狀包括：

(A) 認知功能障礙：注意力、執行功能和視覺空間能力的顯著波動。短期記憶受損，但通常不如阿茲海默病嚴重。

(B) 運動症狀：與帕金森氏症相似的運動症狀，包括震顫、僵硬、運動遲緩和步態不穩。

(C) 精神症狀：幻覺和妄想，特別是視覺幻覺，常見於 DLB 患者。憂鬱、焦慮和情緒波動。

(D) 自主神經功能障礙：可能包括體位性低血壓、便秘、泌尿問題和睡眠障礙（如快速眼動睡眠行為異常）。

(2) 其他路易體失智的診斷和治療

(A) 診斷：基於臨床症狀、病史和神經影像學檢查（如 MRI 或 PET），有時會使用腦脊髓液檢測和遺傳測試來支持診斷。

(B) 治療：目前無法治癒 LBD，治療主要集中在症狀管理。多巴胺能藥物（如左旋多巴）可緩解運動症狀，但可能加重精神症狀。乙醯膽鹼酯酶抑制劑（如利斯的明）有助於改善認知功能。抗精神病藥物需謹慎使用，以避免加重運動症狀和其他副作用。

結論

路易體失智是一種由 α- 突觸核蛋白聚集引起的複雜神經退行性疾病。其致病因包括蛋白質錯誤折疊、神經炎症和粒線體功能障礙。儘管遺傳因素在 LBD 中扮演著一定角色，但環境和其他風險因素也同樣重要。隨著對 LBD 機制的進一步研究，未來有望開發出更有效的治療和干預策略。

(五)肌萎縮側索硬化症（Amyotrophic Lateral Sclerosis, ALS）

肌萎縮性側索硬化症，也稱為漸凍人症，是一種影響運動神經元的疾病，導致肌肉無力和萎縮。患者最終會因呼吸肌無力而喪命。ALS 的病因同樣不明，但已知某些基因突變如 SOD1 與其發病相關[13]。

1. 致病因

(1) 運動神經元退化：ALS 主要影響大腦、腦幹和脊髓中的運動神經元，這些神經元負責控制自願肌肉運動。當這些神經元退化或死亡時，大腦無法有效地控制肌肉運動，導致肌肉無力和萎縮。

(2) 氧化壓力（Oxidative stress）：研究顯示，氧化壓力在 ALS 的發展中起著重要作用。過多的活性氧會損害細胞內的蛋白質、脂質和 DNA，最終導致神經元死亡。

(3) 蛋白質錯誤折疊和聚集：在 ALS 患者中，某些蛋白質如 TDP-43 和 SOD1 會錯誤折疊並在細胞內聚集，這些聚集體被認為會干擾細胞功能並導致細胞死亡。

(4) 粒線體功能障礙（Mitochondrial dysfunction）：粒線體是細胞的能量工廠，ALS 患者中，粒線體功能障礙會導致能量生成不

足，進一步加速神經元退化。

(5) **神經炎症（Neuroinflammation）**：在ALS 中，小膠質細胞和星形膠質細胞等免疫細胞會過度活化，釋放出發炎因子，這些發炎反應可能會加重神經元損傷。

2. 遺傳學

ALS 有偶發性和家族性兩種類型。約 90-95% 的 ALS 病例是偶發性的，無明顯家族史。偶發性 ALS 的病因多種多樣，包括環境因素和遺傳易感性。5-10% 的 ALS 病例是家族性的，由遺傳突變引起。迄今為止，已發現多種與 ALS 相關的基因突變。

(1) SOD1 基因

編碼超氧化物歧化酶 1（Superoxide Dismutase 1, SOD1）基因位於 21 號染色體上，這種酶在細胞內負責將超氧化物自由基轉化為氧氣和過氧化氫，從而起到抗氧化作用。SOD1 基因突變是最早被發現的家族性 ALS 突變。

(A) 常見的 SOD1 基因突變

· **點突變**：**A4V** 是北美最常見且具高度致病性的突變；其他還有 **G93A**、**D90A**、**H46R** 等。

· **插入和缺失**：某些突變涉及單個或多個核苷酸的插入或缺失，導致讀框移動或蛋白質結構異常。

(B) SOD1 基因突變的影響

SOD1 基因突變通常會導致其編碼的酶活性降低或獲得新的有害功能，這對神經元特別是運動神經元有多方面的影響：

· **酶活性降低**：突變的 SOD1 酶活性減弱，無法有效清除細胞內的超氧化物自由基，導致氧化壓力增加。

· **蛋白質錯誤折疊和聚集**：突變的 SOD1 蛋白易折疊錯誤並形成聚集體，這些聚集體對神經元有毒性。

· **粒線體功能障礙**：突變的 SOD1 蛋白會積聚在粒線體內，損害粒線體功能，導致能量代謝紊亂和細胞死亡。

· **細胞內鈣穩態失調**：突變的 SOD1 蛋白會干擾鈣離子的內穩態，導致細胞內鈣濃度異常升高，促進細胞死亡。

· **神經炎症**：突變的 SOD1 蛋白會引發神經發炎反應，加劇神經元損傷。

(2) C9orf72 基因

C9orf72 基因位於 9 號染色體上，其突變也和額顳葉痴呆有關。

(A) C9orf72 基因突變

C9orf72 基因突變的主要特徵是非編碼區中的六核苷酸重複擴增（GGGGCC），這種重複擴展會導致有毒 RNA 和蛋白質的產生。

(B) C9orf72 基因突變的類型

· **正常**：正常個體的 C9orf72 基因中，GGGGCC 重複次數一般為 2-23 次。

· **突變**：ALS 或 FTD 患者中，GGGGCC 重複次數通常超過 30 次，並且在大多數情況下可以擴增至數百甚至數千次。

(C) C9orf72 基因突變的影響

· **RNA 毒性**：擴增的 GGGGCC 重複序列會轉錄生成毒性 RNA，這些 RNA 可形成二級結構並與 RNA 結合蛋白相互作用，干擾正常的 RNA 加工和功能。

· **RAN 翻譯**：重複擴增的序列通過無義介導翻譯（RAN translation），產生毒性多肽，這些多肽在細胞內積聚並引起毒性。

· **核質輸出障礙**：重複擴增的 RNA 和翻譯產物會干擾核質間物質的正常輸出，影響細胞內多種蛋白質的分布和功能。

· **基因表達調控異常**：擴增的重複序列可能通過表觀遺傳機制影響基因表達，改變 C9orf72 及其他基因的轉錄水平。

· **蛋白質聚集**：擴增序列產生的毒性多肽易形成不溶性聚集體，這些聚集體對神經元具有毒性，導致神經退行性變化。

(3) TARDBP 基因和 FUS 基因

這兩個基因分別編碼 TDP-43 和 FUS 蛋白，都是 RNA 結合蛋白。其突變會導致蛋白質錯誤折疊和聚集。

(A) TARDBP 基因突變

TARDBP 基因位於 1 號染色體上，編碼 TDP-43 蛋白（TAR DNA-binding protein 43），這種蛋白質在 RNA 結合、轉錄調控、剪接以及 RNA 運輸和穩定性中發揮重要作用。TARDBP 基因突變與 ALS 和 FTD 都有關，TARDBP 基因突變主要為點突變，會導致 TDP-43 蛋白結構和功能的改變。常見的 TARDBP 基因突變：**M337V**、**Q331K**、**A382T**、**G298S**、**N352S** 等。

(B) TARDBP 基因突變的影響

TARDBP 基因的突變會導致 TDP-43 蛋白的異常積聚和功能紊亂，這對神經元有多方面的影響：

· **蛋白質錯誤折疊和聚集**：突變的 TDP-43 蛋白容易錯誤折疊並形成細胞內包涵體，這些包涵體對神經元有毒性。

· **RNA 處理異常**：TDP-43 蛋白在 RNA 代謝中扮演重要角色，突變會干擾 RNA 剪接、轉錄和運輸，導致多種 RNA 代謝異常。

· **細胞功能障礙**：突變的 TDP-43 蛋白會影響細胞的正常功能，包括能量代謝、蛋白質合成和降解、細胞骨架動態等。

· **神經炎症**：突變的 TDP-43 蛋白會引發神經發炎反應，加劇神經元損傷。

· **神經元死亡**：異常積聚的 TDP-43 蛋白會誘導神經元凋亡或壞死，導致神經元死亡，這是 ALS 和 FTD 的主要病理特徵。

(C) FUS 基因突變

其他基因：如 ANG、OPTN、UBQLN2 等基因的突變也與 ALS 相關。

3. 環境因素

(1) **環境毒素**：暴露於某些環境毒素，如鉛、農藥和重金屬，可能增加患 ALS 的風險。

(2) **軍事服役**：研究顯示，軍事服役人員患 ALS 的風險可能較高，可能與服役期間的環境暴露和身體創傷有關。

(3) **吸菸和飲食**：吸菸和飲食習慣（如高脂飲食）也被認為是可能的風險因素。

4. 臨床表現

ALS 的臨床症狀多樣，主要包括：

(1) **肌肉無力和萎縮**：最初表現為局部肌肉無力，隨著病情進展，會波及全身。

(2) **運動障礙**：包括運動遲緩、肌肉痙攣和反射異常。

(3) **呼吸困難**：隨著呼吸肌無力，最終可能導致呼吸衰竭。

結論

ALS 是一種多因素引起的複雜疾病，其致病因包括遺傳、環境和其他風險因素。儘管目前尚無根治方法，然而研究不斷進展，為未來的治療提供了希望。

(六) 亨丁頓舞蹈症（Huntington's Disease, HD）

亨丁頓舞蹈症是典型的遺傳性疾病，由於 HTT 基因突變導致中樞神經系統的進行性退化。其症狀包括運動失調、認知功能障礙和精神問題。亨丁頓症通常在中年發病，並具有明顯的家族遺傳性[14]。

1. 致病因

(1) **基因突變**：亨丁頓病是由 HTT 基因的突變引起的。HTT 基因位於第 4 號染色體，編碼一種稱為亨丁頓蛋白（Huntingtin）的蛋白質。具體的突變形式是 CAG 三核苷酸重複擴增。正常人群中，HTT 基因中的 CAG 重複數通常在 10-35 次之間，而亨丁頓病患者中，這一重複數增加到 36 次以上。重複數越多，疾病的發病年齡越早，症狀越嚴重。

(2) **亨丁頓蛋白異常**：擴展的 CAG 重複編碼異常長的麩醯胺酸（Polyglutamine, polyQ）序列，導致亨丁頓蛋白的錯誤折疊和聚集。錯誤折疊的亨丁頓蛋白形成細胞內包涵體，干擾細胞功能，並最終導致神經元死亡。

(3) **神經元功能障礙和死亡**：亨丁頓蛋白的異常聚集主要影響大腦中的紋狀體（Striatum）和皮質（Cortex）神經元，這些區域與運動控制和認知功能密切相關。這些神經元的死亡和功能障礙導致典型的運動症狀（如舞蹈症）、認知下降和精神症狀。

2. 遺傳學

(1) **顯性遺傳**：亨丁頓舞蹈症是一種顯性遺傳病，這意味著只需一個突變的 HTT 基因拷貝就能導致疾病。患者的每個子女有 50% 的機會繼承突變基因，並在一生中的某個時間發病。

(2) **完全滲透性**：HTT 基因的 CAG 重複數達到或超過 40 次時，疾病的滲透性幾乎是 100%，即攜帶該突變的人一定會發病。當 CAG 重複數在 36-39 次之間，則表現出不完全滲透性，即有些人會發病，有些人可能不會。

(3) **表現異質性**：雖然 CAG 重複數較高一般導致早期發病和嚴重症狀，但同樣的重複數在不同個體間的表現也會有差異，受其他基因和環境因素影響。

3. 臨床表現

亨丁頓病的臨床表現多樣，主要包括：

(1) **運動症狀**：不自主的快速、無規則的肢體運動。肌肉僵硬和運動遲緩，隨著疾病進展，患者會出現肌肉僵硬和運動困難。因平衡和協調困難，影響日常活動和步態。

(2) **認知功能障礙**：記憶力減退、判斷力下降和執行功能障礙。隨著病情進展，可能會發展成全面的失智。

(3) **精神症狀**：抑鬱、焦慮、易怒和行為改變；幻覺和妄想等精神病症狀。

結論

亨丁頓病是一種由 HTT 基因突變引起的顯性遺傳病，其主要病理機制涉及異常亨丁頓蛋白的聚集和神經元死亡。儘管目前尚無根治方法，對疾病機理的深入了解有助於未來開發更有效的治療和干預策略。

(七) 脊髓小腦失調症（Spinocerebellar Ataxia, SCA）

脊髓小腦失調症主要影響小腦和脊髓，導致平衡和協調困難。這是一種異質性疾病，具有不同的亞型，每種亞型由不同的基因突變引起 [15]。以下是其致病因和遺傳學概述：

1. 致病因

(1) **基因突變**：SCA 由常染色體顯性遺傳的基因突變引起。常見的致病基因包括：ATXN1（SCA1）、ATXN2（SCA2）、ATXN3（SCA3）、TBP（SCA17）等。

(2) CAG 重複擴增

(A) 多半 SCA 亞型的致病機轉是基因中 CAG 三核苷酸重複擴增，導致麩醯胺酸（Polyglutamine, PolyQ）序列異常增長，形成有毒的蛋白質聚集體，和 HD 類似，只是影響的基因不同。

(B) 正常情況下，這些基因中的 CAG 重複數目在一定範圍內，但當重複數目超過病理閾值時，就會引發疾病。不同 SCA 亞型的病理閾值不同。

(3) **蛋白質毒性**：異常擴增的 PolyQ 序列會使蛋白質誤折疊，導致蛋白質聚集體的形成，這些聚集體在神經元中積累，干擾細胞功能並引發細胞死亡。

2. 遺傳學

(1) **常染色體顯性遺傳**：SCA 的遺傳模式主要是常染色體顯性遺傳，即患者只需要從父母一方繼承一個突變基因即可患病。患病者的子女有 50% 的機會繼承該突變基因並患病。

(2) **突變不穩定性和顯性突變**：CAG 重複擴增具有不穩定性，可能在親代向子代傳遞時發生擴增，導致子代出現更長的 CAG 重複，這一現象稱為「顯性突變」或「代際擴增」。顯性突變會導致疾病發病年齡的提前和病情的加重，和 HD 類似。

3. 臨床表現

SCA 的臨床表現多樣，包括步態不穩、協調障礙、震顫、構音障礙、眼球運動異常等。不同亞型的 SCA 有其特定的臨床特徵和病程進展。

(八) 普里昂疾病（Prion Disease）

普里昂疾病也稱為傳染性海綿狀腦病（TSE），是一組罕見的進行性神經退行性疾病。它們影響人類和動物，特徵是長期潛伏期和伴隨神經元喪失的海綿狀變化。主要致病因子是普里昂蛋白（PrP），特別是其錯誤折疊形式[16]。

· **正常普里昂蛋白（PrP^C）**：PrP^C 是一種正常的細胞蛋白，主要存在於大腦中，但在其他組織中也有分布。它由 PRNP 基因編碼，PrP^C 的具體功能尚未完全了解，但一般相信它在細胞訊息傳遞和抗氧化壓力中起作用。

· **錯誤折疊普里昂蛋白（PrP^Sc）**：PrP^Sc 是普里昂蛋白的一種異常致病形式。與 PrP^C 不同，PrP^Sc 對蛋白酶有抵抗力，即不易被蛋白酶降解。PrP^Sc 可以誘導正常 PrP^C 錯誤折疊成致病形式，導致 PrP^Sc 的積累。

· **疾病機制**：PrP^Sc 的積累導致類澱粉斑塊的形成，這些斑塊破壞正常組織結構和功能，引起大腦特徵性的海綿狀變化，導致神經退行性病變。PrP^Sc 引起神經損傷和細胞死亡的具體機制尚未完全了解，但可能涉及細胞過程的中斷、氧化壓力和炎症。

遺傳學

普里昂疾病可以是偶發性、遺傳性或後天獲得性。遺傳因素在遺傳性形式中起著重要作用。

(1) **偶發性普里昂疾病**：最常見的形式是偶發性庫賈氏病（sCJD）。無已知的家族史或可識別的風險因素，偶發性病例被認為源於 PrP^C 自發地錯誤折疊成 PrP^Sc。

(2) **遺傳性普里昂疾病**：由 PRNP 基因的突變引起。遺傳性形式包括家族性庫賈氏病（fCJD）、格斯特曼－斯特勞斯勒－申克綜合症（GSS）和致命性家族失眠症（FFI）。PRNP 的突變可能使普里昂蛋白

更容易錯誤折疊或產生已經錯誤折疊的蛋白質。

(3) **PRNP 的常見突變**：

(A) **E200K**：常與家族性 CJD 相關。

(B) **D178N**：與致命性家族失眠症和家族性 CJD 相關，取決於 129 密碼子的多態性（甲硫氨酸或纈氨酸）。

(C) **P102L**：常與 GSS 相關。

(D) 129 密碼子的多態性（M/V）很重要，因爲它影響普里昂疾病的易感性和臨床表現。此密碼子上同型合子（MM 或 VV）與更高的普里昂疾病風險相關。

(4) **後天性普里昂疾病**：由於外源性 PrP^Sc 的暴露引起。例子包括變異性庫賈氏病（vCJD），與牛海綿狀腦病（BSE）或「狂牛症」相關，以及醫源性 CJD，透過受汙染的醫療程序傳播。

結論

普里昂疾病由於其複雜的致病機制和缺乏有效的治療方法，仍然是一個重大的挑戰。持續的研究對於解開這些疾病的機制並尋找潛在的治療策略至關重要。

(九)其他罕見或非特異神經退化性疾病

尚有許多相對罕見或發病情況不限於神經系統的疾病，列舉如下，但不在此章節中詳細解說，請參閱其他章節和資料。如：多發性硬化症（Multiple sclerosis）、多系統萎縮症（Multiple System Atrophy, MSA）、毛細血管擴張性共濟失調綜合症（Ataxia telangiectasia）、人類免疫缺陷病毒認知複合症（HIV-Associated Neurocognitive Disorders, HAND）、皮克式病（Pick›s disease）、克拉畢氏症（Krabbe's disease）、甘迺迪氏症（Kennedy's disease，原名 Spinal and Bulbar Muscular Atrophy, SBMA）、原發性側索硬化（Primary Lateral Sclerosis, PLS）、柯凱因氏症候群（Cockayne syndrome）、脊髓性肌萎縮症（Spinal Muscular Atrophy, SMA）、脊髓癆（Tabes dorsalis）、進行性核上性麻痺（Progressive Supranuclear Palsy，或稱 Steele-Richardson-Olszewski syndrome, PSP）、佩梅病（Pelizaeus-Merzbacher disease）等

三、常用之基因檢測方法

(一)檢測方法

基因突變的檢測常使用分子遺傳學技術，可參閱其他章節和資料：

1. 聚合酶鏈反應（PCR）和 DNA 測序

(1) **PCR** 用於擴增致病基因的特定區域。

(2) **Sanger 測序**：PCR 後，採用 Sanger 測序來檢測特定的核苷酸變化，對已知突變具有高度準確性。

2. 即時 / 定量 PCR（real-time qPCR）

(1) 用於檢測特定的點突變。

(2) 使用能與突變序列結合的螢光探針。

3. 限制性片段長度多型性（RFLP）

(1) 某些突變會創建或消除限制性內切酶位點。

(2) 用限制性內切酶消化 DNA，然後通過凝膠電泳分析所得片段。

4. 次世代定序（NGS）

(1) 提供高通量的整個基因測序。

(2) 可同時檢測已知和新的突變。

5. 多重連接依賴探針擴增（MLPA）

(1) 檢測基因的大型缺失或重複。
(2) 使用與基因雜交的探針，然後進行連接和 PCR 擴增。

6. 等位基因特異性寡核苷酸（ASO）雜交

(1) 使用專門結合突變等位基因的標記探針。
(2) 適用於高通量檢測已知突變。

7. 毛細管電泳和凝膠電泳（CE）

這些方法可用於分析 PCR 產物的大小，以估計重複數目。

8. 南方墨點法（Southern Blotting）

用於檢測大範圍重複擴增，通過電泳分離 DNA 片段並使用特異性探針進行雜交。

(二)臨床考量

1. 遺傳諮詢

對進行突變基因檢測的個人，尤其是有早發性或家族性的家庭，遺傳諮詢有其必要性和價值性。

2. 預測性檢測

為有家族史但尚未出現症狀的個體提供預測性檢測，可幫助其了解是否攜帶突變基因。

3. 倫理問題

突變的檢測涉及個人及家庭心理影響的倫理問題，所以應謹慎評估。

總結

雖然神經退化性疾病被認為是難以治癒的；然而，早期診斷和介入仍可以減緩病程發展，提升患者的生活品質。隨著基因體學、遺傳學和分子檢驗技術的研究發展，基因檢測和其他分子檢測方法在神經退化性疾病的診斷和預測上愈發重要。理解這些疾病的致病基因和機轉，將有助於開發更有效的治療和預防策略。

學習評估

1. 神經退化的主要病徵為何？
2. 導致失智的常見神經退化性疾病有哪些？
3. 阿茲海默症（AD）的致病因和遺傳學為何？
4. 血管性失智（VaD）的致病因和可能的基因突變為何？
5. 帕金森氏症（PD）和路易體失智（LBD）有何異同之處？
6. 額顳葉失智（FTD）和阿茲海默症（AD）有何異同之處？
7. 亨丁頓舞蹈症（HD）和脊髓小腦失調症（SCA）的致病原因有何相似之處？
8. 常用於神經退化性疾病的基因檢測方法有哪些？

參考文獻

1. National Institute on Aging (NIA), *Neurodegenerative Diseases*. 2022, National Institutes of Health. https://www.nia.nih.gov/health/neurodegenerative-diseases

2. Bertram, L. and R.E. Tanzi, *The genetic epidemiology of neurodegenerative disease*. J Clin Invest, 2005. 115(6): p. 1449-57.

3. 台灣失智症協會，認識失智症 —— 台灣失智症人口推估。2023，台灣失智症協會。

4. Alzheimer's Research UK, *Causes of demen-*

tia. 2021, Alzheimer's Research UK. https://www.alzheimersresearchuk.org/kids/teens/what-is-dementia/causes-of-dementia/

5. Alzheimer's Association, *Alzheimer's Disease Facts and Figures.* 2023, Alzheimer's Association. https://www.alz.org/alzheimers-dementia/facts-figures

6. Shieh, J.C., P.T. Huang, and Y.F. Lin, *Alzheimer's Disease and Diabetes: Insulin Signaling as the Bridge Linking Two Pathologies.* Mol Neurobiol, 2020. 57(4): p. 1966-1977.

7. Roberts, J.S., A.K. Patterson, and W.R. Uhlmann, *Genetic testing for neurodegenerative diseases: Ethical and health communication challenges.* Neurobiol Dis, 2020. 141: p. 104871.

8. Kulikova, A.A., A.A. Makarov, and S.A. Kozin, *Roles of zinc ions and structural polymorphism of β-amyloid in the development of Alzheimer's disease.* Molecular Biology, 2015. 49(2): p. 217-230.

9. Rademakers, R., M. Neumann, and I. R. Mackenzie, *Advances in understanding the molecular basis of frontotemporal dementia.* Nat Rev Neurol, 2012. 8(8): p. 423-34.

10. Kalaria, R.N., *Neuropathological diagnosis of vascular cognitive impairment and vascular dementia with implications for Alzheimer's disease.* Acta Neuropathol, 2016. 131(5): p. 659-85.

11. McKeith, I.G., et al., *Diagnosis and management of dementia with Lewy bodies: Fourth consensus report of the DLB Consortium.* Neurology, 2017. 89(1): p. 88-100.

12. Coukos, R. and D. Krainc, *Key genes and convergent pathogenic mechanisms in Parkinson disease.* Nat Rev Neurosci, 2024. 25(6): p. 393-413.

13. van Es, M.A., et al., *Amyotrophic lateral sclerosis.* Lancet, 2017. 390(10107): p. 2084-2098.

14. Bates, G.P., et al., *Huntington disease.* Nat Rev Dis Primers, 2015. 1: p. 15005.

15. Matilla-Duenas, A., et al., *Consensus paper: pathological mechanisms underlying neurodegeneration in spinocerebellar ataxias.* Cerebellum, 2014. 13(2): p. 269-302.

16. Aguzzi, A. and A.M. Calella, *Prions: protein aggregation and infectious diseases.* Physiol Rev, 2009. 89(4): p. 1105-52.

第十四章　遺傳代謝與罕見疾病之基因檢測

郭靜穎

內容大綱

學習目標

1. 理解遺傳疾病的基本概念

解釋遺傳代謝與罕見疾病的定義和特點。

辨識常見的遺傳代謝疾病類型及其臨床表現。

2. 掌握基因與遺傳疾病之間的關係

解釋基因突變如何導致遺傳疾病的發生。

理解基因遺傳模式對疾病發展的影響。

3. 了解基因檢測技術及其在遺傳疾病中的應用

了解檢測不同基因變異類型所適用之基因檢測技術。

探討基因檢測在遺傳疾病診斷、治療和管理中的重要性和應用。

4. 了解遺傳疾病診斷的挑戰與未來展望

了解基因檢測面臨的挑戰。

探討基因檢測技術的潛在貢獻和未來發展方向。

一、遺傳代謝與罕見疾病概述

遺傳疾病是指因爲遺傳物質的變化所引起的疾病。遺傳疾病可能由單一基因的突變（單基因疾病）、多個基因的突變（多因素遺傳病）、基因突變與環境因素的結合，或染色體異常（染色體的數量或結構變化）所引起。導致疾病的基因突變可以是由父母遺傳而來，或是非自父母遺傳的新生突變（*de novo* mutations）[1]。隨著人類基因體解碼，人們對於遺傳疾病的了解大幅躍進，目前已知有超過 7 千種與基因突變有關的疾病，以及約 5 千個帶有致病突變的基因[2]。遺傳疾病的盛行率根據地區、疾病類型有所不同，並非所有遺傳疾病皆爲罕見疾病（Rare diseases）或又稱孤兒疾病（Orphan diseases），但罕見疾病中約有八成爲遺傳疾病，也就是由基因突變所造成的，目前全球約有 3.5 億人口患有罕見疾病[3]。罕見疾病未有一個統一或廣泛的定義，美國將境內罹病人數少於 20 萬人的疾病認定爲罕見疾病，日本則是界定在罹病人數少於 5 萬人或是罹病率低於 1/2500，我國認定罕見疾病的準則爲疾病盛行率在萬分之一以下，且需綜合罕見性、遺傳性以及診療困難性此 3 項指標來評估。目前我國認定之罕見疾病共有 244 種，累積罹病人數已超過兩萬人[4]。

我國衛生福利部國民健康署公告罕見疾病依病徵分爲 15 類（表 14-1），第一大類爲先天性代謝異常（Inborn Errors of Metabolism, IEM），主要是由單一基因缺陷造成的遺傳疾病。基因缺陷通常導致與代謝途徑相關的酵素、輔因子或運輸蛋白的缺乏或異常，造成受質（Substrate）的堆積或產物（Product）的缺

表 14-1　我國衛生福利部國民健康署所公告之罕見疾病類別

A. 先天性代謝異常（Inborn errors of metabolism）
B. 腦部或神經系統異常（Disorders of the brain or nervous system）
C. 呼吸循環系統異常（Disorders of the respiratory/circulation system）
D. 消化系統異常（Disorders of the digestive system）
E. 腎臟泌尿系統異常（Disorders of the renal/urinary system）
F. 皮膚系統異常（Disorders of the cutaneous system）
G. 肌肉系統異常（Disorders of the muscular system）
H. 骨及軟骨異常（Disorders of bone and cartilage）
I. 結締組織異常（Disorders of the connective tissue）
J. 血液系統異常（Disorders of the hematologic system）
K. 免疫系統異常 Disorders of the immune system）
L. 內分泌系統異常（Disorders of the endocrine system）
M. 先天畸形／症候群（Congenital malformations/syndromes）
N. 眼睛異常（Eye disorders）
Z. 其他未分類或不明原因（Unclassified or unknown）

乏，影響到身體對於特定生化物質的代謝或利用過程，導致代謝途徑的異常或無法正常運作，進而引發各種身體問題。根據生化代謝物質種類，可將先天性代謝異常分為以下類型：

1. 尿素循環代謝異常（Urea cycle disorders）。
2. 胺基酸／有機酸代謝異常（Disorders of amino acid/organic acid metabolism）。
3. 溶小體儲積症（Lysosomal storage disorders）。
4. 碳水化合物代謝異常（Disorders of carbohydrate metabolism）。
5. 脂肪酸氧化異常（Disorders of fatty acid oxidation）。
6. 粒線體異常（Mitochondrial disorders）。
7. 維生素代謝異常（Disorders of vitamin metabolism）。
8. 膽固醇及脂質代謝異常（Disorders of cholesterol and lipid metabolism）。
9. 金屬代謝異常（Disorders of metal metabolism）。
10. 過氧化體異常（Peroxisomal disorders）。
11. 其他代謝異常（Other metabolic disorders）。

　　大多遺傳代謝疾病雖然發生率低，但若發生則對患者的生活和健康有著深遠的影響。生化代謝分析以及基因檢測在診斷和管理這些疾病方面發揮了關鍵作用，幫助醫師和患者更好地了解疾病的本質，並制定適當的治療計畫。

　　我國較為常見的罕見疾病還包括X染色體脆折症（Fragile X Syndrome, FXS）、脊髓性肌肉萎縮症（Spinal Muscular Atrophy, SMA）、成骨不全症（osteogenesis imperfecta）、重型海洋性貧血（thalassemia major）及威爾森氏症（Wilson's disease）等，現今也有各種孕前及產前的基因檢測，可幫助帶因者（Carrier）及患者及早診斷並管理疾病，減少或延緩患病風險。

二、遺傳代謝與罕見疾病的分子遺傳基礎

　　許多疾病取決於單一基因座（或基因）的基因型，其遺傳模式遵循孟德爾的分離（Segregation）、自由組合（Independent assortment）定律和顯性原則（Dominance），這些疾病也因此被稱為「孟德爾疾病（Mendelian disease）」。然而，並非所有遺傳疾病都遵循孟德爾定律（例如：三核苷酸重複疾病和粒線體異常）。截至目前，已經鑑定出 7 千多種分子基礎已知的表型，這些表型及其相關基因收錄在 OMIM 資料庫（Online Mendelian Inheritance in Man https://www.omim.org/）[1]。在本章中，於表 14-2、14-3 分別列舉一些先天性代謝異常和罕見疾病，及其相關基因突變類型和遺傳模式。

　　孟德爾疾病可以透過基因譜系（Pedigree）的分析來推演其遺傳模式，基因譜系還可以揭示所涉及的基因座是否位於體染色體或性染色體上，以及基因變異是顯性還是隱性的。每個二倍體人類細胞攜帶每個體染色體基因的兩個拷貝，稱為等位基因（Allele），一個來自母親，另一個來自父親，這些等位基因通常並不相同。一個人在兩個體染色體上攜帶相同的等位基因則為該等位基因的同型合子（Homozygous），而此人若攜帶不同等位基因，則是該染色體位點的異型合子（Heterozygous）。顯性等位基因是指無論第二個等位基因是否正常，都會導致特定表型（疾病），這是因為第二個正常等位基因無法補償顯性等位基因的作用。另一方面，隱性等位基因本身不會導致表型，因為此時正常等位基因是足夠的或可以補償的。然而，如果一個人從雙親分別遺傳了某個基因的隱性等位基因，因為沒有正常等位基因來補償，所以會顯示相應的表型（疾

表 14-2 遺傳代謝疾病（先天性代謝異常）

中文病名	英文病名	遺傳模式 [a]	基因	常見突變類型 [b]
瓜胺酸血症（第一型）	Citrullinemia type I	AR	*ASS1*	sequence mutations
瓜胺酸血症（第二型）	Citrullinemia type II	AR	*SLC25A13*	sequence mutations；臺灣常見：c.851_854del, c.1638_1660dup23, IVS6+5 G>A
高胱胺酸尿症	Homocystinuria	AR	*CBS*	sequence mutations
苯酮尿症	Phenylketonuria	AR	PAH 缺乏型：*PAH*	sequence mutations
			BH4 缺乏型：*PTS*, *GCH1*, *QDPR*, *PCBD1*	
楓糖尿症	Maple syrup urine disease	AR	*BCKDHA, BCKDHB, DBT, DLD*	sequence mutations
異戊酸血症	Isovaleric acidemia	AR	*IVD*	sequence mutations
戊二酸尿症（第一型）	Glutaric aciduria type I	AR	*GCDH*	sequence mutations
戊二酸尿症（第二型）	Glutaric aciduria type II	AR	*ETFDH, ETFA, ETFB*	sequence mutations；臺灣常見：*ETFDH* c.250G > A, c.380T > A, c.524G>T
丙酸血症	Propionic acidemia	AR	*PCCA, PCCB*	sequence mutations
3- 羥基 -3- 甲基戊二酸血症	3-Hydroxy-3-methylglutaric acidemia	AR	*HMGCL*	sequence mutations
芳香族 L- 胺基酸脫羧基酶缺乏症	Aromatic L-amino acid decarboxylase deficiency	AR	*DDC*	sequence mutations
高雪氏症	Gaucher disease	AR	*GBA*	sequence mutations
Fabry 氏症	Fabry disease	XL	*GL4*	sequence mutations；臺灣常見：IVS4+919G>A
黏多醣症	Mucopolysaccharidoses type I, III-VII, IX	AR	*IDUA*(I), *SGSH*(IIIA), *NAGLU*(IIIB), *GALNS*(IV), *ARSB*(VI), *GUSB*(VII), *HYAL1*(IX)	sequence mutations
黏多醣症	Mucopolysaccharidose type II	XLR	*IDS*	sequence mutations

續表 14-2 遺傳代謝疾病(先天性代謝異常)

中文病名	英文病名	遺傳模式ᵃ	基因	常見突變類型ᵇ
半乳糖血症	Galactosemia	AR	*GALT, GALK1, GALE, GALM*	sequence mutations
葡萄糖 -6- 磷酸鹽去氫酶素缺乏症	Glucose-6-phosphate dehydrogenase deficiency	XL	*G6PD*	sequence mutations；臺灣常見：c.1376G>T, c.1388G>A
肝醣儲積症(第一型)	Glycogen storage disease Ia	AR	*G6PC*	sequence mutations
龐貝氏症(肝醣儲積症第二型)	Pompe disease	AR	*GAA*	sequence mutations
原發性肉鹼缺乏症	Carnitine deficiency syndrome, primary	AR	*SLC22A5*	sequence mutations
肉鹼棕櫚醯基轉移酶缺乏症(第一型)	Carnitine Palmitoyltransferase I Deficiency	AR	*CPT1A*	sequence mutations
肉鹼棕櫚醯基轉移酶缺乏症(第二型)	Carnitine Palmitoyltransferase II Deficiency	AR	*CPT2*	sequence mutations
中鏈脂肪酸去氫酵素缺乏症	Medium-chain acyl-coenzyme A dehydrogenase deficiency	AR	*ACADM*	sequence mutations
極長鏈脂醯輔酶 A 去氫酶缺乏症	Very Long-chain acyl-CoA Dehydrogenase Deficiency	AR	*ACADVL*	sequence mutations
粒線體疾病	Mitochondrial disorder	Mitochondrial	mtDNA 37 genes	sequence mutations; large deletion
生物素酶缺乏症	Biotinidase deficiency	AR	*BTD*	sequence mutations
家族性高膽固醇血症	Familial hypercholesterolemia	AD	*LDLR, APOB, PCSK9*	sequence mutations
威爾森氏症	Wilson's disease	AR	*ATP7B*	sequence mutations
腎上腺腦白質失養症	Adrenoleukodystrophy	XLR	*ABCD1*	sequence mutations

a: AD: autosomal dominant; AR: autosomal recessive; XL: X-linked (帶有一個突變基因的女性出現嚴重病徵);XLR: X-linked recessive.

b: sequence mutations: single nucleotide variation, small insertion/deletion/duplication;造成的結果包含: missense, nonsense, frameshift, splice site mutations.

參考資料來源:財團法人罕見疾病基金會 (https://web.tfrd.org.tw/index.html)、罕見疾病一點通 (https://web.tfrd.org.tw/index.html)、OMIM (https://www.omim.org/)、ClinVar (https://www.ncbi.nlm.nih.gov/clinvar/)。

表 14-3　罕見遺傳疾病

中文病名	英文病名	遺傳模式 [a]	基因	常見突變類型 [b]
軟骨發育不全症	Achondroplasia	AD	*FGFR3*	sequence mutations
共濟失調微血管擴張症候群	Ataxia telangiectasia	AR	*ATM*	sequence mutations
X 染色體脆折症	Fragile X syndrome	XLD	*FMR1*	trinucleotide (CGG) n repeat; *FMR1* methylation
亨丁頓氏舞蹈症	Huntington disease	AD	*HTT*	trinucleotide (CAG) n repeat
雷特氏症	Rett syndrome	XLD	*MECP2*	sequence mutations; large deletion/duplication
脊髓性肌肉萎縮症	Spinal muscular atrophy	AR	*SMN1*	large deletion; sequence mutations
囊狀纖維化症	Cystic fibrosis	AR	*CFTR*	sequence mutations；常見：c.1521_1523del
裴馨氏肌肉失養症	Duchenne muscular dystrophy	XLR	*DMD*	large deletion/duplication; sequence mutations
貝克型肌肉失養症	Becker muscular dystrophy	XLR	*DMD*	large deletion/duplication; sequence mutations
成骨不全症	Osteogenesis imperfecta	AD	*COL1A1, COL1A2, IFITM5*	sequence mutations
		AR	*CRTAP, PPIB, LEPRE*	sequence mutations
Prader-Willi 氏症候群	Prader-Willi syndrome	AD	15q11-13, *SNRPN*	chromosomal deletion; *SNRPN* methylation, sequence mutations
Angelman 氏症候群	Angelman syndrome	AD	15q11-13, *UBE3A*	chromosomal deletion; *UBE3A* methylation, sequence mutations
重型海洋性貧血（β 型）	Thalassemia major	AR	*HBB*	sequence mutations；臺灣常見：c.126_129del (codon 41/42), intron c.316-197C>T (IVS2-654C>T), c.52A>T (codon 17), c.-78A>G (promoter -28A>G)

a: AD: autosomal dominant; AR: autosomal recessive; XLR: X-linked recessive; XLD: X-linked dominant.

b: sequence mutations: single nucleotide variation, small insertion/deletion/duplication；造成的結果包含：missense, nonsense, frameshift, splice site mutations.

參考資料來源：財團法人罕見疾病基金會（https://web.tfrd.org.tw/index.html）、罕見疾病一點通（https://web.tfrd.org.tw/index.html）、OMIM（https://www.omim.org/）、ClinVar（https://www.ncbi.nlm.nih.gov/clinvar/）。

病）。單基因疾病可以有下列 5 種不同的孟德爾遺傳模式 [1,5]。

(一)體染色體顯性遺傳（Autosomal dominant）

在體染色體顯性遺傳中，罹病者（Affected）與非罹病（Unaffected）配偶的孩子有 50% 到 100% 的風險或可能性表現出疾病表型（圖 14-1）。體染色體顯性疾病經常由功能獲得型突變（Gain-of-function mutation）引起，而突變的等位基因產生了足夠的異常因子，從而引起相關的病徵。體染色體顯性疾病也可能由功能喪失型突變（Loss-of-function mutation）引起，如果另一個正常等位基因不足以補償缺失並維持正常功能，這種現象稱為單倍體不足（Haploinsufficiency）。成骨不全症第一型為體染色體顯性遺傳疾病，即是位於第 17 號染色體上的 *COL1A1* 基因或位於第 7 號染色體上的 *COL1A2* 基因發生突變，導致第一型膠原蛋白（Type I collagen）形成不足，造成骨骼耐受性低，容易發生多發性骨折、藍色鞏膜（Blue sclera）等病徵，此類疾病又稱脆骨症（Brittle bone disease）、玻璃娃娃 [6]。

(二)體染色體隱性遺傳（Autosomal recessive）

體染色體隱性疾病在孟德爾疾病中占比最高，主要是由功能喪失型突變所引起。在只帶有一個功能喪失型突變的情況下，同源染色體上的第二個正常等位基因足以補償，不會導致明顯的表型，因此，這類疾病僅在同時攜帶兩個同源基因座上的致病突變（Pathogenic variants）個體中表現出來。通常這些個體有兩個非罹病的父母，這些父母為帶有一個致病等位基因的無症狀異型合子，又稱帶因者（Carrier）（圖 14-2）。兩個帶因者的孩子有 25% 的機會遺傳到兩個致病突變，而罹病者的孩子則必定是帶因者。當父母是近親（Consanguineous）時，此類疾病的發病率常常增加。在有多代罹病成員的家庭中，體染色體隱性疾病通常會跳過一代或多代。苯酮尿症（Phenylketonuria）為體染色體隱性遺傳疾病，主要是由第 12 號染色體上的 *PAH* 基因突變造成苯丙胺酸羥化酶缺乏所引起。此酵素催化苯丙胺酸

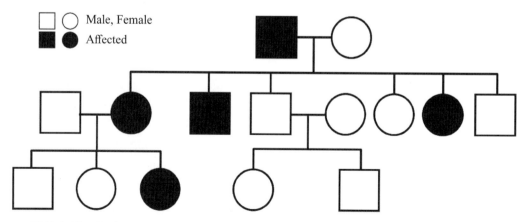

圖 14-1　體染色體顯性遺傳疾病基因譜系（修改自 Molecular Diagnostics: Fundamentals, Methods, and Clinical Applications, 3rd edition）。

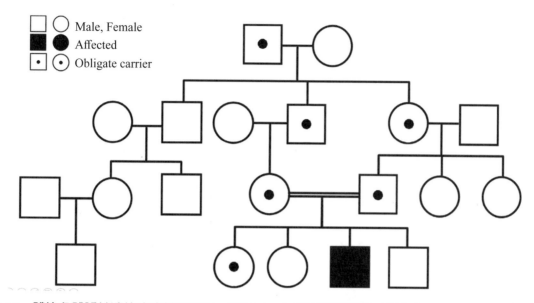

Male, Female
Affected
Obligate carrier

圖 14-2　體染色體隱性遺傳疾病基因譜系。雙線（＝）代表近親關係（修改自 Molecular Diagnostics: Fundamentals, Methods, and Clinical Applications, 3ʳᵈ edition）。

（Phenylalanine）轉化為酪胺酸（Tyrosine）的代謝途徑，若此酵素缺乏，則導致苯丙胺酸無法轉化為酪胺酸而大量堆積於體內，進而產生有毒的代謝物，如 Phenylpyruvate、Phenylacetate、Phenyllactate，使患者尿液及身體出現特殊陳腐物味道，而高苯丙胺酸血症也會造成神經毒性效應，導致腦部功能受損及認知障礙[7]。

(三)X 性聯隱性遺傳（X-linked recessive）

位於 X 染色體上的隱性基因突變所引起的疾病會對女性和男性產生不同的影響。男性只有一條 X 染色體，如果他們帶有致病突變，即為半合子（Hemizygous），且沒有第二個等位基因來補償其影響，因此將會罹病。這些罹病男性的女兒都會遺傳到這條 X 染色體，因此將成為帶因者，而他們的兒子則不會受到影響（圖 14-3）。由於女性帶有兩條 X 染色體，通常只有在從其罹病父親遺傳了一個相關基因的致病突變，並從母親（母親可能是無症狀帶因者或是同型合子個體）遺傳了第二個致病突變時，她們才會罹病。然而，由於女性存在 X 染色體失活現象（X inactivation），意即兩條 X 染色體中有一條 X 染色體去活化，且此現象在每個細胞內是隨機發生的，因此女性帶因者可能會表現出一些疾病表徵。裘馨氏肌肉失養症（Duchenne muscular dystrophy）即是一種 X 性聯隱性遺傳疾病，位在 X 染色體上的 *DMD* 基因發生突變，導致肌萎縮症蛋白（Dystrophin）的缺少，造成肌肉細胞壞死，患者的肌肉漸漸失去功能並萎縮。貝克氏肌肉失養症（Becker muscular dystrophy）同樣也是由於 *DMD* 基因帶有致病突變造成的[8]。

(四)X 性聯顯性遺傳（X-linked dominant）

男性和女性都會受到 X 染色體上的顯性

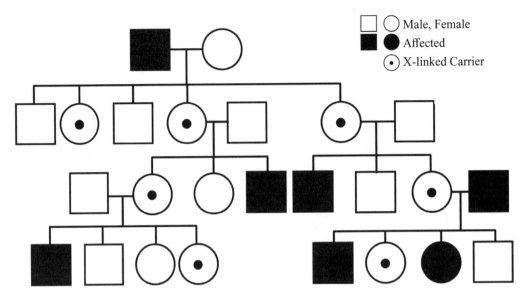

圖 14-3　X 性聯隱性遺傳疾病基因譜系（修改自 Molecular Diagnostics: Fundamentals, Methods, and Clinical Applications, 3ʳᵈ edition）。

致病突變影響，且女性仍會受到 X 染色體失活現象的影響。所有罹病男性的女兒都會遺傳這個疾病，而他的兒子則不會受到影響。對於罹病女性，如果她只有一個致病突變，她的孩子有 50% 的機會罹病（圖 14-4）。如果她從雙親處各遺傳了一個致病突變，那麼她的雙親通常也是罹病者，而她的所有孩子也都將會罹病。然而，實際情況可能更複雜，如在晚發性病症中，一位看似沒有罹病的父親或母親在發病前去世，或者由於 X 染色體失活現象影響了一個致病等位基因的外顯率（Penetrance），這些情況皆可能影響到 X 性聯顯性遺傳疾病基因譜系及遺傳模式的分析。X 性聯顯性遺傳疾病很罕見，但仍有少數例子，雷特氏症（Rett syndrome）即為其中之一。此症主要是由於製造甲基化 CpG 結合蛋白質的 *MECP2* 基因有缺陷而造成，若發生在男嬰，通常導致死胎或早夭，只有極少數男孩可以存活，因此多數患者為女孩。雷特氏症為一種神經退化性疾病，其特徵是在 6-18 個月

齡期間發育停滯、已獲得技能的退化、語言喪失、刻板動作（典型表現為手部動作）、小頭症、癲癇發作和智力障礙[9]。

（五）Y 性聯遺傳（Y-linked inheritance）

　　由於 Y 染色體非常小且只包含相對較少的基因，Y 性聯遺傳的單基因疾病比 X 性聯顯性遺傳疾病更為罕見。況且 Y 染色體上的基因多屬於半合子狀態（除了一些在 X 染色體上有同源基因的基因），隱性和顯性定義並不適用，因此 Y 染色體上基因突變的表型都會顯現。而除非發生了新生突變，在 Y 性聯遺傳疾病中，罹病的男性則會有罹病的父親，且他的所有兒子都會罹病。由於罹病男性的女兒將遺傳其父親的正常 X 染色體，而不是帶有突變的 Y 染色體，她們將不會受影響，她們的後代也將不會受影響（圖 14-5）。非阻塞性精子生成障礙（Nonobstructive spermatogenic failure）是 Y 性聯遺傳疾病的例子之一，

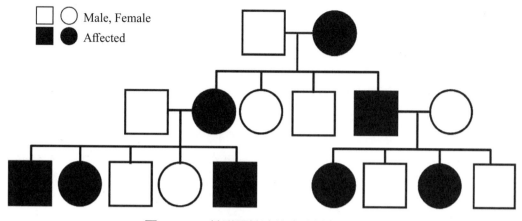

圖 14-4　X 性聯顯性遺傳疾病基因譜系。

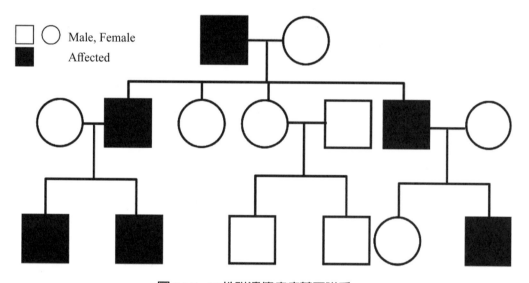

圖 14-5　Y 性聯遺傳疾病基因譜系。

USP9Y 基因的突變與非阻塞性無精症和精子生成不足有關，導致男性的不育問題。

(六) 單基因疾病非典型遺傳模式

「非典型遺傳模式」指的是不同於傳統孟德爾遺傳定律的遺傳方式。這些模式可能包括但不限於以下幾種：

(1) 粒線體遺傳（Mitochondrial inheritance）

粒線體是細胞內負責產生能量的胞器，並帶有自己的基因體。粒線體基因體為一有 16,569 個鹼基對的環狀 DNA 分子，包含 37 個基因，即包括 12S 和 16S 的 rRNA，22 個 tRNA，以及 13 個與氧化磷酸化相關的基因。此外，粒線體 DNA 還帶有一個包含轉錄和複製調控元件的調控區域。其中，由於粒線

體 DNA 修復系統的效率及正確性都比細胞核中 DNA 修復系統來得低，且粒線體中因有電子傳遞鏈的作用，內部環境產生更多會損壞 DNA 的活性氧化物質，粒線體 DNA 的突變率比核基因體高出 100 倍。值得注意的是，粒線體 DNA 僅由母系遺傳，女性會將粒線體傳遞給她的所有子女，而男性通常不會將他的任何粒線體傳遞下去（圖 14-6）。細胞內並非所有粒線體的基因組都相同，如果某個突變存在於細胞中所有粒線體的基因組中，則該細胞被稱為同質性的突變體（Homoplastic）。當部分粒線體帶有一個突變，而其他粒線體則不帶有此突變時，此現象為異質性（Heteroplasmy）。在考慮粒線體突變的遺傳時，粒線體的異質性是一個重要的現象，因為子代可能從帶有突變的母親處遺傳到高或低比例的突變粒線體。粒線體基因的突變會影響能量生產，因此會在對能量需求較高的器官中表現出病徵，如肌肉和神經系統。粒線體基因和突變相關資料收錄在人類粒線體基因體資料庫（https://www.mitomap.org/MITOMAP）[1,5]。

(2) 三核苷酸重複（Trinucleotide repeats）

核苷酸重複包括具有 1-10 個核苷酸的短片段重複序列（Short tandem repeats, STRs）。在 DNA 複製和減數分裂期間，這些短片段重複序列的長度可以擴展。三核苷酸重複突變可發生在基因上的編碼（Coding）或非編碼（Non-coding）區域。常見的三核苷酸重複突變造成的疾病，包括 X 染色體脆折症（Fragile X syndrome）及亨丁頓氏舞蹈症（Huntington disease）[1,5]。X 染色體脆折症的致病基因 *FRM1* 位於 X 染色體的長臂上，由於 *FRM1* 基因上的三核苷酸序列 CGG 過度重複，導致不正常的甲基化（Methylation），使得此基因所製造的蛋白 FMRP 無法順利合成。患者是否發病以及疾病的嚴重程度與 *FRM1* 基因上 CGG 的重複次數有關，CGG 重複次數少於 54 次時，不會引起疾病。如果 CGG 重複次數在 55-200 次之間，則被稱為「準突

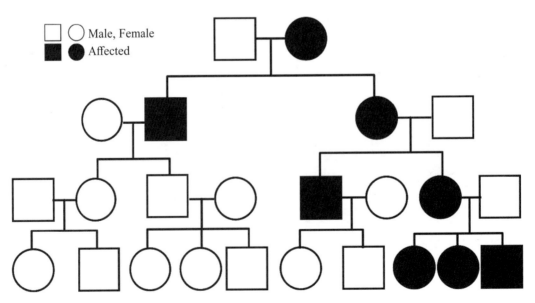

圖 14-6　粒線體遺傳疾病基因譜系（修改自 Molecular Diagnostics: Fundamentals, Methods, and Clinical Applications, 3rd edition）。

變」（Premutation），症狀較輕微。但如果超過 200 次，則稱爲「全突變」（Full mutation），會造成 *FRM1* 基因過度甲基化並失活，導致患者出現此症的病徵。CGG 重複次數在遺傳至下一代時可能會改變，儘管準突變不會造成明顯症狀，但在遺傳後，有可能使 CGG 重複次數超過 200 次而成爲全突變，因此每一代中罹病者的比例都會增加（圖 14-7）[5,10]。

(3) 性腺鑲嵌型（Gonadal mosaicism）

指在生殖細胞中產生新的突變，突變的生殖細胞會產生攜帶該突變的卵子或精子，進而成爲可遺傳的表型。這種現象對於了解某些遺傳疾病如何在沒有疾病史的家族中偶發出現非常重要[5]。

(4) 基因體印記（Genomic imprinting）

基因體印記是透過組蛋白（Histone）或 DNA 修飾（如甲基化）進行轉錄靜默（Tran-scriptional silencing）的過程。印記發生在卵子和精子的產生過程中，因此在受精時，由卵子帶來的基因體印記與精子帶來的基因體印記之間存在差異，若是喪失從父系或是母系帶來的基因體印記，則可能導致遺傳疾病的發生。在第 15 號染色體長臂靠近中節（Centromere）附近（15q11-13），有一群基因受到印記的影響，其中包括 *SNRPN* 和許多 snoRNA 基因僅在遺傳自父親的第 15 號染色體上表現，並在遺傳自母親的第 15 號染色體上被靜默。相反的，*UBE3A* 基因在源自父親的染色體上被靜默，在源自母親的染色體上則是表現的。若是喪失了源自父親第 15 號染色體上的基因印記，則會發生 Prader-Willi 氏症候群，俗稱小胖威利症。而若是喪失了源自母親第 15 號染色體上的基因印記，則會發生 Angelman 氏症候群（圖 14-8）。喪失基因體印記的原因包括：染色體上的小片段缺失（Microdele-tion）、染色體重組、基因體印記的調控區域

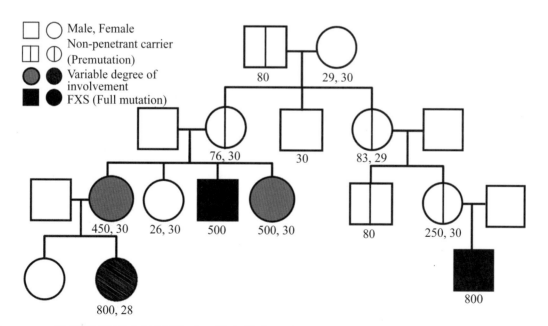

圖 14-7 X 染色體脆折症基因譜系。數字代表三核苷酸 CGG 重複次數（修改自 Molecular Diagnostics: Fundamentals, Methods, and Clinical Applications, 3rd edition）。

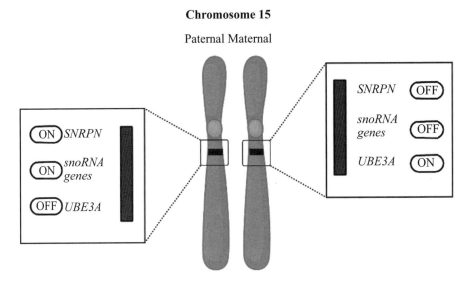

Chromosome 15

Paternal Maternal

圖 14-8　第 15 號染色體長臂上的基因體印記（修改自 The genetic basis of disease. Essays in Biochemistry 2018）。

（Imprinting control region）發生突變或是單親二體（Uniparental disomy, UPD）。其中單親二體是指個體的同源染色體均來自父母其中一方，例如：Prader-Willi 氏症候群的致病成因之一即是患者的兩條第 15 號染色體均來自母親（Maternal UPD）[1,5,11,12]。

三、實驗室開發的基因檢測方法

針對遺傳疾病的基因檢測可根據疾病特性、檢測目的、突變類型來開發適合的檢測方法。單基因突變造成的遺傳疾病，常見的突變類型多為單核苷酸變異（Single nucleotide variation）造成的誤義突變（Missense mutation），但也有部分基因是因為帶有小片段的插入或刪除突變（Small insertion/deletion），或是大片段的刪除或重複突變（Large deletion/duplication）造成基因缺陷，進而導致疾病的發生。檢測基因突變的方法多是以聚合酶連鎖反應（Polymerase chain reaction, PCR）為基礎而延伸發展的各種技術，目的是將目標 DNA 片段放大進行分析。

(一) 檢測「已知基因突變」的方法

適用於具有好發突變位點的疾病，例如：我國葡萄糖六磷酸鹽去氫酶缺乏症（Glucose-6-phosphate dehydrogenase deficiency, G6PD）有將近一半的患者的 *G6PD* 的基因上皆帶有 c.1376G>T（p.Arg459Leu）這個突變位點[13]。高雪氏症（Gaucher disease）或肝醣儲積症 Ia 型（Glycogen storage disease type Ia）患者中，帶有 *GBA* 或 *G6PC* 基因好發突變位點的機率高達八成。等位基因特異性寡核苷酸 PCR（Allele-Specific Oligonucleotide, PCR-ASO）、突變富集 PCR（mutant-enriched PCR）如增幅阻礙突變系統（Amplification-Refractory Mutation Detection System, ARMS）、增幅限制酶切位點（Amplified Created Restriction Sites, ACRS）、針對已知基因突變之每單一外顯子

（Exon）進行桑格氏定序（Sanger sequencing）等方法，皆適合用來檢測已知的基因突變。這類檢測方法通常成本較低，且能夠快速地進行已知突變的分析。然而，這些方法有可能漏掉不在突變檢測範圍內的突變以及新的變異 [13,14]。

針對三核苷酸重複突變的疾病，如 X 染色體脆折症，則可使用 PCR 方式先放大 *FMR1* 基因發生重複的區域，並利用毛細管電泳進行片段分析，以推估三核苷酸 CGG 的重複次數。然而，此方法僅能檢測 *FMR1* 基因三核苷酸的重複次數，若要確認 *FMR1* 基因的甲基化程度，則需進行甲基化特異性 PCR，利用甲基化特異性限制酶（Methylation-specific restriction enzyme）處理 *FMR1* 基因片段後，再進行等位基因特異性 PCR 及片段分析 [15]。

(二)檢測「未知或異質基因突變」的方法

針對不具好發突變位點的遺傳疾病，即具有異質基因突變（Heterogenous mutation）的疾病，或是經過好發位點分析但未發現異常的情況，則需分析基因的所有編碼序列（Coding sequence）、剪接位（Splice site）甚至是啟動子區域（Promoter region）。桑格氏定序被視為檢測誤義突變以及小片段插入或刪除突變的標準方法，而近年因為次世代定序（Next Generation Sequencing, NGS）技術的蓬勃發展，此技術也成為檢測未知的基因突變的重要工具。由於次世代定序具有高通量、可同時分析多個目標 DNA 片段的特性，因此適合用於全基因定序或是同時分析多個與類似臨床病徵相關的基因，例如：遺傳性聽力損失的基因檢測則是針對目前已知與耳聾相關的基因，如 *GJB2*、*SLA26A4*、粒線體 12S rRNA 等基因進行特定疾病套組基因檢驗 [16]。

次世代定序也可更進一步應用至全基因體定序（Whole Genome Sequencing, WGS）或全外顯子定序（Whole Exome Sequencing, WES），找出遺傳性罕見疾病的致病基因突變，加速疾病的診斷以及治療策略的制定，也能為患者及家族成員提供疾病預防的先機。

檢測「大片段基因變異」的方法

短片段定序方法如桑格氏定序（約為 1,000 個鹼基對）和次世代定序（約為 150-300 個鹼基對）仍然存在檢測限制，如果基因變異的大小超過了檢測範圍，例如：大片段的基因刪除、擴增、插入、倒轉或其他複雜結構變異可能無法被偵測出來。檢測大片段基因變異或是基因拷貝數（Copy number）最常使用的技術是「原位螢光雜合法（Fluorescence In Situ Hybridization（FISH）」、「多重連接探針擴增（Multiplex Ligation-dependent Probe Amplification, MLPA）」、「比較性基因體雜合法（Comparative Genomic Hybridization, CGH）」。螢光原位雜合法利用螢光探針標定染色體，可偵測染色體異常如轉位、基因劑量的改變。在多重連接探針擴增中，多達 45 個長度為 130-490 鹼基的 DNA 片段透過 PCR 擴增，然後利用毛細管電泳進行片段分析，可檢測大範圍（如一個或數個外顯子）的缺失和擴增。比較性基因體雜合法又稱染色體晶片，可以檢測出較大範圍的染色體變異。在這種方法中，患者和對照組的 DNA 首先被碎片化，標記不同的螢光信號後進行雜合反應，根據獲得的螢光訊號，可以檢測染色體缺失和擴增 [14]。

四、基因檢測在遺傳代謝與罕見疾病中的應用

　　遺傳代謝疾病主要是因為基因缺陷造成生化代謝路徑相關的酵素異常，導致代謝路徑中的受質或是產物有異常堆積或是缺乏的狀況，透過生化代謝物分析和臨床症狀可以篩檢出異常，而若要診斷疾病，則需進一步進行酵素分析或基因檢測。酵素活性分析應取得表現該酵素的組織來進行檢驗，為此，有時需要進行侵入性的活體組織切片程序。酵素活性多以酵素反應搭配呈色比色法來測定，近年來也可利用串聯式質譜儀等技術來測定酵素活性。而由於分子檢驗技術的快速發展與成熟，利用此類技術進行基因檢測也成為診斷遺傳代謝疾病的重要工具。基因檢測所得的結果是確定且客觀的，也不會像生化及酵素檢驗可能會受到患者的營養狀態、年齡等因素影響。另外，相較於酵素活性檢驗，基因檢測的檢體可以用較非侵入性的方式取得，如：周邊血、口腔黏膜細胞等[14]。

　　而根據不同情況可選擇適合的基因檢測工具。如果針對具有明顯疾病特徵的情況，可以根據常見的致病機制及基因突變的類型選擇適合的檢驗方法，如桑格氏定序或是大片段基因變異的檢測方法。如果沒有明確的懷疑疾病，或者可能涉及多個基因，這種情況則比較適合使用染色體晶片或次世代定序進行檢測，染色體晶片可以檢測染色體片段是否異常，而次世代定序相關檢驗可以一次分析多個基因及多個位點。如果先前已知家族中的遺傳基因突變，則可以直接針對該基因突變分析其他家族成員的情況，最常用的方法是以桑格氏定序或是等位基因特異性 PCR 針對該變異進行檢測，但如果該突變無法利用桑格氏定序檢測，如片段太大等，就需要利用其他方法來檢測該突變[4,17]。

　　利用定序方法進行基因檢測，需進一步將定序結果再進行序列比對識別出變異位點、針對變異位點進行注解及闡釋，並且解析其致病性。而針對遺傳疾病基因變異致病性的判斷準則，可參考美國醫學遺傳學暨基因體學學會（American College of Medical Genetics, ACMG）提出的相關指引[18]，指引中建議將檢測出的基因變異根據相關佐證分為 5 個類別：致病的（Pathogenic）、可能致病的（Likely pathogenic）、意義不明確的（Uncertain significance）、可能良性的（Likely benign）、良性的（Benign）。相關佐證包括基因變異在族群中的分布情形、分析基因功能的實驗證據、電腦模擬及預測軟體的結果、遺傳模式分析等資料，以判斷該基因變異屬於哪一個類別，作為疾病診斷以及治療策略制定的重要依據。

　　遺傳諮詢在基因檢測的過程中也是非常重要的一環，確保檢測的適當性和結果的正確解釋，幫助患者及其家屬應對檢測結果所帶來的挑戰。進行基因檢測前，遺傳諮詢根據家族史和個人病史評估遺傳疾病風險，決定是否需要檢測及選擇哪種方法。檢測後，遺傳諮詢師解釋結果，討論其健康影響及家族成員意義。基因檢測結果可能影響生育決策、預防措施和治療選擇，遺傳諮詢提供支持和建議，幫助做出明智決定。當結果顯示高風險或確診遺傳疾病時，遺傳諮詢也可提供心理支持。取得檢測結果後可能需要進一步的醫療行動，遺傳諮詢可協助制定和實施後續計畫，確保最佳醫療照護[19]。

五、基因檢測的挑戰與未來展望

　　由於次世代定序技術的成熟以及定序價格

持續下降，利用全外顯子定序或全基因體定序來診斷遺傳疾病儼然已成爲趨勢，然而此類大範圍的基因定序，可能會識別出與目標疾病表現無關，但與病患照護有關或是具有醫學價值的基因變異，稱爲偶然或次要發現（Incidental or secondary finding），而關於偶然發現的基因變異是否應出現在報告上，則牽涉到醫療倫理、諮詢及法律相關議題，成爲基因檢測結果判讀、報告的一大挑戰。爲此，美國醫學遺傳學暨基因體學學會於 2013 年提出建議及指引[20]，表列出經專家討論，考量與臨床可行度、嚴重性、外顯率、是否有可負擔的現行診察或治療方式等因素，取得共識後認爲應該報告的偶然發現基因變異，爾後也持續更新應報告基因列表[21-23]，作爲臨床全基因體定序、全外顯子定序結果判讀及報告核發的參考依據。

在進行基因變異的致病性判斷時，常會遇到以現有知識尚無法了解基因變異所代表的意義的情況，通常會將這類基因變異判斷爲「意義不明確的」。這類「意義不明確的」的基因變異可能會因爲研究的進展、知識的累積、資料庫的更新甚或病患的疾病發展情況而被重新定義，一旦被重新定義，則將會影響到患者及家族成員後續的醫療決策行爲。美國醫學遺傳學暨基因體學學會針對基因檢測結果的重新評估與分析的時機、範圍及層次、核發報告程序提出了相關建議，可供分子診斷實驗室參考[24]。

利用基因檢測來診斷遺傳疾病時，我們普遍認爲了解特定位點的基因型可以預測相應的表現型，並有助於遺傳諮詢和治療。然而，儘管在某些疾病中基因型－表現型（Genotype-phenotype）的關聯性很強，但仍有許多案例顯示，表現型無法用檢測出的基因突變來解釋。更重要的是，除了基因突變和環境之外，許多其他因素也會影響表現型，例如：從 DNA 層次往下，還有許多影響轉錄後事件的因素，包括 RNA 運輸、蛋白質合成、折疊和降解及其相互關係，目前仍未完全了解也未必都有能導入臨床使用的檢測技術。持續研究基因型－表現型之間的關聯性，發展更多元的臨床檢測技術，更進一步導入人工智慧建立預測模型，協助更準確的判斷基因型－表現型的相關性，皆可能作爲遺傳疾病基因檢測未來發展的方向[25]。

基因檢測將協助制定針對個人基因特徵的治療方案，提前識別及評估疾病風險，加速針對罕見疾病的新藥研發，並制定更有效的公共衛生策略。此外，基因檢測還將在基因編輯治療和家庭計畫中發揮重要作用。然而，隨著基因檢測的普及，我們也必須重視數據共享和隱私保護，以確保數據安全和個人隱私。同時，科學家、醫療從業者和政策制定者需要共同努力，應對技術發展帶來的倫理、法律和社會挑戰。

學習評估

1. 試著說明苯酮尿症（Phenylketonuria）的成因、疾病遺傳模式、常見的基因突變類型以及適合的基因檢測方法。

2. 請說明 X 染色體脆折症（Fragile X syndrome）的成因、疾病遺傳模式、常見的基因突變類型以及適合的基因檢測方法。

3. 請描述裘馨氏肌肉失養症（Duchenne muscular dystrophy）是由於哪一個基因發生什麼樣的突變而導致的疾病，這個基因位在哪個染色體上、此疾病如何遺傳？什麼樣的檢測方法適合用來進行此疾病的基因檢測？

4. 試著利用本章內容中提到的資料庫搜尋關於結節性硬化症（Tuberous sclerosis）和豆固醇血症（Sitosterolemia）的致病基因、遺傳模式以及適合的基因檢測方法。

參考文獻

1. Jackson M, Marks L, May GHW, Wilson Joanna B. The genetic basis of disease. *Essays in Biochemistry* 2018; 62(5): 643-723.

2. OMIM Gene Map Statistics. 2024. https://www.omim.org/statistics/geneMap.

3. National Human Genome Research Institute. 2024. https://www.genome.gov/For-Patients-and-Families/Genetic-Disorders.

4. 財團法人罕見疾病基金會。2024. https://www.tfrd.org.tw/tfrd/home.

5. Buckingham L. Molecular Diagnostics: Fundamentals, Methods, and Clinical Applications, 3rd edition: F. A. Davis Company; 2019.

6. Vernon HJ. Osteogenesis Imperfecta, TYPE I; OI1 OMIM # 166200. 2022. https://www.omim.org/entry/166200?search=Osteogenesis%20Imperfecta%2C&highlight=imperfecta%2Costeogenesi.

7. Vernon HJ. Phenylketonuria; PKU OMIM # 261600. 2024. https://www.omim.org/entry/261600?search=Phenylketonuria&highlight=phenylketonuria.

8. Gross MB. Muscular Dystrophy, Duchenne Type; DMD OMIM# 310200. 2022. https://www.omim.org/entry/310200?search=Duchenne%20muscular%20dystrophy&highlight=duchenne%2Cdystrophy%2Cmuscular.

9. Hamosh A. Rett Syndrome; RTT OMIM# 312750. 2015. https://www.omim.org/entry/312750?search=Rett%20syndrome&highlight=%28syndrome%7Csyndromic%29%2Crett.

10. Kniffin CL. Fragile X Syndrome; FXS OMIM# 300624. 2015. https://www.omim.org/entry/300624?search=Fragile%20X%20syndrome&highlight=%28syndrome%7Csyndromic%29%2Cfragile%2Cx.

11. Hamosh A. Prader-Willi Syndrome; PWS OMIM# 176270. 2018. https://www.omim.org/entry/176270?search=Prader-Willi%20syndrome&highlight=%22prader%20willi%22%2C%28syndrome%7Csyndromic%29%2Cpraderwilli.

12. Hamosh A. Angelman Syndrome; AS OMIM# 105830. 2021. https://www.omim.org/entry/105830?search=angelman%20syndrome&highlight=%28syndrome%7Csyndromic%29%2Cangelman.

13. 吳俊忠、孫光蕙、趙崇義等。醫學分子檢驗第七版。臺灣：五南圖書出版股份有限公司；2023。

14. Ezgu F. Chapter Seven - Inborn Errors of Metabolism. In: Makowski GS, ed. Advances in Clinical Chemistry: Elsevier; 2016: 195-250.

15. Monaghan KG, Lyon E, Spector EB. ACMG Standards and Guidelines for fragile X testing: a revision to the disease-specific supplements to the Standards and Guidelines for Clinical Genetics Laboratories of the American College of Medical Genetics and Genomics. *Genetics in Medicine* 2013; 15(7): 575-86.

16. Wu C-C, Lin Y-H, Lu Y-C, et al. Application of Massively Parallel Sequencing to Genetic Diagnosis in Multiplex Families with Idiopathic Sensorineural Hearing Impairment. *PLOS ONE* 2013; 8(2): e57369.

17. 罕見疾病一點通。2024. https://web.tfrd.org.tw/index.html.

18. Richards S, Aziz N, Bale S, et al. Standards and guidelines for the interpretation of se-

quence variants: a joint consensus recommendation of the American College of Medical Genetics and Genomics and the Association for Molecular Pathology. *Genet Med* 2015; 17(5): 405-24.

19. Alliance G. Genetic Counseling. Understanding Genetics: A New York, Mid-Atlantic Guide for Patients and Health Professionals; 2009.

20. Green RC, Berg JS, Grody WW, et al. ACMG recommendations for reporting of incidental findings in clinical exome and genome sequencing. *Genet Med* 2013; 15(7): 565-74.

21. Miller DT, Lee K, Abul-Husn NS, et al. ACMG SF v3.1 list for reporting of secondary findings in clinical exome and genome sequencing: A policy statement of the American College of Medical Genetics and Genomics (ACMG). *Genet Med* 2022; 24(7): 1407-14.

22. Miller DT, Lee K, Abul-Husn NS, et al. ACMG SF v3.2 list for reporting of secondary findings in clinical exome and genome sequencing: A policy statement of the American College of Medical Genetics and Genomics (ACMG). *Genet Med* 2023; 25(8): 100866.

23. Miller DT, Lee K, Chung WK, et al. ACMG SF v3.0 list for reporting of secondary findings in clinical exome and genome sequencing: a policy statement of the American College of Medical Genetics and Genomics (ACMG). *Genet Med* 2021; 23(8): 1381-90.

24. Deignan JL, Chung WK, Kearney HM, et al. Points to consider in the reevaluation and reanalysis of genomictest results: a statement of the American College of Medical Genetics and Genomics(ACMG). *Genetics in Medicine* 2019; 21(6): 1267-70.

25. Solomon BD. The future of commercial genetic testing. *Current Opinion in Pediatrics* 2023; 35(6).

第十五章　病原體鑑定與抗藥性之基因檢測

曾嵩斌、張淑媛

內容大綱

基因定序在病原體鑑定與抗藥性偵測的現況

LDTs在病原體鑑定的應用（細菌、黴菌、病毒）

標靶定序（Targeted sequencing）

霰彈槍總體基因體定序（Shotgun metagenomics sequencing）

LDTs在病原體抗藥性的應用

LDTs對病原體抗生素藥敏試驗檢測的困境與未來發展

LDTs在病原體抗藥性的應用（細菌、黴菌、病毒）

全基因組定序在臨床微生物學中的未來

學習評估

參考文獻

學習目標

1. 了解一般檢驗方法在病原體鑑定，與抗藥性偵測的限制及 LDTs 應用的機會。

2. 了解 LDTs 在病原體鑑定的應用。

3. 了解 LDTs 在病原體抗藥性的應用。

4. 了解 LDTs 及全基因組定序在微生物學檢驗之發展方向。

一、基因定序在病原體鑑定與抗藥性偵測的現況

　　基因定序從第一代定序到目前的第三代定序技術經過 60 年的蓬勃發展，在病原體鑑定與抗藥性預測有大幅的進步（表 15-1）[1]。第一代定序是我們熟知的 Sanger 提出的鏈終止方法，該方法可直接從生長的菌落識別細菌和真菌物種。對於細菌而言，16S 核醣體 RNA（rRNA）和 DNA 依賴性 RNA 聚合酶 β 亞基（*rpoB*）基因可用於菌種鑑定 [2,3]。對於真菌物種，則使用核醣體內轉錄間隔區（Internal Transcribed Spacer, ITS）和 28S rRNA 基因進行菌種鑑定 [4,5]。病毒則可自非轉譯區域、聚合酶基因及病毒外套膜蛋白基因來進行鑑定。

　　目前正在探索新一代定序（第二代和第三代）在臨床微生物診斷的應用，期望能鑑定感興趣或重要的病原微生物。要實現這一目標有兩種主要方式：第一個是透過全基因組定序（Whole Genome Sequencing, WGS）強化辨識培養物中的病原微生物。第二種是利用總體基因體定序（Metagenomic sequencing）直接從源頭辨識潛在的病原微生物，以避免病原體培養過程的影響和 / 或提高鑑定結果。

　　全基因組定序（WGS）是對感興趣的生物體的微生物基因組進行定序和組裝的過程。這些微生物基因組可以是細菌、真菌和病毒。細菌、分枝桿菌和真菌生物體的全基因組定序需要先對微生物進行培養與分離，之後再進行核酸萃取和後續序列流程，這限制 WGS 在難以生長或無法在體外培養微生物的運用。就病

表 15-1　各代定序方法的比較

	方法	技術	處理量	複雜性	用於臨床微生物相關的定序
第一代	Sanger	使用雙脫氧核苷酸在特定鹼基處進行鏈終止	低	中	16S 和 28S 核醣體 RNA 定序 全基因組定序
第二代	Pyrosequencing	用發光法測量焦磷酸合成	高	高	全基因組定序
	SOLiD	寡核苷酸 DNA 連接的測量	高	高	全基因組定序
	Ion Torrent	測量 DNA 聚合過程質子釋放 pH 值差異	高	高	全基因組定序
	Illumina	橋式聚合酶鏈鎖反應	高	高	全基因組定序 深度擴增定序 霰彈槍總體基因體學
第三代	PacBio	使用 Zero-mode Wavelength（ZMW）奈米結構的單分子辨識率	中	高	全基因組定序
	Nanopore	使用生物和固態奈米孔進行單分子分辨率	中	高	全基因組定序 深度擴增定序 霰彈槍總體基因體學

毒基因組而言，WGS 可透過直接對樣本進行定序來獲取感興趣的病毒基因組，這將在稍後的總體基因體學中討論。可培養和分離的微生物全基因組定序可用於幫助識別生物體、為流行病學目的對生物體進行分型以及檢測可能的抗菌藥物抗藥性[6]。在臨床實驗室中，WGS 已被證明在醫院感染預防計畫中很有價值，因為它能夠識別和追蹤院內的疫情爆發（Outbreak）[7]。已有許多研究採用 WGS 來追蹤甲氧西林抗藥性金黃色葡萄球菌[8,9]、艱難梭菌[10,11]的院內疫情爆發。此外，WGS 也有助於追蹤嚴重多重抗藥性微生物的爆發，如碳青黴烯抗藥性肺炎克雷伯菌[12,13]、萬古黴素抗藥性屎腸球菌[14]和多重抗藥性鮑氏不動桿菌[15]。

與細菌鑑定相比，目前在臨床診斷中使用全基因組定序（WGS）進行眞菌鑑定的情況還不太成熟。主要是 WGS 與形態學鑑定方法的關聯性不高，仍需要進一步的研究。一項研究表明，對於表型鑑定，使用顯微鏡觀察、菌落形態和生理學研究，與常見和不常見的臨床相關黴菌大次單位體 rRNA 基因的 D2 區域和完整的 ITS 區域進行序列比較，相關性僅有 50%[16]。WGS 在眞菌鑑定和流行病學追蹤中最著名的例子是鑑定新興的多重抗藥性酵母菌（Yeasts）及耳念珠菌（*Candida auris*）。耳念珠菌已被報導在全球各地的醫院和長期護理機構引發致命感染和疫情爆發[17,18]。由於耳念珠菌的外觀和生化特徵與其他酵母相似，因此很難用標準實驗室的方法進行識別，而傳統的生化測試通常會將耳念珠菌誤認為是血念珠菌（*Candida haemulonii*）以及其他酵母，例如：近平滑念珠菌（*Candida parapsilosus*）和紅酵母（*Rhodatorula* spp.）[19]。WGS 可用於耳念珠菌的鑑定以及該菌在世界各地流行病學的追蹤[17,18,20]。

相較於細菌及黴菌（Mold），儘管病毒基因組比較小，但是病毒基因組的顯著特徵之一是其高進化率的潛力、短時間的增殖速度特徵，及低保眞度聚合酶（尤其是對於 RNA 病毒）；也因此，一般的 Sanger 基因定序無法辨識病毒準種（Quasispecies）[21]，而次世代定序成為一種對完整病毒基因組進行測序的高效方法。從演化的角度來看，這種現有的多樣性代表著巨大的儲備，可以在其中進行選擇，並可從中迅速出現更適合的變體。這些不僅與免疫逃脫有關[22]，而且在抗病毒藥物治療中也受到關注[23,24]，即在治療過程中，可快速選擇含有抗藥性突變的微小群體變異，從而導致抗病毒治療失敗。這促使世界衛生組織（World Health Organization, WHO）制定了預防和評估 HIV-1 抗藥性的全球策略及全球流感監測和應對系統（Global influenza surveillance and response system），來密切監測疫情的演變及病毒對抗病毒藥物的敏感性。

二、LDTs 在病原體鑑定的應用（細菌、黴菌、病毒）

(一)標靶定序（Targeted sequencing）

標靶定序顧名思義就是選用病原體某特定基因進行序列分析，其優點在於檢測靈敏度高且不易受到人類細胞樣本（如組織或痰）的干擾，但是受限於技術，因為每次可檢測的病原體數有限。為克服此問題，目前嘗試從檢體採用第二代或第三代定序平台直接進行標靶定序，已取得初步不錯的成果[25,26]。標靶定序中的 PCR 擴增，也稱為深度擴增定序（Deep amplicon sequencing），深度擴增定序是 PCR 技術的延伸，可更深入地涵蓋感興趣的特定基因（表 15-1）。

深度擴增定序最著名的應用是擴增用於細菌鑑定的 16S 核醣體 RNA（16S rRNA）基因 [27] 和用於真菌鑑定的 28S rRNA 或核醣體 ITS 基因 [28]。許多實驗室已經驗證並實施 LDT 來進行深度擴增定序，可同時進行細菌和真菌鑑定 [29,30]。此外，16S 深度擴增定序可以更輕鬆地識別更難生長的生物體，包括傳統細菌培養無法檢測到的蜱傳播細菌如疏螺旋體（Borrelia）、無形體（Anaplasmsa）、埃利希體（Ehrlichia）和立克次體（Rickettsia）[31]。深度擴增定序也在真菌新鮮樣本的鑑定取得了一些成果 [16,32]，且可應用在檢測福馬林固定石蠟包埋（Formalin-Fixed Paraffin-Embedded, FFPE）組織。檢測侵襲性真菌感染的常規方法之一是對 FFPE 組織中的真菌進行顯微鏡觀察，並結合陽性培養結果 [33]。然而，常發生的情況是，在 FFPE 組織中檢測到真菌，但培養結果呈陰性，或沒有進行培養 [32]。此外，FFPE 組織中的真菌可能被錯誤識別的機率高達 21% [34]。這些問題都可透過深度擴增定序提供可行的抗真菌藥物治療方案 [32]。

深度擴增定序在病毒的應用目前主要有兩個方向，即對複雜巨型基因組病毒進行定序分析，及病毒的演化與流行病學分析。前者以馬賽病毒（Marseillevirus）為例，它是真核生物的核質巨 DNA 病毒家族的原型之一，是從變形蟲中分離出來的。馬賽病毒的基因組為 368kp 的環狀雙股 DNA 分子，一共有 457 個 ORF 被預測編碼 50 至 1537 個胺基酸的蛋白質。研究指出該病毒的基因組庫由典型的核胞質大 DNA 病毒（Nucleocytoplasmic Large DNA Virus, NCLDV）核心基因以及明顯從真核宿主及其寄生蟲或共生體（細菌和病毒）獲得的基因共同組成；因此研究人員提出，變形蟲是微生物進化的「熔爐」，其中出現了多種形式，包括具有不同來源的複雜基因庫的巨型病毒 [35]。另一個應用為病毒的演化及流行病學分析。以流感病毒為例，其具有八段 RNA 基因組，可在感染兩種流感病毒的宿主內進行基因重組及演化。高致病性的 H5N1 出現 [36] 和後續 2009 年新型 H1N1 流感病毒大流行 [37] 推動了對這些流感病毒進行基因組定序的需求。增加的定序複雜性來自於分段的基因組和相關的重組事件，這意味著基於部分序列資訊的分析永遠無法獲得導致疫情出現的歷史重組事件之全部複雜性。透過對許多完整基因組進行定序，次世代定序有效地消除了我們理解這些重要病毒的出現和傳播的主要瓶頸 [38]。剩下的挑戰是將序列產生的時間縮短到可以常規即時使用序列資訊來幫助衛生保護機構控制疫情的程度。

（二）霰彈槍總體基因體定序（Shotgun metagenomics sequencing）

與標靶定序相反，霰彈槍總體基因體定序是一種廣撒網的方法，透過對所有核酸進行定序，幾乎所有病原體，包括細菌、真菌、病毒和寄生蟲，都可以在單一次實驗中鑑定完成 [39]。這種定序方法已成功地檢測出許多不同樣本類型的感染，包括數種無菌來源的檢體，如腦脊髓液 [40]、血液 [41] 和關節液 [42]。此外，此方法已被證明可在含有微生物菌叢的樣品中鑑定出感染源，如呼吸道檢體 [43]、胃腸道樣本 [44] 和尿液 [45]，對於鑑定病原體是一強大有力的工具。目前主要的限制是人類核酸與固有微生物菌叢的干擾可能影響結果的判讀，特別在組織或呼吸道分泌物等樣本尤其令人擔憂，有待未來提出更有效的解決方案 [40]。

霰彈槍總體基因體定序已在多個實驗室中作為 LDTs 實施，在所有其他常規診斷測試均為陰性的情況下，該測試的診斷可提供臨床醫師治療的指引。使用該測試對具有腦炎、腦膜

炎和脊髓炎臨床表現的患者進行了為期一年的前瞻性多中心臨床試驗，以確定該測試對診斷這些疾病的實用性[46]。霰彈槍總體基因體定序腦脊髓液測試比傳統的腦脊髓液直接檢測測試（培養、抗原測試或快速分子方法）可識別出更多的病原體。霰彈槍總體基因體定序在上述各種感染（即腦膜炎／腦炎、敗血症、肺炎和泌尿道感染）的應用，已經取得了長足的進展，但採用此方法來鑑測骨骼、相關組織以及關節相關感染的研究仍然有限，有待未來持續研究。

三、LDTs 在病原體抗藥性的應用

(一)LDTs 對病原體抗生素藥敏試驗檢測的困境與未來發展

抗生素藥物敏感測試中，最廣泛使用的方法是體外最小抑制濃度（Minimum Inhibitory Concentration, MIC）測試[47]。MIC 值是通過臨床斷點（Clinical breakpoints）進行解釋，將測得 MIC 數值分類為敏感、敏感一劑量相依（Dose dependent）、中間或抗藥性。這些分類是基於大量的臨床菌株體外試驗（Population-level microbiological）、藥物動力學／藥效學和臨床研究，以預測用於感染部位的抗生素劑量在臨床治療成功的可能性[48]。在美國主要遵循的標準以食品暨藥物管理局（United States Food and Drug Administration, FDA）的藥物評估和研究中心（Center for Drug Evaluation and Research, CDER）[49]與美國臨床和實驗室標準學會（Clinical and Laboratory Standards Institute, CLSI）的指引為主[50]。目前食品暨藥物管理局提議未來的監管政策期望採用抗生素藥敏試驗的標準來評估許多微生物抗生素的可

用性，但由於美國食品和藥物管理局僅採用該局轄下的藥物評估和研究中心（CDER）建議之抗生素藥敏試驗臨床斷點進行評估，多數病原體無法提供臨床斷點。以目前現況而言，具有標準的細菌多是常見或較易培養的細菌，難以培養或無法培養的細菌，則缺乏判斷臨床斷點的標準。這樣的結果導致實驗室在自行研發檢測抗生素藥敏試驗上發展緩慢。

舉例來說，根據抗生素藥敏試驗敏感性測試（AST）的建議，去氧羥四環素（Doxycycline）與美坐磺胺曲美普林（Trimethoprim-sulfamethoxazole）可用來治療甲氧西林抗藥性金黃色葡萄球菌（Methicillin-Resistant *Staphylococcus aureus*, MRSA）引起的骨髓炎（Osteomyelitis）[51,52]。然而，這些抗生素對於葡萄球菌屬沒有美國食品暨藥物管理局批准的斷點[49]，這表示這兩種抗生素開發出來的 LDTs 無法確定是否能獲得美國食品暨藥物管理局許可；只能採用符合美國臨床和實驗室標準學會的設備進行檢測。這樣的結果無疑會阻礙實驗室自行研發抗生素的檢測試驗項目，限制新抗生素的上市和應用，加劇抗生素抗藥性問題。

目前美國臨床醫師沒有意識到臨床斷點的問題，主要是因為實驗室已採用兩種抗生素藥敏試驗的檢測策略來因應這個問題：(1) 使用美國臨床和實驗室標準學會制定的臨床斷點來進行抗生素藥敏試驗：當待測抗生素藥敏試驗缺乏美國食品暨藥物管理局批准的斷點時，實驗室可改採用符合美國臨床和實驗室標準學會的設備進行檢測。這個問題在於符合美國食品暨藥物管理局規定的設備都是在 2008 年以前批准的，雖然美國臨床和實驗室標準學會對於新興抗生素能夠與時俱進的制定相關臨床斷點標準，但是製造商在更新設備來檢測新興抗生素上則發展較為緩慢，無法及時提供實驗室相關檢測。(2) 藉由修改現有的美國食品暨藥物管理局認可的實驗室自行研發檢測試驗，將其

擴展測試到未聲明的微生物（Unclaimed microorganisms）：針對缺乏自動化檢測工具的新興抗生素，則採用手工檢測，如梯度擴散法或紙片擴散法，雖然仍能提供臨床斷點的資訊，供醫師評估抗生素使用的可行性，但由於缺乏美國食品暨藥物管理局批准的斷點，實驗室開發的方法也無法確定是否能獲得美國食品暨藥物管理局許可。表 15-2 簡述美國食品和藥物管理局與美國疾病管制與預防中心（Centers for Disease Control and Prevention）認可的抗菌藥物敏感性測試解釋標準的差異，這些問題未來需要製造商、臨床醫師、藥劑師、實驗室和食品暨藥物管理局之間的精誠合作，方有可能打開局面[53]。

（二）LDTs 在病原體抗藥性的應用（細菌、黴菌、病毒）

目前抗菌藥物抗藥性檢測方法可區分為需要培養微生物的方法或不需培養微生物的快速分子檢測方法。需要培養微生物的方法如上段所述，採用符合美國臨床和實驗室標準學會的設備進行檢測，依據臨床斷點作為臨床醫師開立抗生素的依據。不需培養微生物的快速分子檢測方法，目前僅能檢測一些抗藥基因與抗藥性表型關聯性高的標的。由於目前全基因定序（Whole Genome Sequencing, WGS）與總體基因體定序（Metagenomic sequencing）方法快速演進，WGS 不僅能提供病原體的鑑定以及流行病學追蹤，還可提供生物體完整基因型抗生素抗藥性概況，對生物體中存在的潛在抗生素抗藥性機制提供更全面的報告[54,55]。許多已發表的報告表明，全基因組定序有望應用於傳統微生物如大腸桿菌[56,57]、金黃色葡萄球菌[58,59]、屎腸球菌[60,61]、綠膿桿菌[62,63]與淋病雙球菌[64,65]的抗菌藥物抗藥性預測。這些報告所展示的 WGS 抗藥性基因型抗測，與需要培養微生物的抗生素藥敏試驗標準方法相較，呈現高度的吻合，未來期待 WGS 抗藥性基因型預測方式可取代傳統需要培養微生物的抗生素藥敏試驗標準方法。短期而言，由於 WGS 抗藥性基因型預測方式並不能完全取代現有方法，而是視為對現有方法進行輔助。

目前，與上述需要培養微生物的抗生素藥敏試驗標準方法和非培養方法相比，WGS 的周轉時間更長。WGS 的優勢在對需要長時間生長或抗菌藥物敏感性測試困難的微生物，如淋病雙球菌、黴漿菌和脲原體[66,67]，可提供全面的抗藥性基因型預測。另外針對需要長時間生長或難以生長的微生物，WGS 可以加速提供抗菌藥物抗藥性預測，如多重抗藥性結核分枝桿菌[68,69]。最近的一項研究證實，WGS 相較於傳統抗菌藥物敏感性測試（約一個月），所需的周轉時間顯著縮短[70]。另一組研究也證實 WGS 可在 3-5 天內預測克拉黴素（Clarithromycin）的誘導抗藥性以及對丁胺卡那黴素（Amikacin）的抗藥性，而標準檢測方法需時為 14 天[71]。這些縮短周轉時間的案例將有助於提升傳統方法遇到的困難。

雖然目前有相關研究報導 WGS 可預測念珠菌等酵母菌的抗真菌抗藥性[72-74]，然而透過 WGS 預測黴菌抗真菌抗藥性的研究仍待克服。有學者針對 24 株煙麴黴（*Aspergillus fumigatus*）進行 WGS 預測對 azole 抗藥性的可能性，結果發現 *cyp51A* 啟動子與基因突變（TR34/L98H）是造成對 azole 類藥物抗藥性的主因[75]。另外一篇對英國和愛爾蘭各地分離的 218 株煙麴黴進行 WGS 分析的研究，則發現對 itraconazole 的抗藥性具備多基因基礎的潛在新型抗藥性機制[76]。上述的例子說明，WGS 在抗真菌抗藥性的研究上，可提供相關抗藥性的預測，但這些抗真菌抗藥性預測是否合乎實際治療與預後，則仍須嚴謹的研究進行

表 15-2 美國食品暨藥物管理局（FDA）與美國疾病管制與預防中心（Centers for Disease Control and Prevention）認可的抗菌藥物敏感性測試解釋標準的差異

威脅等級	缺少 FDA 斷點	目前測試方法和 FDA 擬議規則造成的差距
緊急威脅	—	—
碳青黴烯抗藥性不動桿菌	多黏菌素	目前使用 LDT 進行測試。 根據 FDA 提議的規則，不可進行測試。
耳念珠菌	所有抗真菌劑	目前使用 LDT 進行測試，並使用 CDC 和 CLSI 提供的流行病學截止值進行解釋。 根據 FDA 提議的規則，不可進行測試。
碳青黴烯抗藥性腸桿菌	碳青黴烯類	FDA 斷點適用於腸桿菌科的某些成員，但不是全部。主要例外包括美羅培南用於治療產氣克雷伯菌（即 FDA 沒有提供美羅培南用於治療產氣克雷伯菌的依據）。 目前使用合乎 CLSI 規範的設備或 LDT 進行測試。 根據 FDA 提議的規則，可進行的檢測顯著減少。
抗藥性淋病奈瑟菌	Azithromycin	FDA 拒絕了 CLSI 斷點。除了使用 LDT 的公共衛生實驗室之外，通常不會進行常規檢測。 根據 FDA 提議的規則，不可進行測試。
嚴重威脅	—	—
抗藥性彎曲桿菌	所有抗菌劑	使用具有 CLSI M45 斷點的 LDT 執行測試。 根據 FDA 提議的規則，不可進行測試。
抗藥性念珠菌	Amphotericin B	使用 LDT 進行測試，得出 MIC。 根據 FDA 提議的規則，不可進行測試。
萬古黴素抗藥性腸球菌	Daptomycin	使用 LDT 進行測試。 根據 FDA 提議的規則，不可進行測試。
多重抗藥性假單胞菌	Cefiderocol	使用 FDA 斷點進行測試，該斷點比 CLSI 更保守。 根據提議的規則可以進行測試，但易感率顯著降低。
抗藥性傷寒沙門氏菌、非傷寒沙門氏菌與志賀氏菌	Azithromycin	使用 LDT 進行測試。 根據 FDA 提議的規則，不可進行測試。
甲氧西林抗藥性金黃色葡萄球菌	SXT, doxycycline	使用合乎 CLSI 規範的設備或 LDT 執行測試。 根據 FDA 提議的規則，不可進行測試。
抗藥性結核菌	Isoniazid, rifampin, ethambutol, pyrazinamide	使用 LDT 進行測試。 根據 FDA 提議的規則，不可進行測試。

驗證。

　　病毒抗藥性分析，目前主要是針對臨床有藥物治療的病毒，包括第一型人類免疫缺乏病毒（Human Immunodeficiency Virus type 1, HIV-1）、B 型肝炎病毒（Hepatitis B Virus, HBV）、C 型肝炎病毒（Hepatitis C Virus, HCV）、單純疱疹病毒（Human Herpes Simplex Virus, HSV）、水痘帶狀疱疹病毒（Varicella-Zoster Virus, VZV）、人類巨細胞病毒（Human Cytomegalovirus, HCMV）、A 型流感病毒（Influenza A virus）、新型冠狀病毒第二型（SARS-CoV-2）等，一般以 Sanger 基因定序檢測其對於藥物的基因抗藥性，該定序對於可靠檢測宿主內頻率低於約 20% 閾值的變異能力有限[77]，而次世代定序有潛力提高靈敏度，並定量識別低豐度變異，從而提高效率並降低成本[78]。雖然市面上已有多家已獲得參考機構作爲體外診斷（IVD）許可的次世代定序 HIV 抗藥性基因檢測的商業產品[79,80]，然而，由於成本和靈活性問題，許多實驗室選擇 LDT 方式進行檢驗[81]。然而，基於次世代定序在 HIV 抗藥性基因分析的標準化和品質保證存有一些挑戰，需要建立外部品質評估計畫解決其中一些問題[82]。

四、全基因組定序在臨床微生物學中的未來

　　由於越來越多廠商加入且其製程越來越成熟，全基因組定序的價格正在變得越來越便宜。未來，除了參考實驗室或學術醫療中心之外，我們相信會有更多通過自行研發檢測（LDTs）認證的實驗室能夠提供相關的檢測服務。近年來，全基因組定序搭配生物資訊分析，在臨床微生物學中取得了重大突破，除了能夠提供病原體的鑑定數據外，還能夠提供可能的抗藥性預測。對於無法培養或體外生長緩慢的病原體，這項技術能夠即時提供臨床醫師治療的依據。雖然目前由於種種原因尚無法獲得美國食品暨藥物管理局的核准，但我們相信隨著技術的進步和法規的修正，這將會在臨床應用上得到改善。

學習評估

1. 在不同的病原體，常會使用哪些基因於病原體的鑑定？
2. LDTs 可採用哪些方式進行病原體的鑑定？
3. LDTs 在病原體抗藥性的應用有哪些？在臨床上受到的具體限制原因爲何？
4. 採用 WGS 進行抗藥性檢測，無法取代現有方法的原因有哪些？

參考文獻

1. Heather JM, Chain B. The sequence of sequencers: The history of sequencing DNA. Genomics 2016; 107: 1-8.
2. Kolbert CP, Persing DH. Ribosomal DNA sequencing as a tool for identification of bacterial pathogens. Curr Opin Microbiol 1999; 2: 299-305.
3. Church DL, Cerutti L, Gurtler A, et al. Performance and application of 16S rRNA gene cycle sequencing for routine identification of bacteria in the clinical microbiology laboratory. Clin Microbiol Rev 2020; 33: e00053-19
4. Chen YC, Eisner JD, Kattar MM, et al. Identification of medically important yeasts using PCR-based detection of DNA sequence polymorphisms in the internal transcribed spacer 2 region of the rRNA genes. J Clin Microbiol

2000; 38: 2302-10.

5. Yeo SF, Wong B. Current status of nonculture methods for diagnosis of invasive fungal infections. Clin Microbiol Rev 2002; 15: 465-84.

6. Koser CU, Ellington MJ, Cartwright EJ, et al. Routine use of microbial whole genome sequencing in diagnostic and public health microbiology. PLoS Pathog 2012; 8: e1002824.

7. Balloux F, Bronstad BO, van Dorp L, et al. From Theory to Practice: Translating Whole-Genome Sequencing (WGS) into the Clinic. Trends Microbiol 2018; 26: 1035-48.

8. Moller JK, Larsen AR, Ostergaard C, et al. International travel as source of a hospital outbreak with an unusual meticillin-resistant *Staphylococcus aureus* clonal complex 398, Denmark, 2016. Euro Surveill 2019; 24.

9. Slott Jensen ML, Nielsine Skov M, Pries Kristiansen H, et al. Core genome multi-locus sequence typing as an essential tool in a high-cost livestock-associated meticillin-resistant *Staphylococcus aureus* CC398 hospital outbreak. J Hosp Infect 2020; 104: 574-81.

10. Kociolek LK, Gerding DN, Espinosa RO, et al. Clostridium difficile whole genome sequencing reveals limited transmission among symptomatic children: A single-center analysis. Clin Infect Dis 2018; 67: 229-34.

11. McLean K, Balada-Llasat JM, Waalkes A, et al. Whole-genome sequencing of clinical *Clostridioides difficile* isolates reveals molecular epidemiology and discrepancies with conventional laboratory diagnostic testing. J Hosp Infect 2021; 108: 64-71.

12. Marsh JW, Krauland MG, Nelson JS, et al. Genomic epidemiology of an endoscope-associated outbreak of *Klebsiella pneumoniae* carbapenemase (KPC)-producing *K. pneumoniae*. PLoS One 2015; 10: e0144310.

13. Yang S, Hemarajata P, Hindler J, et al. Evolution and transmission of carbapenem-resistant *Klebsiella pneumoniae* expressing the bla-OXA-232 gene during an institutional outbreak associated with endoscopic retrograde cholangiopancreatography. Clin Infect Dis 2017; 64: 894-901.

14. Egan SA, Corcoran S, McDermott H, et al. Hospital outbreak of linezolid-resistant and vancomycin-resistant ST80 *Enterococcus faecium* harbouring an optrA-encoding conjugative plasmid investigated by whole-genome sequencing. J Hosp Infect 2020; 105: 726-35.

15. Hwang SM, Cho HW, Kim TY, et al. Whole-genome sequencing for investigating a health care-associated outbreak of carbapenem-resistant *Acinetobacter baumannii*. Diagnostics (Basel) 2021; 11: 201.

16. Arbefeville S, Harris A, Ferrieri P. Comparison of sequencing the D2 region of the large subunit ribosomal RNA gene (MicroSEQ®) versus the internal transcribed spacer (ITS) regions using two public databases for identification of common and uncommon clinically relevant fungal species. J Microbiol Methods 2017; 140: 40-6.

17. Chowdhary A, Sharma C, Duggal S, et al. New clonal strain of *Candida auris*, Delhi, India. Emerg Infect Dis 2013; 19: 1670-3.

18. Lockhart SR, Etienne KA, Vallabhaneni S, et al. Simultaneous emergence of multidrug-resistant *Candida auris* on 3 continents confirmed by whole-genome sequencing and epidemiological analyses. Clin Infect Dis 2017;

64: 134-40.

19. Mizusawa M, Miller H, Green R, et al. Can multidrug-resistant *Candida auris* be reliably identified in clinical microbiology laboratories? J Clin Microbiol 2017; 55: 638-40.

20. Price TK, Mirasol R, Ward KW, et al. Genomic characterizations of clade iii lineage of *Candida auris*, California, USA. Emerg Infect Dis 2021; 27: 1223-7.

21. Domingo E, Perales C. Viral quasispecies. PLoS Genet 2019; 15: e1008271.

22. Aragri M, Alteri C, Battisti A, et al. Multiple hepatitis B virus (HBV) quasispecies and immune-escape mutations are present in HBV surface antigen and reverse transcriptase of patients with acute hepatitis B. J Infect Dis 2016; 213: 1897-905.

23. Avila-Rios S, Garcia-Morales C, Matias-Florentino M, et al. Pretreatment HIV-drug resistance in Mexico and its impact on the effectiveness of first-line antiretroviral therapy: a nationally representative 2015 WHO survey. Lancet HIV 2016; 3: e579-e91.

24. Van Poelvoorde L, Saelens X, Thomas I, et al. Next-generation sequencing: an eye-opener for the surveillance of antiviral resistance in influenza. Trends Biotechnol 2020; 38: 360-7.

25. Gu W, Deng X, Lee M, Sucu YD, et al. Rapid pathogen detection by metagenomic next-generation sequencing of infected body fluids. Nat Med 2021; 27: 115-24.

26. Salipante SJ, Kawashima T, Rosenthal C, et al. Performance comparison of Illumina and ion torrent next-generation sequencing platforms for 16S rRNA-based bacterial community profiling. Appl Environ Microbiol 2014; 80: 7583-91.

27. Janda JM, Abbott SL. 16S rRNA gene sequencing for bacterial identification in the diagnostic laboratory: pluses, perils, and pitfalls. J Clin Microbiol 2007; 45: 2761-4.

28. Wagner K, Springer B, Pires VP, et al. Molecular detection of fungal pathogens in clinical specimens by 18S rDNA high-throughput screening in comparison to ITS PCR and culture. Sci Rep 2018; 8: 6964.

29. Culbreath K, Melanson S, Gale J, et al. Validation and retrospective clinical evaluation of a quantitative 16S rRNA gene metagenomic sequencing assay for bacterial pathogen detection in body fluids. J Mol Diagn 2019; 21: 913-23.

30. Salipante SJ, Sengupta DJ, Rosenthal C, et al. Rapid 16S rRNA next-generation sequencing of polymicrobial clinical samples for diagnosis of complex bacterial infections. PLoS One 2013; 8: e65226.

31. Kingry L, Sheldon S, Oatman S, et al. Targeted metagenomics for clinical detection and discovery of bacterial tick-borne pathogens. J Clin Microbiol 2020; 58.

32. Moncada PA, Budvytiene I, Ho DY, et al. Utility of DNA sequencing for direct identification of invasive fungi from fresh and formalin-fixed specimens. Am J Clin Pathol 2013; 140: 203-8.

33. Balajee SA, Sigler L, Brandt ME. DNA and the classical way: identification of medically important molds in the 21st century. Med Mycol 2007; 45: 475-90.

34. Sangoi AR, Rogers WM, Longacre TA, et al. Challenges and pitfalls of morphologic iden-

tification of fungal infections in histologic and cytologic specimens: a ten-year retrospective review at a single institution. Am J Clin Pathol 2009; 131: 364-75.

35. Boyer M, Yutin N, Pagnier I, et al. Giant Marseillevirus highlights the role of amoebae as a melting pot in emergence of chimeric microorganisms. Proc Natl Acad Sci U S A 2009; 106: 21848-53.

36. Hoper D, Hoffmann B, Beer M. Simple, sensitive, and swift sequencing of complete H5N1 avian influenza virus genomes. J Clin Microbiol 2009; 47: 674-9.

37. Itoh Y, Shinya K, Kiso M, et al. In vitro and in vivo characterization of new swine-origin H1N1 influenza viruses. Nature 2009; 460: 1021-5.

38. Baillie GJ, Galiano M, Agapow PM, et al. Evolutionary dynamics of local pandemic H1N1/2009 influenza virus lineages revealed by whole-genome analysis. J Virol 2012; 86: 11-8.

39. Naccache SN, Federman S, Veeraraghavan N, et al. A cloud-compatible bioinformatics pipeline for ultrarapid pathogen identification from next-generation sequencing of clinical samples. Genome Res 2014; 24: 1180-92.

40. Miller S, Naccache SN, Samayoa E, et al. Laboratory validation of a clinical metagenomic sequencing assay for pathogen detection in cerebrospinal fluid. Genome Res 2019; 29: 831-42.

41. Blauwkamp TA, Thair S, Rosen MJ, et al. Analytical and clinical validation of a microbial cell-free DNA sequencing test for infectious disease. Nat Microbiol 2019; 4: 663-74.

42. Ivy MI, Thoendel MJ, Jeraldo PR, et al. Direct detection and identification of prosthetic joint infection pathogens in synovial fluid by metagenomic shotgun sequencing. J Clin Microbiol 2018; 56.

43. Schlaberg R, Queen K, Simmon K, et al. Viral pathogen detection by metagenomics and pan-viral group polymerase chain reaction in children with pneumonia lacking identifiable etiology. J Infect Dis 2017; 215: 1407-15.

44. Zhou Y, Wylie KM, El Feghaly RE, et al. Metagenomic approach for identification of the pathogens associated with diarrhea in stool specimens. J Clin Microbiol 2016; 54: 368-75.

45. Burnham P, Dadhania D, Heyang M, et al. Urinary cell-free DNA is a versatile analyte for monitoring infections of the urinary tract. Nat Commun 2018; 9: 2412.

46. Wilson MR, Sample HA, Zorn KC, et al. Clinical metagenomic sequencing for diagnosis of meningitis and encephalitis. N Engl J Med 2019; 380: 2327-40.

47. Jorgensen JH, Ferraro MJ. Antimicrobial susceptibility testing: a review of general principles and contemporary practices. Clin Infect Dis. 2009; 49(11): 1749-55.

48. Weinstein MP, Lewis JS, 2nd. The clinical and laboratory standards institute subcommittee on antimicrobial susceptibility testing: background, organization, functions, and processes. J Clin Microbiol 2020; 58.

49. US Food and Drug Administration. Antibacterial susceptibility test interpretive criteria. 2023. Available at: https://www.fda.gov/drugs/development-resources/fda-recognized-antimicrobial-susceptibility-test-interpretive-criteria. Accessed 14 November

2023.

50. Clinical and Laboratory Standards Institute (CLSI). Performance standards for antimicrobial susceptibility testing, M100. 31st ed. Wayne, PA: CLSI, 2023.

51. Stevens DL, Bisno AL, Chambers HF, et al. Practice guidelines for the diagnosis and management of skin and soft-tissue infections. Clin Infect Dis 2005; 41: 1373-406.

52. Liu C, Bayer A, Cosgrove SE, et al. Clinical practice guidelines by the infectious diseases society of america for the treatment of methicillin-resistant *Staphylococcus aureus* infections in adults and children: executive summary. Clin Infect Dis 2011; 52: 285-92.

53. Wolfe KH, Pierce VM, Humphries RM. How new regulation of laboratory-developed antimicrobial susceptibility tests will affect infectious diseases clinical practice. Clin Infect Dis 2024; 78: 1140-7.

54. Ransom EM, Potter RF, Dantas G, et al. Genomic prediction of antimicrobial resistance: ready or not, here it comes! Clin Chem 2020; 66: 1278-89.

55. Su M, Satola SW, Read TD. Genome-based prediction of bacterial antibiotic resistance. J Clin Microbiol 2019; 57: e01405-18.

56. Golden AR, Karlowsky JA, Walkty A, et al. Comparison of phenotypic antimicrobial susceptibility testing results and WGS-derived genotypic resistance profiles for a cohort of ESBL-producing *Escherichia coli* collected from Canadian hospitals: CANWARD 2007-18. J Antimicrob Chemother 2021; 76: 2825-32.

57. Tyson GH, McDermott PF, Li C, et al. WGS accurately predicts antimicrobial resistance in *Escherichia coli*. J Antimicrob Chemother 2015; 70: 2763-9.

58. Gordon NC, Price JR, Cole K, et al. Prediction of *Staphylococcus aureus* antimicrobial resistance by whole-genome sequencing. J Clin Microbiol 2014; 52: 1182-91.

59. Mason A, Foster D, Bradley P, et al. Accuracy of different bioinformatics methods in detecting antibiotic resistance and virulence factors from *Staphylococcus aureus* whole-genome sequences. J Clin Microbiol 2018; 56: e01815-17.

60. Babiker A, Mustapha MM, Pacey MP, et al. Use of online tools for antimicrobial resistance prediction by whole-genome sequencing in methicillin-resistant *Staphylococcus aureus* (MRSA) and vancomycin-resistant enterococci (VRE). J Glob Antimicrob Resist 2019; 19: 136-43.

61. Tyson GH, Sabo JL, Rice-Trujillo C, et al. Whole-genome sequencing based characterization of antimicrobial resistance in *Enterococcus*. Pathog Dis 2018; 76: fty018.

62. Cortes-Lara S, Barrio-Tofino ED, Lopez-Causape C, et al, Group G-SRPs. Predicting *Pseudomonas aeruginosa* susceptibility phenotypes from whole genome sequence resistome analysis. Clin Microbiol Infect 2021; 27: 1631-7.

63. Jaillard M, van Belkum A, Cady KC, et al. Correlation between phenotypic antibiotic susceptibility and the resistome in *Pseudomonas aeruginosa*. Int J Antimicrob Agents 2017; 50: 210-8.

64. Bailey AL, Potter RF, Wallace MA, et al. Genotypic and phenotypic characterization of antimicrobial resistance in *Neisseria gonor-*

rhoeae: a cross-sectional study of isolates recovered from routine urine cultures in a high-incidence setting. mSphere 2019; 4: e00373-19.

65. Eyre DW, De Silva D, Cole K, et al. WGS to predict antibiotic MICs for *Neisseria gonorrhoeae*. J Antimicrob Chemother 2017; 72: 1937-47.

66. Blanchard A, Crabb DM, Dybvig K, et al. Rapid detection of *tetM* in *Mycoplasma hominis* and *Ureaplasma urealyticum* by PCR: *tetM* confers resistance to tetracycline but not necessarily to doxycycline. FEMS Microbiol Lett 1992; 74: 277-81.

67. Meygret A, Le Roy C, Renaudin H, et al. Tetracycline and fluoroquinolone resistance in clinical *Ureaplasma* spp. and *Mycoplasma hominis* isolates in France between 2010 and 2015. J Antimicrob Chemother 2018; 73: 2696-703.

68. Gygli SM, Keller PM, Ballif M, et al. Whole-genome sequencing for drug resistance profile prediction in *Mycobacterium tuberculosis*. Antimicrob Agents Chemother 2019; 63: e02175-18.

69. Walker TM, Kohl TA, Omar SV, et al. Whole-genome sequencing for prediction of *Mycobacterium tuberculosis* drug susceptibility and resistance: a retrospective cohort study. Lancet Infect Dis 2015; 15: 1193-202.

70. Grobbel HP, Merker M, Kohler N, et al. Design of multidrug-resistant tuberculosis treatment regimens based on DNA sequencing. Clin Infect Dis 2021; 73: 1194-202.

71. Realegeno S, Mirasol R, Garner OB, et al. Clinical whole genome sequencing for clarithromycin and amikacin resistance predic-
tion and subspecies identification of *Mycobacterium abscessus*. J Mol Diagn 2021; 23: 1460-7.

72. Castanheira M, Deshpande LM, Davis AP, et al. Monitoring antifungal resistance in a global collection of invasive yeasts and molds: application of CLSI epidemiological cutoff values and whole-genome sequencing analysis for detection of azole resistance in *Candida albicans*. Antimicrob Agents Chemother 2017; 61: e00906-17.

73. Chew KL, Octavia S, Lin RTP, et al. Delay in effective therapy in anidulafungin-resistant *Candida tropicalis* fungaemia: Potential for rapid prediction of antifungal resistance with whole-genome-sequencing. J Glob Antimicrob Resist 2019; 16: 105-7.

74. Durand C, Maubon D, Cornet M, et al. Can we improve antifungal susceptibility testing? Front Cell Infect Microbiol 2021; 11: 720609.

75. Abdolrasouli A, Rhodes J, Beale MA, et al. Genomic context of azole resistance mutations in *Aspergillus fumigatus* determined using whole-genome sequencing. mBio 2015; 6: e00536.

76. Rhodes J, Abdolrasouli A, Dunne K, et al. Population genomics confirms acquisition of drug-resistant *Aspergillus fumigatus* infection by humans from the environment. Nat Microbiol 2022; 7: 663-74.

77. Gunthard HF, Wong JK, Ignacio CC, et al. Comparative performance of high-density oligonucleotide sequencing and dideoxynucleotide sequencing of HIV type 1 pol from clinical samples. AIDS Res Hum Retroviruses 1998; 14: 869-76.

78. Nicot F, Jeanne N, Raymond S, et al. Perfor-

mance comparison of deep sequencing plat-forms for detecting HIV-1 variants in the *pol* gene. J Med Virol 2018; 90: 1486-92.

79. Gibson RM, Meyer AM, Winner D, et al. Sensitive deep-sequencing-based HIV-1 genotyping assay to simultaneously determine susceptibility to protease, reverse transcriptase, integrase, and maturation inhibitors, as well as HIV-1 coreceptor tropism. Antimicrob Agents Chemother 2014; 58: 2167-85.

80. Tzou PL, Ariyaratne P, Varghese V, et al. Comparison of an in vitro diagnostic next-generation sequencing assay with Sanger sequencing for HIV-1 genotypic resistance testing. J Clin Microbiol 2018; 56: e00105-18.

81. Ji H, Enns E, Brumme CJ, et al. Bioinformatic data processing pipelines in support of next-generation sequencing-based HIV drug resistance testing: the Winnipeg Consensus. J Int AIDS Soc 2018; 21: e25193.

82. Chen NY, Kao SW, Liu ZH, et al. Shall I trust the report? Variable performance of Sanger sequencing revealed by deep sequencing on HIV drug resistance mutation detection. Int J Infect Dis 2020; 93: 182-91.

第十六章　微菌叢之基因檢測

阮振維

內容大綱

微菌叢基因檢測的重要性

微菌叢與疾病的關聯性

消化系統疾病

代謝性疾病

心血管疾病

自體免疫疾病

精神神經疾病

癌症

微菌叢基因檢測方法

微生物相的檢測基礎

定量聚合酶連鎖反應（quantitative PCR,
qPCR）

16S rRNA擴增子定序

宏基因組定序（metagenomic Next-
Generation Sequencing, mNGS）

多體學檢驗架構

微菌叢基因檢測的品管控制

微菌叢基因檢測的挑戰與展望

學習評估

參考文獻

學習目標

1. 微菌叢基因檢測在 LDTs 的重要性。
2. 微菌叢與健康的關聯性。
3. 微菌叢基因檢測方法。
4. 微菌叢基因檢測的品管。
5. 微菌叢基因檢測的挑戰與展望。

一、微菌叢基因檢測的重要性

在微菌叢基因檢測領域，LDTs 的發展呈現出顯著增長和創新，特別是在對疾病診斷和個人化治療方面，提供更多見解。這些檢測通常針對特定的菌群組成、功能與特殊細菌代謝物進行分析，以了解它們如何影響人類健康和疾病。微菌叢基因檢測能夠針對個別病患提供更具體的微生物相（Microbiota）資訊，幫助醫師制定更加個人化的治療計畫，這對於如發炎性腸道疾病、肥胖症、癌症和其他與微生物失衡相關之疾病的管理與預後至關重要。

在研究層面，微菌叢基因檢測被用於探索微菌叢與各種健康狀況之間的關聯，為未來的臨床試驗提供基礎。這些試驗有助於確定特定微生物或微生物群體如何影響疾病的發展和治療，雖然微菌叢基因檢測提供了許多潛在好處，但它們在準確性、重現性和標準化方面仍面臨挑戰。由於各種生物檢體在採樣、保存、核酸萃取、定序規格與生物資訊分析上，存在方法學與品管的根本差異，不同檢測單位對於它們的質量控制和臨床驗證要求有所不同，可能對檢測結果的解釋和應用產生影響。市場上越來越多的公司開始提供針對微菌叢的檢測項目，這些檢驗的可用性和接受度正在增加，反映了人們對於微生物相與健康關係理解的不斷提升，和對個人化醫療的迫切需求。微菌叢 LDTs 在提供新的診斷工具和改進治療方法方面具有巨大潛力，但它們的發展和應用需要在確保科學嚴謹性和監管適當性之間找到平衡。

二、微菌叢與疾病的關聯性

人類微菌叢的組成和功能存在顯著的個體差異，這些差異受到諸如宿主遺傳背景[1]、免疫[2]、飲食[3]以及其他生活方式和生活環境等複雜調控因素之影響[4]。個體間的變異性使微菌叢檢測的可重複性，及其和臨床疾病之間的因果關係變得複雜，需要進行大規模研究才能達到統計和生物學上的意義。然而，近年來有許多研究發現，特定疾病所擁有的獨特的微菌叢「指紋」，可能在個人化醫療的架構下，為疾病的診斷與預測帶來機會。

有許多內源性和外源性因素可以調節微菌叢組成，以人類腸道微菌叢為例，其比例結構具有個體內的穩定性，在短暫干擾後能夠恢復特定基準比例，如抗生素暴露[5]，以及在日夜週期中健康腸道微生物相的反覆比例變化[6]，都曾經被用來證實人類微菌叢的可回復穩定性。同樣地，即使短期的飲食模式變化可以迅速改變微菌叢組成，通常在恢復干預前的基準飲食之後，微菌叢比例會恢復到原始狀態[7]。微生物群落結構在不同身體部位中的長期穩定性，可能在健康個體中持續多年，儘管他們必須持續承受外部環境及宿主生理變化的影響，這種長期穩定性並非偶然，而是一種具有生理意義的個人化微生物健康狀態的指標[8]。然而，需要注意的是，重複或長期的干擾可能導致微生物群落結構和功能的持續性改變，稱為菌相失衡（Dysbiosis）。這種菌相失衡狀態，可能加強人們罹患各種疾病的傾向[9]。

從嬰兒期到青春期、成年期和老年期，微菌叢組成在一生中會持續演變[10]。雖然有特定研究認為胎盤與子宮內可能存在特殊菌叢，但這樣顯著存在的菌叢，可能與流產或早產風險相關[11]。在健康的孕婦中，子宮被認為是一個相對無菌的器官，因此顯著的微菌叢定殖是從分娩過程開始。分娩方式、哺乳方法和固體食物的引入，影響了新生兒腸道微生物組的初步定殖，並最終影響其成熟的成人群落結構。微生物相在人體成熟過程中持續消長發展，最終

在青春期後穩定下來。在青春期，微生物相發展出性別特異性特徵，而成熟、健康且有彈性的成人微生物相配置，能最佳地輔助人體適應並緩解應對各種內源性壓力和外部環境挑戰。人類衰老通常伴隨微生物多樣性和豐富度的下降為特徵，這樣的改變通常與感染的風險增加有關。這些與年齡相關的微生物相改變持續受到研究關注，以了解其對衰老相關疾病的可能影響。針對老年化社會，開發影響健康和長壽的微菌叢藥物，並透過檢測長期追蹤，將有助於提升老年人口的整體健康狀態。

依據近期的研究，列舉與菌相失衡相關的各種疾病如下。

(一)消化系統疾病

發炎性腸道疾病（Inflammatory Bowel Disease, IBD）是消化道慢性發炎的疾病，主要分成潰瘍性結腸炎（Ulcerative Colitis, UC）和克隆氏症（Crohn's Disease, CD）兩種，幾種常見的腸道細菌，如鏈球菌、腸球菌、放線菌和克雷伯氏菌，多次被研究發現與腸炎的病理進程有關[12]。其中糞腸球菌也曾經被證明能在小鼠模式中誘發 IBD[13, 14]。微菌叢基因檢測不僅有助於識別疾病相關的菌群改變，還能評估病人對特定治療的適應性與反應，如糞菌移植、生物制劑或免疫調節劑等。此外，微生物相的定期監測可以幫助醫生評估病程和預測疾病復發的可能性，從而提前調整治療計畫。

(二)代謝性疾病

1. 肥胖與第二型糖尿病

腸道微菌叢的組成，與宿主將飲食轉換為能量的轉換效率高度相關，因此直接影響肥胖和第二型糖尿病的發展。在細菌門（Phylum）的階層上，厚壁菌門〔Firmicutes（Bacillota）〕與擬桿菌門（Bacteroidota）的比例，在許多研究中被證實與能量代謝和肥胖狀態有關[15, 16]。膽酸是脂質消化和吸收的重要調控因子，其系統性的水平恆定，不僅對其功能至關重要，也有助於管理總血清膽固醇水平。一級膽酸的合成由特定的肝臟酶控制，而腸道微菌叢可將肝臟產生的一級膽酸修飾為二級膽酸，並受到迴腸的核受體 FXR 活性的調節，透過細胞生長因子 FGF15 的訊息傳導路徑影響膽酸合成的恆定[17]。當腸道微菌叢進入失衡狀態時，可能因為膽酸生合成的失衡，導致高血脂症，並進一步導致肥胖與第二型糖尿病的發展。近年來梭菌綱（Clostridia）細菌在脂質代謝上的角色也受到相當程度的重視[18]，在未來可能也是代謝疾病微菌叢標記的主要發展標的之一。

2. 非酒精性脂肪肝炎

透過糞便樣本中的微生物組結構，被證實可以開發一個能夠鑑別非酒精性脂肪肝病（Metabolic-Associated Fatty Liver Disease, MAFLD），由輕度至中度纖維化患者與晚期纖維化患者的分類診斷模型[19]。而利用特定微生物物種和患者的年齡進行機器學習分析，則能夠將肝硬化患者與輕度至中度纖維化患者區分開來。當將血清天門冬氨酸轉氨酶（AST）活性納入模型時，其準確度能夠進一步提高[20]。微菌叢檢測在肝臟疾病領域，成為開發非侵入性檢測的重要技術。

(三)心血管疾病

飲食攝入的肉鹼與膽鹼，會被腸道微生物代謝形成三甲胺（Trimethylamine, TMA），三甲胺由腸道吸收進肝臟後，由黃素單氧化酶（Flavin Monooxygenase, FMO）作用轉化氧化三甲胺（Trimethylamine-N-Oxide, TMAO），主要通過腎臟排泄。TMAO 與動脈粥樣硬化心血管疾病（ASCVD）及相關併

發症的風險增加有關[21]。特定具有產生 TMA 能力的腸道微生物，被認為可作為評估心血管疾病風險的生物標記。

(四) 自體免疫疾病

人體超過 70% 的免疫細胞坐落於腸道淋巴組織（Gut-Associated Lymphoid Tissue, GALT）中，其中小腸具有最大占比[22]，也因此腸道微菌叢的變動也被證實密切影響人體發炎狀態和免疫細胞的功能。有數種自體免疫疾病，包含第一型糖尿病、類風溼性關節炎、多發性硬化症、紅斑性狼瘡等，皆被發現具有特定腸道菌相特徵，例如：擬桿菌屬（Bacteroides）細菌的顯著增加[23]。透過動物疾病模式，特定腸道細菌的角色也進一步被確認，例如：在小鼠模型中，分節絲狀細菌（SFB）被發現增強了類風溼性關節炎的發生[21]，但在第一型糖尿病（T1D）的疾病模式下則無顯著影響[24]，顯示特定菌種在自體免疫疾病的發展上具有差異性與特異性。

(五) 精神神經疾病

研究顯示，腸道微菌叢與心理健康之間的關聯，特別是焦慮和抑鬱的情緒狀態。腸道和大腦之間的雙向溝通透過所謂的腸腦軸進行，這不僅影響腸道功能，也影響神經系統功能。腸道微生物能產生許多具有神經活性的代謝物，如神經傳導物質或其前驅物，這些代謝物可以影響大腦中相關傳導物質或其前驅物的濃度，直接或間接影響大腦的神經活動和認知功能[25, 26]。興奮性神經傳導物質如谷氨酸、乙醯膽鹼和多巴胺，以及抑制性神經傳導物質如 γ-氨基丁酸（GABA）、甘氨酸和血清素，都透過與腸道微菌叢相關的合成路徑產生，參與包括運動、情感、學習和記憶在內的各種大腦功能[27]。腸道微菌相的失衡，可能導致這些神經

傳導物質在中樞神經系統的濃度失調，使神經學和心理學障礙惡化，如阿茲海默症、帕金森氏症、自閉症、焦慮症候群和憂鬱症，都與腸道微菌叢失衡有關[28]。因此，整合腸道微菌叢基因檢測與神經傳導物質檢測，可能為這些疾病的診斷與治療帶來新的契機。

(六) 癌症

在人類腫瘤中發現細菌已有超過一百年的歷史，但由於腫瘤微菌叢的含量很低，其在檢測上的應用始終面臨挑戰。隨著定序技術的進步，使這類分析逐漸得到重視。據研究顯示，幾乎所有類型的癌症腫瘤中都可以發現細菌。例如：超過 60% 的骨癌、乳腺癌和胰腺癌腫瘤，以及 14% 的黑色素瘤檢測出屬於 528 種不同菌種的 DNA[29]。這些獨特的腫瘤菌叢可能洩漏微量微生物 DNA 至血液中，提供透過放大患者血漿中微生物訊號，早期偵測診斷癌症的機會，甚至含量更低的腫瘤內真菌標記也被認為具有腫瘤特異性。以大腸直腸癌為例，具核梭桿菌（Fusobacterium nucleatum）、口炎消化鏈球菌（Peptostreptococcus stomatis）、微小微單胞菌（Parvimonas micra）等，被認為大腸直腸癌的發展與轉移有關[30, 31]。近年來腫瘤免疫治療在多種類型的癌症，展現卓越的治療效果，但並非所有患者皆對免疫治療所使用的免疫檢查點抑制劑具有反應，而研究顯示患者對此類治療的反應與腸道為菌叢有關[31]。在轉移性黑色素瘤的患者中，抗 PD-1 治療的反應與腸胃道中的普拉梭菌（Faecalibacterium prausnitzii）和龍根菌（Bifidobacterium longum）呈現正相關。在非小細胞肺癌的病患中，對 PD-1 抗體治療有反應的患者中，嗜黏蛋白阿克曼菌（Akkermansia muciniphila）的相對豐度較無反應患者更高。透過高通量微菌叢基因檢測，可以在無症狀階段識別高

風險個體，並爲早期干預提供機會。此外，還可以用於評估免疫治療或化學治療反應，擬定個人化的癌症治療計畫。

雖然近年來的微菌叢研究，廣泛地探索使用微菌叢特徵作爲疾病生物標記的可能性，而微菌叢因其與宿主生理高度連動的特性，確實能夠在幾乎所有疾病，以特定比例、特定菌種或特定代謝物的形式，反應出宿主的病理狀態。但需要注意的是，特定的腸道微菌叢標記無法被泛用的不同疾病診斷，因此謹愼的擬定特定微菌叢比例或菌種的檢測，僅適合於特定疾病或對象，配合其他傳統檢測項目，將有助於微菌叢基因檢測的準確度與敏感度，並減少誤判的發生。

三、微菌叢基因檢測方法

人類微生物體（Human microbiome）定義爲一個涵蓋了微生物相（Microbiota）、微生物總基因體（Metagenome）和微生物基因產物（如蛋白質和代謝物）的完整體學系統，涵蓋細菌、古生菌、眞菌與病毒等微生物。現階段的微生物體研究以細菌爲大宗，但對眞菌體（Mycobiome）和病毒體（Virome）的研究，也隨著定序技術的提升而逐漸增加[32]。隨著對微生物相在人類疾病中作用的認識日益加深，研究人員正在利用次世代技術快速增加數據的產出，這些數據的量級遠遠超過了過去 20 年來，科學界所產出的基因檢測數據量，這促進了對基於微菌叢基因檢測的轉譯診斷工具之需求。然而，即便眾多研究對各種疾病的微生物組進行了廣泛的特徵描述，用於診斷或驗證異常微生物組配置的標準化檢驗流程依然有限。以下討論各種可能應用於微菌叢基因檢測的方法學技術。

(一) 微生物相的檢測基礎

在以微生物相爲基礎的診斷中，最直接的測量方式是檢測特定的分類群，依據各種疾病研究，門（Phylum）、綱（Class）、目（Order）、科（Family）、屬（Genus）的階層比例變化，都各有其生理意義與關聯性。但以檢測的精確度來說，最理想的是在物種（Species）或菌株（Strain）的階層上進行。這樣的多標檢驗架構，與當前許多被管理單位批准的多重 PCR 檢測概念非常相似。除此之外，定量 PCR（qPCR）也可以被用來估計樣本中的特定微生物含量。

透過次世代測序技術，如 16S rRNA 擴增子測序和宏基因組測序，獲得的分類結果通常以相對豐度（Relative abundance）來報告，用以反映整個微生物生態群系的相對變化。對於臨床醫師而言，以相對豐度來呈現的檢驗報告可能會造成一些困惑，因爲它不能反映出微生物在絕對數量上的變化，這與傳統檢驗以「有與無」或「絕對數量」來報告致病菌的存在與否相當不同。實際上，特定細菌分類的絕對豐度（Absolute abundance）可以透過在樣本萃取階段，加入已知數量或濃度的外摻入（Spike-in）細菌或細菌 DNA[33]，與樣本原包含的細菌 DNA 同時進入後續定序流程，不僅可作爲品管手段，也可以透過計算取得特定細菌分類的絕對數量，理論上是相對豐度和總微生物序列數的乘積。

微生物相的物種多樣性是判斷健康程度的重要指標，很大程度是依據生態學（Ecology）中的多樣性概念來進行描述解讀[34]。幾個重要的指標，包含個體內微生物相的多樣性（Alpha 多樣性）、個體間微生物相的多樣性（Beta 多樣性）或群體樣本間的微生物相多樣性（Gamma 多樣性）[35]，在計算多樣性時，細菌的豐度（Richness）與均勻度（Evenness）

爲主要的考量因子。在臨床上受到重視的細菌抗藥性，可以利用 Resistome（抗生素抗藥性基因群）分析來了解微生物相中，表現或具有抗生素抗性的細菌子集合之含量與變化 [36]。而所謂的失調（Dysbiosis），是被用來描述微生物相與正常族群之微生物相較下的病理性偏差，通常是以特定細菌分群或物種的存在或缺失、抗藥性模式變化、微生物豐度或比例等指標的組合來進行解讀與描述 [37]。

(二) 定量聚合酶連鎖反應（quantitative PCR, qPCR）

目前在臨床病原體檢測上，定量聚合酶連鎖反應（qPCR）受到廣泛應用，由於流程標準化與品管較容易達成，並且能提高檢測的敏感度和偵測極限，相較於培養方法更適合微量病原類型的檢體，也較易取得實驗室規範認證。qPCR 能夠檢測特定的細菌分類和特定細菌代謝基因標的。例如：具核梭桿菌的丁酸輔酶 A 脫氫酶（Butyryl-CoA dehydrogenase）基因，曾被開發測試爲篩查大腸癌的 qPCR 診斷測試 [38]。若針對微生物相比例，可以透過引子差異化設計，在不同分類階層進行相對或絕對定量。例如：針對擬桿菌門（Bacteroidota）的 qPCR 檢測，被認爲具有臨床檢測的應用價值 [39]。qPCR 檢測的速度、敏感性、特異性，很可能在微菌叢臨床檢測中持續扮演重要角色，但若想要以多重 qPCR 的形式同時檢測單一檢體中的多個細菌分類，可能在引子設計和 PCR 反應溫度上面臨較大的挑戰，因而受限。

(三) 16S rRNA 擴增子定序

16S rRNA 基因在原核生物的親緣關係和分類上扮演非常重要的角色，因爲它包含了對所有細菌來說共有的保守區域和隨演化改變的變異區域。這個基因大約長 1,500 個鹼基對，其中 10 個保守區域（C1-C10）非常適合用來設計引子，以透過 PCR 技術擴增位於其間的變異區域。16S rRNA 基因共有 9 個高度變異區域（V1-V9），爲細菌親緣關係和分類學研究提供了重要的信息 [40, 41]。一般來說，會使用大腸桿菌的 16S rRNA 基因序列作爲參考序列，用以確定核苷酸位置、保留變異區域劃分，和命名擴增引子。但由於不同菌種甚至同一菌種內的不同菌株之間，16S rRNA 基因的精確長度及不同區域可能存在差異，因此不同菌種之間，保守和變異區域的起始和結束位置可能不盡相同，進而影響檢測方法的開發與檢測結果。

相異於傳統微生物親緣關係研究，主要利用桑格氏定序（Sanger sequencing）對單一菌種 16S rRNA 基因進行鑑定，微生物相檢測的目標是提供更廣泛且全面的微生物群落資訊，因此利用次世代或第三代定序，針對 16S rRNA 基因進行擴增子定序是目前的主流方法 [41]。次世代定序目前以 Illumina 公司的短序列定序平台使用度最高，具有高通量且高精確度的優點，缺點爲單一序列的長度僅有 300 個鹼基對左右，透過雙向定序（Paired-end sequencing）技術，可以組裝出長度在 500 個鹼基對以上的序列，但仍無法完整覆蓋長度約 1,500 個鹼基對的 16S rRNA 基因，因此在進行序列比對時，雖有少數物種能達到菌種階層的解析度，大多數序列僅能到達屬階層的分類。雖然如此，由於萃取過程可能存在 DNA 序列斷裂的問題，針對較短區域設計引子進行擴增與定序，例如：常用的 V3-V5 或 V4 區域，在反應檢體中的系統性群落分布上，仍然有相當優異的表現。在選擇定序的目標擴增區域時，應注意不同的引子組合，可能對特定細菌族群具有偏好性，若檢測有明確目標對象，需利用品管手段，確認擴增子定序流程是否能忠實反映樣品內特定細菌含量與相對比例。爲

此，選擇的引子組合對必須通過滿足以下條件來適當優化：(1) 最大化擴增目標的效率和特異性，以防止放大不屬於該目標的序列（例如：專門針對細菌或古生菌的引子）；(2) 最大化樣本中的檢測覆蓋範圍；(3) 最大化被測序的擴增產物之長度，以提高解析度至種的階層。舉例來說，美國國家健康研究院的人類微生物體計畫（Human microbiome project），蒐集了 300 名健康者在人體多個部位（包括鼻腔、口腔、皮膚、胃腸道和泌尿生殖道）的微生物組，這個研究使用了 V1-3 和 V3-5 兩種引子[42]。對於腸道微生物組定序，大多數研究會選擇 V4 或 V3-4 引子，這有助於同時鑑定古生菌和大多數細菌物種。

為了提高解析度至菌種或菌株的階層，近來第三代定序也被用來進行 16S rRNA 擴增子定序，可以對 16S rRNA 基因序列進行全長解析[43]。常見的第三代定序平台有 Pacbio 和 Nanopore 奈米孔定序兩種系統，單一序列的平均讀長可達到 10,000 鹼基對以上，因此可完整覆蓋 16S rRNA 基因全長。需注意的是，由於擴增子 PCR 反應需擴增約 1,500 鹼基對的範圍，在萃取過程中，萃取難度較高的檢體可能因為細菌 DNA 的斷裂，造成特定菌種在擴增過程中遺失，產生檢測誤差，因此有必要在萃取流程上建立合適的品管測試。此外，通過包括 ITS 和 23S 等其他目標區域，配合長定序技術的增強，帶來了擴增子定序方法可能達到菌株級分辨率的希望，這對臨床應用將有很大的幫助。

(四) 宏基因組定序（metagenomic Next-Generation Sequencing, mNGS）

宏基因組定序為運用次世代或第三代定序平台，不經過擴增反應，將樣本中的所有遺傳物質進行無偏見深度定序的技術[44]。相較於擴增子定序，這項技術更加仰賴生物資訊工具，來區分樣本中宿主和微生物的遺傳物質，並識別出感興趣的序列資訊，進行後續分析。這種方法對於診斷不明感染源或培養陰性之檢體尤為有效，mNGS 的一大優勢是它能在單一定序檢測後，在定序資訊中囊括細菌、病毒、真菌以及其他真核生物的遺傳序列，進行多標的偵測分析。此外，由於 mNGS 的代謝資料包含相對完整的微生物基因體資訊，在生物資訊分析上可以透過代謝路徑模型分析，了解微生物相的功能特徵，進行疾病關聯性分析，或是根據序列確定抗藥性基因的存在與否或數量。

在微生物相檢測方面，宏基因體定序同樣可以透過辨識特定菌種之生物標記基因，來達到全面性的多階層分析，若搭配生物資訊的基因體組裝方法，可以大大提高在菌種或菌株階層的解析度。由於定序資料包含完整的細菌基因體資訊，後續在微生物相功能性的推測或與其他體學資料的交叉比對分析上，提供給檢測單位更大的彈性與自由度，甚至具有更多人工智能資料庫訓練的潛能。因此，微生物相檢測領域將越來越依賴這種更精細的方法，來探究健康和病症中微生物組與宿主之間的互動。然而，宏基因組定序的高成本以及對生物資訊學的嚴格要求，限制了其在大型群體研究中的應用。宏基因組定序在低微生物量樣本中的適用性也是一個主要限制，因為這些樣本中人類 DNA 的相對含量高，必須提高定序深度來獲取足夠的微生物序列，可能造成檢測結果的偏差，也導致成本的顯著增加。儘管如此，開發有效去除宿主 DNA 的技術，仍是檢測領域的重要方向，一旦相關技術成熟，宏基因體定序有望取代擴增子定序成為微生物相檢測的主流方法。

(五) 多體學檢驗架構

　　微生物組影響每個器官系統和生理層面。隨著越來越多的研究者描述在看似「無菌」的器官中，如肺、膽管、胎盤等，所發現的低生物量微生物組社群，常因潛在汙染和定序雜訊導致的偽陽性訊號而受到質疑。因此，在嚴謹的微生物相研究中，會使用實驗驗證方法（例如：電子顯微鏡）和微生物組多元組學（例如：培養組學、轉錄組學、代謝組學）對患者的低生物量樣本進行特徵分析，藉以內控驗證微生物讀數。

　　除了微生物相分析之外，轉錄組、基因產物（蛋白組）、代謝產物（代謝組）及其他功能性微生物組數據，也被視為具有生物標記診斷潛力。例如：轉錄組數據能夠反映細菌基因的實際表達情況，而不僅僅是它們的存在，從而確定哪些菌種是活躍的以及它們所參與的代謝途徑，同時排除與疾病無關的雜訊。例如：在代謝組學層面，研究顯示腸道共生微生物能夠將營養素差異性地代謝成糞便揮發性有機化合物（VOCs）；因此，VOCs 的組成可能也反映了微生物組的組成。在早產嬰兒的前瞻性研究中，糞便 VOCs 能夠預測晚發型敗血症，特別是由大腸桿菌和金黃色葡萄球菌引起的敗血症[45]。微生物代謝物由腸道微生物產生或修飾，是宿主與微生物互動的重要調節因子，近年相當受到重視的短鏈脂肪酸，如乙酸、丙酸和丁酸，都是腸道微生物群在結腸中的發酵產物。不同短鏈脂肪酸的變動，被證實與多種人類疾病及發炎狀態具有相關性[46]，而被視為可和微生物相檢測配合的代謝物檢測項目。多體學架構的資料多樣性，使其能夠搭配不同的機器學習工具，如 LASSO 回歸[30] 或隨機森林（Random forest）[31] 分類演算法，訓練高準確性和特異性的分類模型，接軌未來的人工智慧檢驗方法開發。

四、微菌叢基因檢測的品管控制

　　建立通過臨床認證的微生物相檢測需要克服許多挑戰，除了需要更多轉譯研究來探索更準確的微生物相生物標記，檢驗流程的標準化與品管，都需要投注更多的資源來建立。儘管如此，預期臨床檢驗單位最終都將納入微生物相檢測分析，成為常規臨床檢測項目。在這種情況下，微生物相的資訊必須基於經過認證定序流程生成的數據進行適當的標準化分析，然而目前臺灣尚無關於臨床微生物組分析實施的指引。針對研究論文，有 STORMS（Strengthening The Organization and Reporting of Microbiome Studies）分析報告指引被提出[47]，其中涵蓋 17 個微生物相分析的重點確認項目，確保分析結果的準確性與一致性。

　　為整個微生物相分析流程制定嚴格的標準操作程序非常重要，因為整個流程包含了「濕實驗室」（Wet lab：指需要實體試劑並動手操作的步驟）與「乾實驗室」（Dry lab：指透過電腦運算的生物資訊分析步驟）兩大區塊，兩者都對細微變化或汙染非常敏感。例如：樣本儲存條件或 DNA 萃取條件的不一致，都可能造成特定菌種在分析結果中遺失或偏差，進而影響實驗室內的重複性。因此，常規實驗室在執行外部規範的實驗流程時，若操作不嚴謹，可能會使得測量的生物標記物數據與外部定義的參考範圍產生顯著落差。

　　除了標準操作程序之外，生物資訊分析工具和相關參考資料庫的穩定性與正確性，對於微菌叢基因分析來說是有別於一般檢測項目的特殊要求。為了促進微生物相分析的多種應用，分析軟體與流程應該具備可調配性和靈活性，以適應不同疾病檢測項目的需求，同時保持易用、快速、穩定、溯源和可跨單位比較的

特性。目前已有檢驗試劑開發公司針對標準化目的推出分析工具，然而，自行開發適用於特定疾病的分析流程與本土化資料庫，也是未來臺灣 LDTs 領域相當重要的目標，因為種族、地理或飲食等潛在的混淆因素，都可能對微生物相產生顯著影響。透過持續更新分析流程或本土化資料庫，將提供給醫師更具靈活性與精準度的檢驗數據。目前已有多種開源生物資訊流程管理平台 [48, 49]，能協助檢驗單位制定具高度再現性的分析模組，可以透過自動化任務並行處理和使用單一命令啟動複雜分析，來確保臨床檢驗的時效與成本效益。

五、微菌叢基因檢測的挑戰與展望

儘管將微生物組融入個人化醫療的前景令人期待，這同時也帶來許多限制和挑戰。其中一個挑戰是由性別、種族、生活方式及地理差異引發的個體間變異。這些因素可能導致研究間缺乏可重現性，難以得出普遍的結論。雖然大規模研究已全面顯示了跨文化、國家和大陸的地理微生物組差異，但大多數微生物組機制研究至今仍集中於歐洲、北美和部分亞洲發達國家中的患者。因此，在使用文獻提供的微生物相標記開發 LDTs 檢測項目時，仍需小心的驗證其敏感度與準確度，確保每一個檢測流程由檢體採取、DNA 萃取、定序到生物資訊分析，具有本土適切性。

微生物組檢測的另一個重要挑戰是，近期發現的組織內低生物量微生物群落，尤其是腫瘤原位微生物群落，檢測這些微生物群落的存在和預測其影響，被認為有希望協助醫師決定最適合的治療方式，並預測相關藥物療效，但也同時面臨著巨大的技術挑戰。由於低生物量微生物組更易受到汙染，並出現定序比對錯

誤，因此在無菌環境中操作、使用多重控制措施、匯聚來自不同來源的樣本以及優化參考數據集是至關重要的，這比傳統檢驗更仰賴醫師與醫事檢驗師的溝通，確認從手術採樣階段開始，樣本能在正確且低汙染風險的狀態下被正確保存，以最佳狀態被送至檢驗單位進行後續檢測與分析。

糞菌移植（Fecal Microbiota Transplantation, FMT）是一種近期受到重視的微生物叢治療技術，臺灣已在特管辦法的規範下，核可其在反覆復發的困難梭狀桿菌感染病患身上使用，除此之外，仍有多種疾病在臨床測試中，這種治療方法已被證明能夠穩定地重置人類腸道微生物組。建立糞便銀行以保留健康狀態下的微生物組，以便在疾病發展時，可能以自體或異體移植的方式，來幫助疾病的療程。相對於自體 FMT，異體 FMT 更強調預先檢測潛在的致病原或有害微生物組類型 [50]，透過微菌叢基因檢測來篩選適合的捐贈者群落結構顯得非常重要，定義好的細菌群落來提高糞菌轉殖的治療效果，是未來的重要發展方向。

雖然微生物組檢測仍面臨諸多挑戰，但其在人類醫學中的應用提供了豐富的前景。其中一些創新技術，如透過膠囊從腸道不同部位採樣，將有助於了解特定部位的宿主與微生物組的交互作用，提供更詳細的檢測數據。此外，開發用於在家中分析尿液和糞便的定點照護檢驗（Point of Care Testing, POCT）[51, 52]，如智能馬桶，可即時蒐集個人健康信息，這些都是微生物組應用研究中令人興奮的發展。站在 LDTs 發展的角度，幾個關鍵技術方法的開發值得大家關注，例如：提升低生物量樣本檢測準確性的定序分析流程；區分活細菌與死細菌的精確定義技術；整合微生物相關的 DNA 與 RNA、蛋白質、脂質和醣分子檢測資料的多體學分析診斷平台，都將有助於提高微菌叢基因檢測在疾病診斷上的精準度與可應用性。在

開發 LDTs 項目時，降低定序成本與優化多體學分析平台的可用性，將有助於推動微菌叢基因檢測受到更多臨床醫師的重視與使用。

學習評估

1. 常用於微菌叢基因檢測的技術方法有哪些？各有哪些優缺點？
2. 16S rRNA 基因含有幾個保留區和變異區？基因全長大約為多少鹼基對？
3. 針對 16S rRNA 基因擴增子定序的引子設計原則需滿足哪些需求？
4. 次世代定序與第三代定序在微生物相分析上的差異為何？
5. 宏基因體定序與 16S rRNA 基因擴增子定序的差異與特點為何？

參考文獻

1. Lopera-Maya EA, Kurilshikov A, van der Graaf A, et al. Effect of host genetics on the gut microbiome in 7,738 participants of the Dutch Microbiome Project. Nat Genet. 2022; 54(2): 143-151.
2. Zheng D, Liwinski T, Elinav E. Interaction between microbiota and immunity in health and disease. Cell Res. 2020; 30(6): 492-506.
3. Kolodziejczyk AA, Zheng D, Elinav E. Diet-microbiota interactions and personalized nutrition. Nat Rev Microbiol. 2019; 17(12): 742-753.
4. Rothschild D, Weissbrod O, Barkan E, et al. Environment dominates over host genetics in shaping human gut microbiota. Nature. 2018; 555(7695): 210-215.
5. Suez J, Zmora N, Zilberman-Schapira G, et al. Post-Antibiotic Gut Mucosal Microbiome Reconstitution Is Impaired by Probiotics and Improved by Autologous FMT. Cell. 2018; 174(6): 1406-1423 e1416.
6. Thaiss CA, Levy M, Korem T, et al. Microbiota Diurnal Rhythmicity Programs Host Transcriptome Oscillations. Cell. 2016; 167(6): 1495-1510 e1412.
7. David LA, Maurice CF, Carmody RN, et al. Diet rapidly and reproducibly alters the human gut microbiome. Nature. 2014; 505(7484): 559-563.
8. Faith JJ, Guruge JL, Charbonneau M, et al. The long-term stability of the human gut microbiota. Science. 2013; 341(6141): 1237439.
9. Wei S, Bahl MI, Baunwall SMD, et al. Determining Gut Microbial Dysbiosis: a Review of Applied Indexes for Assessment of Intestinal Microbiota Imbalances. Appl Environ Microbiol. 2021; 87(11).
10. Kundu P, Blacher E, Elinav E, et al. Our Gut Microbiome: The Evolving Inner Self. Cell. 2017; 171(7): 1481-1493.
11. Pelzer E, Gomez-Arango LF, Barrett HL, et al. Review: Maternal health and the placental microbiome. Placenta. 2017; 54: 30-37.
12. Franzosa EA, Sirota-Madi A, Avila-Pacheco J, et al. Gut microbiome structure and metabolic activity in inflammatory bowel disease. Nat Microbiol. 2019; 4(2): 293-305.
13. Balish E, Warner T. Enterococcus faecalis induces inflammatory bowel disease in interleukin-10 knockout mice. Am J Pathol. 2002; 160(6): 2253-2257.
14. Vich Vila A, Imhann F, Collij V, et al. Gut microbiota composition and functional changes in inflammatory bowel disease and

irritable bowel syndrome. Sci Transl Med. 2018; 10(472).

15. Turnbaugh PJ, Ley RE, Mahowald MA, et al. An obesity-associated gut microbiome with increased capacity for energy harvest. Nature. 2006; 444(7122): 1027-1031.

16. Ley RE, Turnbaugh PJ, Klein S, et al. Microbial ecology: human gut microbes associated with obesity. Nature. 2006; 444(7122): 1022-1023.

17. Collins SL, Stine JG, Bisanz JE, et al. Bile acids and the gut microbiota: metabolic interactions and impacts on disease. Nat Rev Microbiol. 2023; 21(4): 236-247.

18. Petersen C, Bell R, Klag KA, et al. T cell-mediated regulation of the microbiota protects against obesity. Science. 2019; 365(6451).

19. Loomba R, Seguritan V, Li W, et al. Gut Microbiome-Based Metagenomic Signature for Non-invasive Detection of Advanced Fibrosis in Human Nonalcoholic Fatty Liver Disease. Cell Metab. 2017; 25(5): 1054-1062 e1055.

20. Oh TG, Kim SM, Caussy C, et al. A Universal Gut-Microbiome-Derived Signature Predicts Cirrhosis. Cell Metab. 2020; 32(5): 878-888 e876.

21. Guo F, Zhou J, Li Z, et al. The Association between Trimethylamine N-Oxide and Its Predecessors Choline, L-Carnitine, and Betaine with Coronary Artery Disease and Artery Stenosis. Cardiol Res Pract. 2020; 2020: 5854919.

22. Vighi G, Marcucci F, Sensi L, et al. Allergy and the gastrointestinal system. Clin Exp Immunol. 2008; 153 Suppl 1(Suppl 1): 3-6.

23. Islam MZ, Tran M, Xu T, et al. Reproducible and opposing gut microbiome signatures distinguish autoimmune diseases and cancers: a systematic review and meta-analysis. Microbiome. 2022; 10(1): 218.

24. Yurkovetskiy L, Burrows M, Khan AA, et al. Gender bias in autoimmunity is influenced by microbiota. Immunity. 2013; 39(2): 400-412.

25. Frost G, Sleeth ML, Sahuri-Arisoylu M, et al. The short-chain fatty acid acetate reduces appetite via a central homeostatic mechanism. Nat Commun. 2014; 5: 3611.

26. Gao K, Pi Y, Mu CL, et al. Increasing carbohydrate availability in the hindgut promotes hypothalamic neurotransmitter synthesis: aromatic amino acids linking the microbiota-brain axis. J Neurochem. 2019; 149(5): 641-659.

27. Jameson KG, Olson CA, Kazmi SA, et al. Toward Understanding Microbiome-Neuronal Signaling. Mol Cell. 2020; 78(4): 577-583.

28. Ullah H, Arbab S, Tian Y, et al. The gut microbiota-brain axis in neurological disorder. Front Neurosci. 2023; 17: 1225875.

29. Nejman D, Livyatan I, Fuks G, et al. The human tumor microbiome is composed of tumor type-specific intracellular bacteria. Science. 2020; 368(6494): 973-980.

30. Wirbel J, Pyl PT, Kartal E, et al. Meta-analysis of fecal metagenomes reveals global microbial signatures that are specific for colorectal cancer. Nat Med. 2019; 25(4): 679-689.

31. Thomas AM, Manghi P, Asnicar F, et al. Metagenomic analysis of colorectal cancer datasets identifies cross-cohort microbial diagnostic signatures and a link with choline degradation. Nat Med. 2019; 25(4): 667-678.

32. Zhang F, Zuo T, Yeoh YK, et al. Longitudinal

dynamics of gut bacteriome, mycobiome and virome after fecal microbiota transplantation in graft-versus-host disease. Nat Commun. 2021; 12(1): 65.

33. Tourlousse DM, Yoshiike S, Ohashi A, et al. Synthetic spike-in standards for high-throughput 16S rRNA gene amplicon sequencing. Nucleic Acids Res. 2017; 45(4): e23.

34. Claesson MJ, Clooney AG, O'Toole PW. A clinician's guide to microbiome analysis. Nat Rev Gastroenterol Hepatol. 2017; 14(10): 585-595.

35. Walters KE, Martiny JBH. Alpha-, beta-, and gamma-diversity of bacteria varies across habitats. PLoS One. 2020; 15(9): e0233872.

36. Woodworth MH, Hayden MK, Young VB, et al. The Role of Fecal Microbiota Transplantation in Reducing Intestinal Colonization With Antibiotic-Resistant Organisms: The Current Landscape and Future Directions. Open Forum Infect Dis. 2019; 6(7).

37. DeGruttola AK, Low D, Mizoguchi A, et al. Current Understanding of Dysbiosis in Disease in Human and Animal Models. Inflamm Bowel Dis. 2016; 22(5): 1137-1150.

38. Yu J, Feng Q, Wong SH, et al. Metagenomic analysis of faecal microbiome as a tool towards targeted non-invasive biomarkers for colorectal cancer. Gut. 2017; 66(1): 70-78.

39. Taur Y, Coyte K, Schluter J, et al. Reconstitution of the gut microbiota of antibiotic-treated patients by autologous fecal microbiota transplant. Sci Transl Med. 2018; 10(460).

40. Regueira-Iglesias A, Vazquez-Gonzalez L, Balsa-Castro C, et al. In silico evaluation and selection of the best 16S rRNA gene prim-ers for use in next-generation sequencing to detect oral bacteria and archaea. Microbiome. 2023; 11(1): 58.

41. Wensel CR, Pluznick JL, Salzberg SL, et al. Next-generation sequencing: insights to advance clinical investigations of the microbiome. J Clin Invest. 2022; 132(7).

42. Zeevi D, Korem T, Godneva A, et al. Structural variation in the gut microbiome associates with host health. Nature. 2019; 568(7750): 43-48.

43. Singer E, Bushnell B, Coleman-Derr D, et al. High-resolution phylogenetic microbial community profiling. ISME J. 2016; 10(8): 2020-2032.

44. Han D, Li Z, Li R, et al. mNGS in clinical microbiology laboratories: on the road to maturity. Crit Rev Microbiol. 2019; 45(5-6): 668-685.

45. Berkhout DJC, van Keulen BJ, Niemarkt HJ, et al. Late-onset Sepsis in Preterm Infants Can Be Detected Preclinically by Fecal Volatile Organic Compound Analysis: A Prospective, Multicenter Cohort Study. Clin Infect Dis. 2019; 68(1): 70-77.

46. Zhang D, Jian YP, Zhang YN, et al. Short-chain fatty acids in diseases. Cell Commun Signal. 2023; 21(1): 212.

47. Mirzayi C, Renson A, Genomic Standards C, et al. Reporting guidelines for human microbiome research: the STORMS checklist. Nat Med. 2021; 27(11): 1885-1892.

48. Di Tommaso P, Chatzou M, Floden EW, et al. Nextflow enables reproducible computational workflows. Nat Biotechnol. 2017; 35(4): 316-319.

49. Koster J, Rahmann S. Snakemake-a scalable

bioinformatics workflow engine. Bioinformatics. 2012; 28(19): 2520-2522.

50. Lin TC, Hung YP, Ko WC, et al. Fecal microbiota transplantation for Clostridium difficile infection in Taiwan: Establishment and implementation. J Microbiol Immunol Infect. 2019; 52(6): 841-850.

51. Park SM, Won DD, Lee BJ, et al. A mountable toilet system for personalized health monitoring via the analysis of excreta. Nat Biomed Eng. 2020; 4(6): 624-635.

52. Ge TJ, Rahimzadeh VN, Mintz K, et al. Passive monitoring by smart toilets for precision health. Sci Transl Med. 2023; 15(681): eabk3489.

英文索引

X

Y

中文索引

國家圖書館出版品預行編目(CIP)資料

實驗室開發檢測／王美嘉，沈家瑞，阮振維，
何祥齡，林怡慧，林詠峯，邱清旗，孫孝芳，
高淑慧，張仕政，張家禎，張淑媛，張璧月，
陳怡伶，曹國倩，郭靜穎，黃品欽，黃柏榕，
黃溫雅，游雅言，曾嵩斌，曾慶平，楊淑理，
楊雅倩，趙采鈴，鄭如茜，鄭宜鳳，潘玟伃，
劉軒，劉鼎元，蔡雅雯，蔡蕙如，賴建成，
鍾明怡作；俞松良，沈家瑞，黃溫雅主編.
-- 初版. -- 臺北市：五南圖書出版股份有
限公司, 2024.10
面；　公分
ISBN 978-626-393-786-4(平裝)

1.CST: 實驗室　2.CST: 檢驗醫學

412.31　　　　　　　　　　113013733

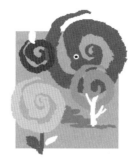

5J1A

實驗室開發檢測

總 校 閱 ― 吳俊忠（66.3）

主　　編 ― 俞松良、沈家瑞、黃溫雅

作　　者 ― 王美嘉、沈家瑞、阮振維、何祥齡、林怡慧
　　　　　　林詠峯、邱清旗、孫孝芳、高淑慧、張仕政
　　　　　　張家禎、張淑媛、張璧月、陳怡伶、曹國倩
　　　　　　郭靜穎、黃品欽、黃柏榕、黃溫雅、游雅言
　　　　　　曾嵩斌、曾慶平、楊淑理、楊雅倩、趙采鈴
　　　　　　鄭如茜、鄭宜鳳、潘玟伃、劉軒、劉鼎元
　　　　　　蔡雅雯、蔡蕙如、賴建成、鍾明怡（依姓名筆畫
　　　　　　排序）

企劃主編 ― 王俐文

責任編輯 ― 金明芬

封面設計 ― 姚孝慈

出 版 者 ― 五南圖書出版股份有限公司

發 行 人 ― 楊榮川

總 經 理 ― 楊士清

總 編 輯 ― 楊秀麗

地　　址：106台北市大安區和平東路二段339號4樓

電　　話：(02)2705-5066　　傳　　真：(02)2706-6100

網　　址：https://www.wunan.com.tw

電子郵件：wunan@wunan.com.tw

劃撥帳號：01068953

戶　　名：五南圖書出版股份有限公司

法律顧問　林勝安律師

出版日期　2024年10月初版一刷

定　　價　新臺幣550元

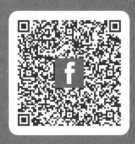

經典永恆・名著常在

五十週年的獻禮──經典名著文庫

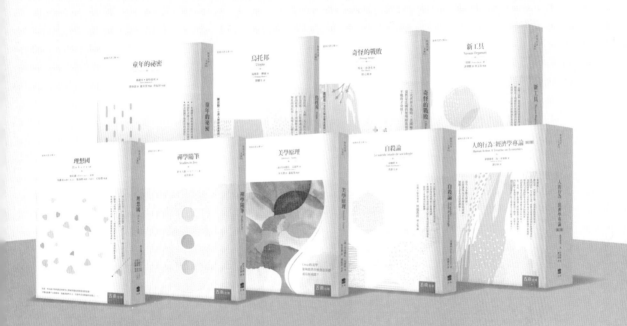

五南，五十年了，半個世紀，人生旅程的一大半，走過來了。

思索著，邁向百年的未來歷程，能為知識界、文化學術界作些什麼？

在速食文化的生態下，有什麼值得讓人雋永品味的？

歷代經典・當今名著，經過時間的洗禮，千錘百鍊，流傳至今，光芒耀人；

不僅使我們能領悟前人的智慧，同時也增深加廣我們思考的深度與視野。

我們決心投入巨資，有計畫的系統梳選，成立「經典名著文庫」，

希望收入古今中外思想性的、充滿睿智與獨見的經典、名著。

這是一項理想性的、永續性的巨大出版工程。

不在意讀者的眾寡，只考慮它的學術價值，力求完整展現先哲思想的軌跡；

為知識界開啟一片智慧之窗，營造一座百花綻放的世界文明公園，

任君遨遊、取菁吸蜜、嘉惠學子！